主审　李丽芸

主编　徐珉　陈颐　梁雪芳　黄健玲

李丽芸论嗣育

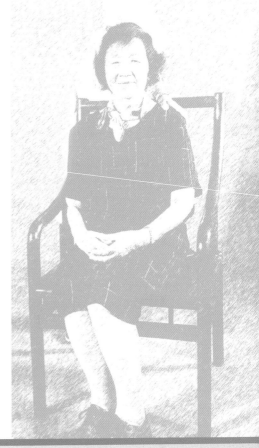

全国百佳图书出版单位

中国中医药出版社

·北京·

图书在版编目（CIP）数据

李丽芸论嗣育／徐珉，陈颐，梁雪芳，黄健玲主编. —北京：
中国中医药出版社，2021.9
ISBN 978-7-5132-7157-8

Ⅰ.①李⋯　Ⅱ.①徐⋯　Ⅲ.①中医妇科学-中医学临床-
经验-中国-现代　Ⅳ.①R271.1

中国版本图书馆 CIP 数据核字（2021）第 176079 号

中国中医药出版社出版

北京经济技术开发区科创十三街 31 号院二区 8 号楼
邮政编码　100176
传真　010-64405721
保定市中画美凯印刷有限公司印刷
各地新华书店经销

开本 710×1000　1/16　印张 17.5　彩插 1　字数 264 千字
2021 年 9 月第 1 版　2021 年 9 月第 1 次印刷
书号　ISBN 978-7-5132-7157-8

定价　85.00 元
网址　www.cptcm.com

服 务 热 线　010-64405510
购 书 热 线　010-89535836
维 权 打 假　010-64405753

微信服务号　zgzyycbs
微商城网址　https://kdt.im/LIdUGr
官 方 微 博　http://e.weibo.com/cptcm
天猫旗舰店网址　https://zgzyycbs.tmall.com

如有印装质量问题请与本社出版部联系（010-64405510）

李丽芸教授简介

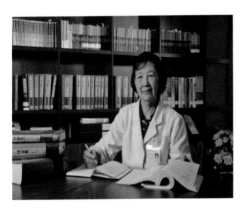

　　李丽芸，女，1934年2月出生，广东省鹤山人。广州中医药大学教授、主任医师，硕士研究生导师，名医传承博士学位指导老师，广东省名中医，第二、三、五批全国老中医药专家学术经验继承工作指导老师。现为广东省中医院妇科学科带头人，广东省中医妇科专业委员会顾问。曾任广州中医药大学附属第二临床医学院妇科教研室主任、妇科主任，广东省中医药科技专家委员会常委、广东省中医药研究促进会理事、广东省中医医疗事故鉴定会妇科专业组组长。

　　李丽芸教授1954年毕业于广东中医药专科学校（后改为广州中医学院，现为广州中医药大学），后分配到广州中医药大学第二临床医学院工作至今。从医60余年来，李丽芸教授辛勤耕耘于中医妇科学的临床、教学、科研工作第一线，积累了丰富的治疗妇科疑难疾病的经验。期间曾到中山医科大学进修学习。尤其擅长中医、中西医结合疗法治疗月经病、不孕症，在生殖内分泌和调经种子领域有独到的学术见解和丰富的临床经验，提出"嗣育-种子八要诀"。因其医德高尚、医技精湛、疗效显著，吸引了来自全国各地及海外的患者，多家报纸报道过她的成就，被患者们誉为"送子观音"。在其学术思想指导下，广东省中医院妇科在学科建设上取得了长足发展，目前，已发展成为国家级重点专科和国家级重点学科，并获得多个奖项。2013年，李丽芸教授也因此获得广东省中医院"杰出贡献奖"。

李丽芸教授治学严谨，溯源创新，注重临床与科研的相互促进，先后主持省部级及以上课题5项，研制出中药新药"复方毛冬青保留灌肠液"，并获得国家发明专利，科研成果获广东省中医药科技进步二等奖2项，获广州中医药大学科技进步奖多项。主编著作有《现代疑难杂病中医治疗精粹》《中医杂病证治》《妇科病临证证治》《妇科病效验秘方》《中西医结合治疗不孕症》《Male and Female Infertility》（海外版）等6部，参编医学专著10余部。

李丽芸教授不仅自己勤奋努力，更带领年轻人共同奋斗，开拓进取。先后培养硕士研究生多名，临床师承博士研究生多名，培养国家级师带徒弟子4名、省级师带徒弟子两名，如今她们都已成为广东省中医院妇科的学科带头人、"拔尖人才"、"朝阳人才"！李丽芸教授深知，一个先进的科室，除了出色的学科带头人，更需要一个优秀的团队！李丽芸教授总是强调，要给年轻人机会，使她们脱颖而出！

真善美是李丽芸教授心灵的写照！

主编简介

徐珉简介

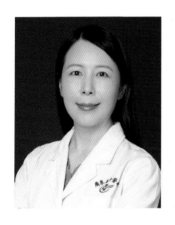

徐珉，女，教授，主任医师，医学博士，博士研究生导师，英国牛津大学Nuffield妇产科医学院访问学者，英国BOURN生殖医学中心访问学者。广东省中医院名中医。全国名老中医药专家李丽芸教授学术继承人，李丽芸全国名老中医药专家传承工作室负责人。中国优生优育协会助孕与优生专业委员会常务理事、中国中西医结合学会妇产科分会常务理事、世界中医药学会联合会生殖医学会常务理事、世界中医药学会联合会优生优育专业委员会常务理事、世界中医药学会联合会针灸协会常务理事、广东省优生优育协会中医药专业委员会主任委员、广东省中医药学会生殖医学会常务理事。擅长：不孕症、辅助生殖技术（试管婴儿及人工授精技术）、复发性流产及精准保胎、遗传与优生、子宫内膜异位症、多囊卵巢综合征、卵巢功能减退、痛经、输卵管炎及阻塞，中药、针灸调治妇科内分泌紊乱疾病。

陈颐简介

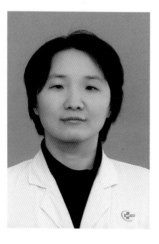

陈颐，女，主任医师，医学博士，硕士研究生导师，广东省中医院大院妇科科主任，中国中医药研究促进会中西医结合妇产与妇幼保健分会常务委员，广东省医学会妇幼保健分会学术委员，广东省中西医结合学会围手术专业委员会委员，广东省中医药学会优生优育专业委员会常务委员，广东省优生优育协会中医药专业委员会副主任委员，广东省妇幼保健协会中医保健专业委员会副主任委员，中国民族医药学会妇科专业委员会理事。

致力于妇科手术的微创化研究，获广东省腹腔镜及宫腔镜手术四级准入资格。熟练掌握妇科良恶性疾病的各级常规手术，妇科内窥镜（腹腔镜、宫腔镜手术）各级手术。擅长妇科恶性肿瘤、不孕症、生殖器官炎症、子宫内膜异位症、月经失调等各种妇科疾病的常规治疗及手术治疗。先后被评为广东省中医院第一届青年名中医、广州市实力中青年医生。

梁雪芳简介

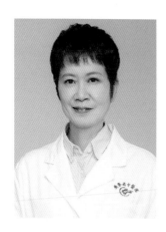

梁雪芳，女，教授，主任医师，医学硕士，博士研究生导师，广东省中医院大妇科主任，广州中医药大学第二临床医学院妇科教研室主任。中华中医药学会妇科分会常务理事，中国民族医药学会妇科专业委员会常务理事，广东省中医药学会盆底医学专业委员会主任委员，广东省中医药学会妇科专业委员会副主任委员，广东省中西医结合学会围手术期专业委员会副主任委员，广东省医师协会妇产

科专业委员会委员，是"岭南名医""羊城好医生"。主持和参与国家级、省部级等各类课题10余项，主编、参编专著16部，发表学术论文60余篇。

黄健玲简介

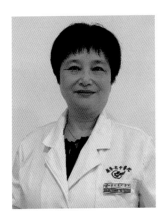

黄健玲，女，教授，主任医师，博士生导师，广东省中医院妇科主任，广东省名中医，全国名老中医药专家李丽芸教授学术继承人，第六批全国老中医药专家学术经验继承工作指导老师。中华中医药学会妇科分会常务理事，广东省中医药学会优生优育专业委员会主任委员，广东省中西医结合学会妇产科专业委员会副主任委员，广东省医学会计划生育学分会常务委员。从事中西医妇科临床、教学和科研40余年，主持并参与国家、部省、厅局级科研及教学课题20多项，出版著作、教材9部，发表学术论文40多篇，获各级科研及教学成果7项。分别于2004年、2009年、2011年、2017年受美国加州中国医学研究院邀请赴美国加州进行对外学术交流，并被该院聘为学术顾问。

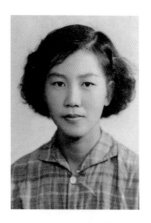

青年时期的李丽芸

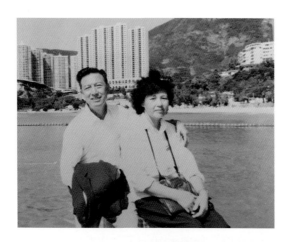

李丽芸与丈夫黄卓然

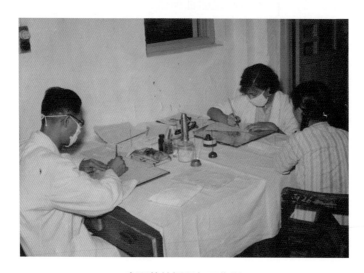

李丽芸教授早年工作照

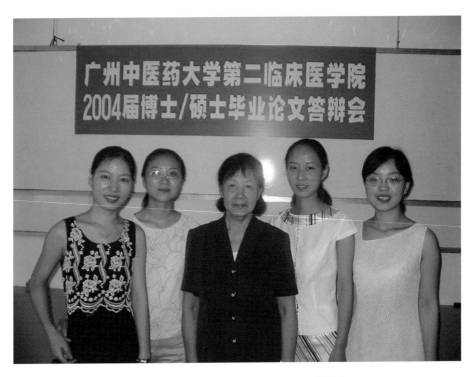

李丽芸教授培养的2004届硕士研究生毕业

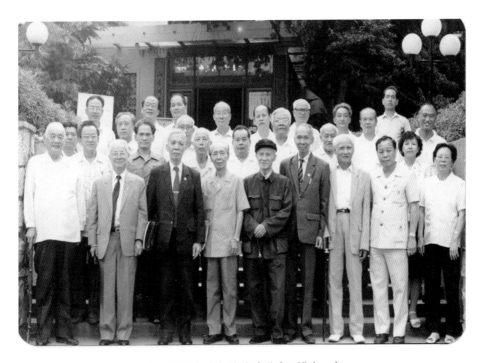

李丽芸教授参加学术会议（二排右一）

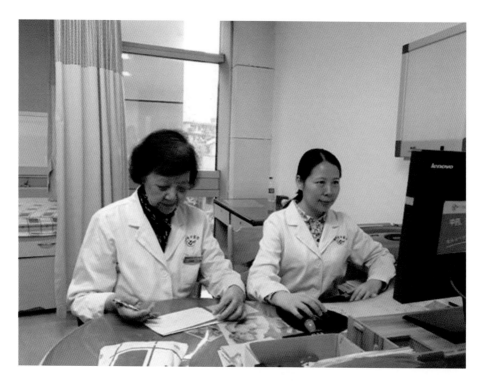

李丽芸教授与弟子徐珉主任

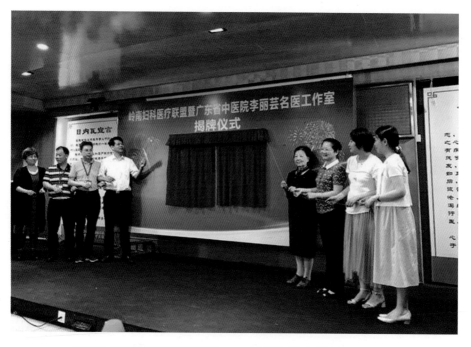

广东省中医院李丽芸名医工作室在广州中医药大学顺德医院成立

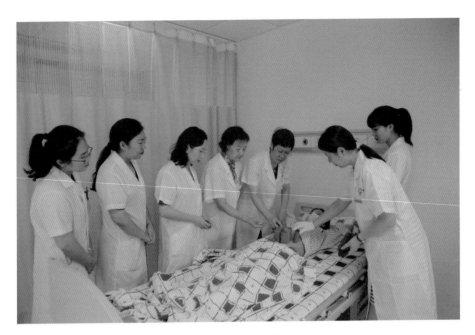

李丽芸教授查房带教

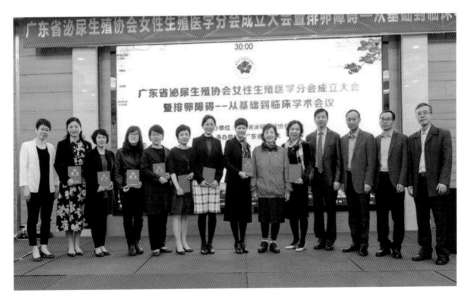

李丽芸教授参加学术会议

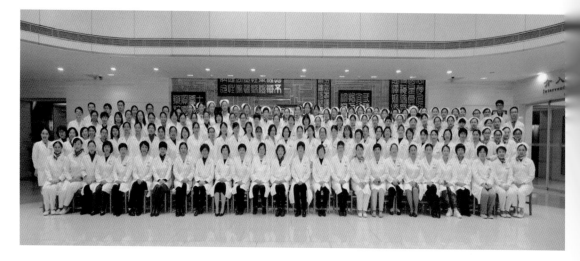

李丽芸教授带领下的妇科团队（一）

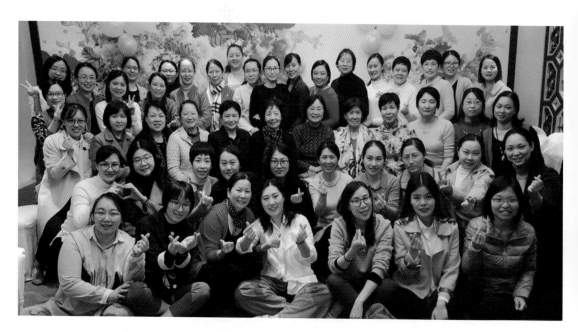

李丽芸教授带领下的妇科团队（二）

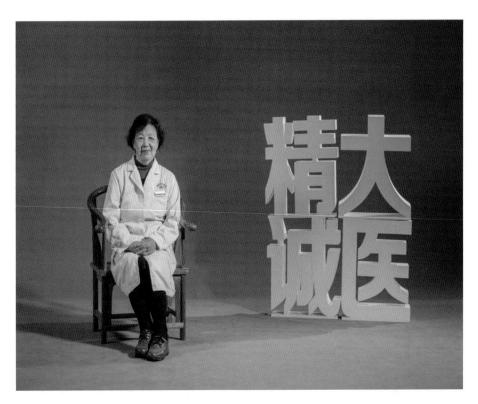

"大医精诚"李丽芸

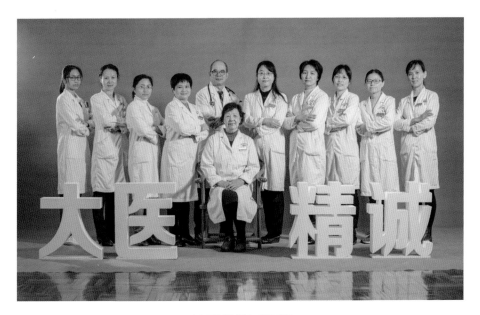

李丽芸教授与弟子们

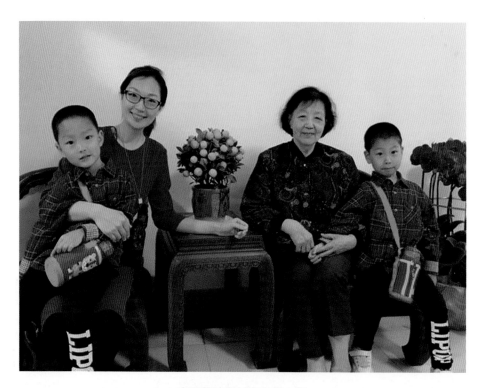

李丽芸教授与家人在一起

吕 序

中医药学是中华优秀传统文化的瑰宝，为维护民族的繁衍昌盛、保障人民生命健康作出了突出贡献。岭南中医妇科起始于晋代，发展成熟于明清，中华人民共和国成立后岭南地区中医妇科的发展逐渐趋于专业化，岭南以独特的地域文化及民族风俗孕育出具有岭南特色的中医妇科流派。

李丽芸教授是当代岭南中医妇科流派第二代代表性传承人，是第二、三、五批全国老中医药专家学术经验继承工作指导老师，广东省名中医。李丽芸教授早年毕业于广东中医药专科学校，师从岭南妇科名家罗元恺教授。她在罗氏妇科的基础上，悉心研究历代医学论著，融汇古今，博采众家，根据岭南地区女性体质特点及发病情况，总结出独具岭南特色的系列妇科疾病内服及外治验法验方，并在临床实践中反复验证，自成独具一格的岭南妇科疾病诊治思维。

李丽芸教授1954年分配到广东省中医院工作，是医院的第一位女中医。1957年广东省中医院成立妇科，李丽芸教授是中医妇科的第一位负责人，后历任广东省中医院妇科主任、妇科教研室主任、主任医师、主任导师。在60多年的从医生涯中，李丽芸教授一直活跃在中医妇科临床、教学、科研第一线，勤勤恳恳，刻苦研习，任劳任怨，甘为人梯，不仅具有高超的医术，而且培养了众多优秀的中医人才。如今，广东省中医院妇科队伍已发展成为一个集临床、教学、科研为一体的大型综合性科室，拥有一支具有高深理论水平、丰富临床经验的专家队伍，为学科建设打下了坚实的基础，作出了突出贡献。

2011年，国家级名医工作室"李丽芸全国名老中医药专家传承工作室"正式挂牌，为进一步挖掘、传承、彰显李丽芸教授的学术思想和临证特色提供了强有力的保障，并搭建了学术、技术平台。李丽芸教授功擅补肾调经种子，临床诊治不孕症突出宏观整体观念和微观精细辨证论治；重视脏腑、气血、经络、血瘀、痰湿的病理生理在不孕症发病中的作用。以肾为本、肝脾为要、心身相关、活血化瘀、豁痰祛湿是李丽芸教授辨治不孕症的临证思路。嗣者，子孙也，嗣育乃生育、养育。"嗣育-种子八要诀"的提出，是李丽芸教授临证思维与不孕症"病、证、期、时"的有机、时空、完美结合，《李丽芸论嗣育》一书是中医妇科人论治不孕症精髓的高度概括和理论升华。

目前，年过八旬的李丽芸教授仍坚持在临床一线工作，日复一日，尽心尽力为患者服务；年复一年，坚持不懈地坚守自己的岗位。和风细雨，润物无声！李丽芸教授以其精湛的医技、高尚的医德，不仅在内陆享有盛誉，而且深受来自美国、加拿大、新加坡等各地患者的欢迎，素有"送子观音"之美誉。

李丽芸教授谈吐风雅，和蔼可亲，凡与她接触者，无不被其深厚广博的中医学术功底、严谨敬业的工作态度和不断求索创新的探索精神所折服。纵观李丽芸教授60余年从医生涯，她当称大医精诚的最美代言人。

受邀作序，心怀感激，是以为序！

2021年春于羊城

罗 序

    李丽芸教授是广东省名中医，第二、三、五批全国老中医药专家学术经验继承工作指导老师。师承岭南妇科名医罗元恺教授。历任广东省中医院妇科主任、妇科教研室主任，现任广东省中医院妇科主任医师，广东省优生优育协会中医药专业委员会名誉主任委员，广东省泌尿生殖学会女性生殖医学专业委员会名誉主任委员。从医60余年来，李丽芸教授耕耘于中医妇科的临床、教学、科研工作第一线，勤勤恳恳，任劳任怨，不忘初心，毕生奉献！

    李丽芸教授作为岭南中医妇科代表之一，博采百家，精读古代医家经典，并融入于中医妇科临床实践，在妇科疾病诊治中自成一派，尤其在生殖内分泌和调经种子领域有独到学术见解及较高的学术造诣。临证不孕症她主张"以肾为本，肝脾为要、心身相关、活血化瘀、豁痰祛湿"，首次提出"嗣育-种子八要诀""多途径综合疗法""针药调治冲任督带"等多个创新学术思想，在业内均得到高度评价和充分肯定，得到广泛推广。

    古为今用，根深则叶茂；西为中用，老干发新芽。李丽芸教授立足中医，携手西医，率先提出西医辨病、中医辨证和中药治疗的原则，主张中西医相关学科融会贯通，从中医整体观出发，结合现代医学技术，收集"病""证"证据，强调辨病与辨证结合，在临床上取得了显著疗效，极大地丰富了中医妇科治疗学的内容，为中医妇科治疗学撰写了新篇章。李丽芸教授以临床为根，传承为本，创新为魂，不拘于古，放眼在今，在多年的临床实践上实现了继承不泥古，创新不离宗。李丽芸教授走自主创新之路，不断总结经验，丰富治疗手段，提高疗效，积极开拓未来，为推动中医妇科学发展作出了重要贡献。

师者，传道授业解惑也。李丽芸教授在繁忙的临床诊疗工作之余仍然不忘中医学术经验的传承与创新，她通过门诊带教、教学查房、病例讨论、学术交流、继续教育项目等多种形式培养人才，潜心教育，不遗余力，所悟岐黄均倾囊相授，实属难能可贵！如今李丽芸教授已培养了一批又一批的青年"铁杆中医"、广东省名中医。中医妇科队伍日渐壮大，岭南中医妇科的繁荣昌盛指日可待！

《大医精诚》云："凡大医治病，必当安神定志，无欲无求，先发大慈恻隐之心，誓愿普救含灵之苦。"李丽芸教授不仅医术精湛，更是医德高尚，"真善美"在她的身上体现得淋漓尽致。著名的"百子图""送子观音"的美称，正是李丽芸教授从医半个多世纪的最大收获和最高荣誉。

同为中医妇科人，我无不敬佩李丽芸教授以求光耀医学、仁术济世的决心。前人栽树，后学者当积极灌溉，愿通过本书的出版，与各位同道一起传承李丽芸教授的学术思想，使之薪火相传。

在此恭祝李丽芸教授健康长寿！事业长青！

广州中医药大学第一附属医院妇儿中心主任

中华中医药学会妇科分会名誉主任委员

国家中医药领军人才"岐黄学者"

罗元恺教授学术继承人

第六批全国老中医药专家学术经验继承工作指导老师

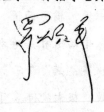

2021 年春于羊城

编写说明

李丽芸为广州中医药大学教授、主任医师、硕士研究生导师，名医传承博士学位指导老师，广东省名中医，第二、三、五批全国老中医药专家学术经验继承工作指导老师，广东省中医院妇科学科带头人，为岭南著名的妇产科专家，被患者们亲切誉为"送子观音"。传承脉络已远及东南亚、加拿大、美国。

全世界有5000万～8000万对夫妇受到不孕症的困扰，并有逐年上升的趋势。数据显示，中国育龄人群的不孕不育率已攀升至12.5%～15%，其中，每8对夫妇中就有1对存在不孕不育的问题，而且越来越年轻化。人类生育能力下降，不仅是一个全球性的公共卫生问题，而且是一个越来越严重的社会问题。世界卫生组织（WHO）指出，不孕不育已经成为继肿瘤、心脑血管疾病之后影响人类生活质量的第三大疾病。女性不孕症可以是一个独立的疾病，也可以是多种疾病的一个共有症状，是一种多种病因的复杂疾病状态，往往是生殖系统各种疾病及全身各系统疾病的综合反映。如何采取一系列措施来推进生育治疗和预防，解决生育问题，是我们关注的焦点、热点及难点。

李丽芸教授从事中医、中西医结合妇产科临床、教学、科研工作60余年，擅长治疗妇产科经、带、胎、产等疾病，尤其在不孕症的中医、中西医结合诊治方面，积累了丰富的经验，在生殖内分泌暨调经种子领域有独到的学术见解和临证特色，凝练出"嗣育-种子八要诀""多途径综合疗法""针药调治冲任督带""衷中参西中西结合"等学术思想。临证注重整体观念，辨证细致入微，强调以肾为本，肝脾为要，心身相关，活血化瘀，豁痰祛湿，"病、证、期、时"有机、时空结合。以证揣方，方证结合，形成治疗不孕不育的系列完善方剂体系，实施"内服-外敷-沐足-针灸"综合治疗模式，全方位多层次解决不孕不育的关键瓶颈问题。李丽芸教授的平凡医疗实践，缔造了无数个生命奇迹，为众多饱受疾苦的不孕不育患者带去了福音，为无数家庭带去了欢声笑语。

王道无近功。"王道"即正道，也就是儒家所说的不偏不易、无比正确的"中庸之道"；是不左不右、三条大路走中间的"光明大道"；是修炼一切学问的莘莘学子的必行之道。"王道"重根本，重基础，注重过程中的每一个细节，勤奋踏实，终成正果。这需要逐渐积累，方能厚积薄发。李丽芸教授之医，乃堪称"医之王道"也！

笔者有幸侍诊左右，受益匪浅，受恩师之托，挖掘整理李丽芸教授60余年诊治不育不孕之学术思想及临证经验，吾等以中医妇科学理论为基础，结合李丽芸教授授课之课件讲稿、发表论文、教授查房、经李丽芸教授亲传口授嗣育诊治经验、门诊跟师周记和月记、心得、病案等，综合整理而成。总感觉想表达的内容还有很多，但语言文字终未能完美概括李丽芸教授的学术思想与临证经验，仍需用心体悟，并在实践中传承弘扬！

由于编者水平有限，加之时间仓促，书中不妥之处在所难免。恩请同道专家学者及广大读者不吝赐教，予以指正。

徐珉　陈颐　梁雪芳　黄健玲

2021 年 5 月

目 录

上篇　学术思想

第一章　医家小传及学术思想渊源 …………………………… 3

　　第一节　医家小传 …………………………………………… 3

　　第二节　学术思想渊源 …………………………………… 5

第二章　嗣育学术思想与临证经验 …………………………… 25

　　第一节　不孕症辨治学术思想 …………………………… 25

　　第二节　不孕症辨治临床经验 …………………………… 51

第三章　嗣育-种子八要诀 …………………………………… 73

　　第一节　种子先调经 ……………………………………… 74

　　第二节　助孕必治带 ……………………………………… 75

　　第三节　怡情才易孕 ……………………………………… 76

　　第四节　配偶要精壮 ……………………………………… 77

　　第五节　氤氲时交合 ……………………………………… 78

　　第六节　要重视炼形 ……………………………………… 78

　　第七节　饮食需宜忌 ……………………………………… 80

第八节　育儿求端庄 ·························· 80

第四章　嗣育种子常用自拟方剂 ·············· 84

第一节　"方证相应"论治不孕症 ·············· 84

第二节　遣方用药经验 ······················· 85

第三节　嗣育常用方剂 ······················· 87

第四节　自拟新方 ·························· 110

下篇　临证经验

第五章　胞宫与孕育 ······················ 115

第一节　子宫性不孕与不孕症的关系 ·············· 115

第二节　对胞宫与孕育的独特认识 ·············· 116

第六章　薄型子宫内膜不孕的诊治思路与特色 ······· 141

第一节　对薄型子宫内膜相关不孕的认识 ·········· 142

第二节　薄型子宫内膜的西医辨病与中医辨证相结合治疗 ··· 145

第七章　卵巢储备功能减退、早发性卵巢功能不全、卵巢

早衰不孕诊治特点 ··················· 158

第一节　卵巢功能与生殖的关系 ··············· 158

第二节　卵巢储备功能减退、早发性卵巢功能不全、卵巢早衰的中医

病因病机 ························· 162

第三节　卵巢储备功能减退、早发性卵巢功能不全、卵巢早衰诊治

经验 ························· 164

第八章 多囊卵巢综合征不孕诊治特点…………………… 177

第一节 多囊卵巢综合征的病理生理特点 ……………… 177

第二节 多囊卵巢综合征的中医病因病机 ……………… 179

第三节 多囊卵巢综合征不孕诊治经验 ………………… 181

第九章 输卵管性不孕多途径综合治疗………………… 197

第一节 输卵管与不孕症的关系 ………………………… 197

第二节 输卵管性不孕的中医病因病机 ………………… 198

第三节 内服外用、辨证论治输卵管性不孕 …………… 200

第四节 输卵管性不孕的预防 …………………………… 209

第十章 子宫内膜异位症性不孕 ……………………… 217

第一节 子宫内膜异位症与不孕症的关系 ……………… 217

第二节 子宫内膜异位症性不孕的中医病因病机 ……… 218

第三节 子宫内膜异位症性不孕诊治经验 ……………… 220

第十一章 复发性流产 ………………………………… 233

第一节 复发性流产的病理病机 ………………………… 233

第二节 复发性流产的中医病因病机 …………………… 236

第三节 复发性流产诊治经验 …………………………… 239

第十二章 中医调治提高体外受精-胚胎移植成功率

经验 …………………………………………… 250

第一节 肾精亏虚为本,取卵前期治以益肾填精法孕育胎元 …… 251

第二节 审因察病,移植前调养胞膜以纳胚育胎 ……… 252

第三节　胚胎植入后，治以益肾健脾法以养胎安胎 ·················· 254

第四节　中医特色疗法综合治疗以增强疗效 ························· 254

主要参考文献 ·· 266

上篇
学术思想

第一章　医家小传及学术思想渊源

第一节　医家小传

　　1934年，李丽芸在新加坡出生。抗日战争前夕，父亲带着全家回到了香港。20世纪40年代初，香港沦陷，全家从香港一路逃难到家乡广东鹤山。在战乱动荡的年代，因为当时条件所限，一场高热伤寒病让她一侧髋关节畸形，一条腿变短，走路有些不大方便。这对她今后走上中医道路产生了直接影响。

　　父亲深知知识的重要，便将她送去读书。想着女儿身体不好，将来能干点什么。父亲非常相信中医，有很多中医界的朋友，家人生病也都是请中医看。每次医生上门，好奇的李丽芸总是很有兴趣地在一旁观看。后来，父亲决定送女儿去学中医，勤奋好学的李丽芸中学肄业后，如愿地考取了广东中医药专科学校。

　　青年时期的李丽芸奋进向上，刻苦研读，精读《黄帝内经》《伤寒论》《金匮要略》《温病条辨》等中医经典，《难经》、唐代孙思邈的《备急千金要方》，金元四大家刘完素的《素问玄机原病式》、张从正的《儒门事亲》、李杲的《脾胃论》、朱丹溪的《格致余论》，以及大量妇科相关著作——明代张景岳的《景岳全书·妇人规》、万全的《万氏女科》、王肯堂的《女科证治准绳》、陈自明的《妇人大全良方》，清代傅山的《傅青主女科》、王清任的《医林改错》、沈金鳌的《妇科玉尺》、唐容川的《血证论》及张锡纯的《医学衷中参西录》等，打下了坚实的中医理论基础。李丽芸教授多次指出：中医四大经典是根基，后世各家是枝叶，无根基则其本也不固，无枝叶则其末也不茂。

1954年，李丽芸教授从广东中医药专科学校医疗本科毕业，分配到广东省中医院工作。当时中医院还没有独立的中医妇科，初到医院的李丽芸教授先后在内科、儿科、外科等从事临床工作，直到1957年，才跟吴松溪医生一起负责组建中医院妇科。初期的中医妇科发展非常艰难，处处受限，只有门诊，没有病房，只有一方一药，没有现代医学技术的支持，人员上也只有她和年迈的吴松溪医生……李丽芸教授没有退缩，她日诊夜读，勤求古训，不断发展中医妇科外治法，使妇科门诊量日益增加，最大限度地满足了女性患者的需求。她到西医院进修，抓住每一次机会，学习西医妇科学知识。由于医院的重视和李丽芸教授的努力，中医妇科病房从最初的5张病床，不断发展壮大，如今已发展成为集临床、科研、教学为一体的综合性科室，妇科重点专科设病区5个，有病床156张，年收治住院患者6000余人次；有专科门诊10个，年门诊量达50多万人次。2012年经卫生部批准，生殖医学中心建立，开展辅助生殖技术，医疗水平走在了学科前沿。李丽芸教授总说："工作需要一种拼搏精神。在以前那个年代，一切东西都来之不易，中医妇科从无到有，从小到大，从大到强，每上一个台阶都是靠拼搏得来的，靠辛勤的付出得来的。"

李丽芸教授作为学科带头人，也是调经种子专科的创始人。1993年她被广东省政府授予"广东省名中医"，先后被遴选为第二、三、五批全国老中医药专家学术经验继承工作指导老师。她深知，一个先进的科室，除了出色的学科带头人，更需要一个优秀的团队。因此，她承接岐黄薪火，传承中医衣钵，总是不遗余力，倾囊相授，先后带徒若干人，包括黄健玲主任、黎小斌主任、徐珉主任、刘铭山主任、陆杉主任、顾春晓主治医师等，培养硕士研究生10余人，博士研究生1人。如今学生们都已成为我院妇科的学科带头人、拔尖人才、"朝阳人才"。2011年，在国家中医药管理局的大力支持和资助下，"李丽芸全国名老中医药专家传承工作室"正式挂牌，为进一步挖掘、传承、彰显李丽芸教授的学术思想和临证特色提供了强有力的保障及学术和技术平台。

学生们曾问李丽芸教授的人生信仰是什么，她回答说："是真、善、美。真是认真、真实、真诚。做每一件事都应该认真去做。作为一名医生，治病救人就应更加认真。真实就是不欺骗患者，一是一，二是二。真诚就是待人要真心、真诚。善是善良、善意、慈善，只有心怀善念，才能理解和体会患者的痛苦，才能尽心尽力为她们排忧解难。美，就是美好的生活、美丽的梦想。每个人都希望自己拥有美好的生活，都希望美丽的梦想能够实现。因为美好的生活应该是享有天伦之乐，就是上有父母，下有孩子。对我的患者来说，圆美丽的梦想就是给她们一个健康可爱的孩子。""淡泊名利，宁静致远"是李丽芸教授行医 60 余年高尚德操的真实写照。现在虽已 80 多岁高龄，但在专家门诊、教授查房、名师带徒、指导科学研究依然活跃着她的身影。无论取得多大的成就、多么受患者欢迎，李丽芸教授对患者从来没有表现出任何怠慢与松懈。她获得了患者"送子观音"的美誉，然而到底治疗了多少不孕症患者，她自己也不清楚。她在诊室摆放了上百张可爱而幸福小朋友的照片，闲暇时看着他们纯真的笑脸，这是李丽芸教授的快乐源泉。

第二节　学术思想渊源

一、源中医经典，立思想之基

李丽芸教授读书勤奋，对中医经典熟记于心，打下了坚实的中医理论基础。中医经典是浩瀚医学知识历经岁月长河洗礼而留下的智慧结晶。陈修园云："儒者不能舍圣贤之书而求道，医者岂能外仲景之书以治疗。"李丽芸教授常谆谆教导医学后辈："习医之人，必以研读医经为首务。"历代中医经典著作对嗣育问题的论述众多，其中不少具有代表性的观点，这是浇灌李丽芸教授嗣育思想体系的源头活水。

（一）夏商周时期

《周易》提出了不孕症的病名："九五，鸿渐于陵，妇三岁不孕，终莫之胜，吉。"《曲礼》提出："娶妻不娶同姓。"《烈女传》言："太任者，文王之母……及其有娠，目不视恶色，耳不听淫声，口不出傲言。"李丽芸教授"育儿求端庄"的优生优育嗣育思想可由此追溯。

（二）春秋战国、秦汉时期

《黄帝内经》《难经》《伤寒杂病论》《神农本草经》的问世，是中医药体系初步形成的重要标志，其对生育相关问题的论述，为嗣育理论的发展奠定了基础。李丽芸教授也不断从《黄帝内经》《金匮要略》等经典中汲取精华。

《黄帝内经》认为，男女的生育能力会随着年龄而变化，肾气盛衰与生育能力密切相关。女子"三七"、男子"三八"肾气充盛，发育成熟，生育能力旺盛；女子"七七"、男子"七八"肾气亏虚，身体功能衰退，生育能力下降。肾为先天之本，肾藏先天之精气而主生殖。因此，男女双方要认识到肾气的盛衰变化，顺应生、长、壮、老的生命规律，适龄生育。李丽芸教授补肾调经种子、滋肾壮精的观点与之一脉相承。

《黄帝内经》全面论述了关于人与自然的认识、病与不病及其调治之道，李丽芸教授概括为以下4点认识。

1. 预防医学治未病（正气存内，邪不可干）

《素问·刺法论》云："正气存内，邪不可干。"《素问·评热病论》云："邪之所凑，其气必虚。""正气"包括人体正常的生理功能（精、气、血、津液及各脏腑的功能活动）、对抗疾病的能力，以及康复的能力；"邪气"则是各种可损伤人体正气的致病因素，二者概念是相对而言的。《黄帝内经》强调，"正气"足与不足，"邪气"盛与不盛，为人体疾病发生与否的重要因素。

①正气当足，足以抗邪。《灵枢·百病始生》云："风雨寒热，不得虚，邪不能独伤人。"不遇到正气虚损的机体，邪难侵袭。当正气不足，抗邪无力，外邪即可乘虚而入，疾病因之发生。②正气当通，阻之为邪。《素问·生气通天论》云："苍天之气，清静则志意治，顺之则阳气固，虽有贼邪，弗能害也，此因时之序。故圣人传精神，服天气而通神明。失之则内闭九窍，外壅肌肉，卫气散解，此谓自伤，气之削也。"当脏腑功能正常，气血

充盈运行流畅，卫外固密，外邪难以入侵，内邪难于产生，就不会发生疾病。③正气当和，则邪难生难复。正气要能达到一种"和"的状态，万物"冲气"合和而化生，方可百病不生。气和则生机盎然，抗病能力强；气不和则人体功能低下，抗病能力弱。李丽芸教授治疗妇科疾病"以补为主，少用攻伐，中病即止"的学术思想即源于此。

2. 阴平阳秘

《素问·宝命全形论》云："人生有形，不离阴阳。"《医贯砭·阴阳论》云："无阳则阴无以生，无阴则阳无以化。"《黄帝内经》强调"阴平阳秘"，即阴阳的平衡协调，人体阴阳需要维持相对平衡，当这种协调关系受到破坏，阴阳偏盛或偏衰，失去平衡，便会发生疾病。阴阳失调是疾病发生的基础，故诊治疾病，要明了其阴阳变化之机理。李丽芸教授"平调阴阳，以平为期"的学术思想即源于此。

3. 天人合一

《素问·宝命全形论》云："人以天地之气生，四时之法成。"指出人生于天地之间，与自然界的万物密切相关，一切生理病理变化均受之影响。《素问·阴阳应象大论》曰："上古圣人，论理人形，列别脏腑，端络经脉，会通六合，各从其经，气穴所发，各有处名，溪谷属骨，皆有所起，分部逆从，各有条理，四时阴阳，尽有经纪，外内之应，皆有表里。"将自然中的季节、方位、星辰、颜色、草木、五材、气味、牲畜等与人体之脏腑、五官九窍、情志等一一对应，还总结出五运六气的周期性天地自然阴阳变化规律，通过长期的实践检验其有效性，三因制宜，指导疾病预防治疗及生产活动。李丽芸教授"顺应四时气候变化，饮食指导，氤氲择时"的思想即源于此。

4. 养生

形神兼具，尽终天年。《黄帝内经》中所倡导的养生之道，可总结如下。

（1）情志和调以颐养身心　《灵枢·百病始生》云："喜怒不节则伤脏。"情志问题已成为现代社会中人们普遍存在的问题，李丽芸教授提倡人们"安定情志，调摄精神"，要"惜精神、戒嗔怒"，做到精神和谐、神和内得，不为私念耗神伤正，正气内守，从而邪不可侵，强身健体。

（2）饮食起居活动应合天地四时之变　《黄帝内经》详述起卧早晚的起居活动宜顺应一日节律、四时节律的变化。又强调饮食须有节（科学、合理），食物调养可根据四时节气的特点选择，如春季多食扶助阳气之品而少食酸味；夏季多食清淡、养心之品，解暑补水；秋季多补气养阴润燥；冬季适当滋阴潜阳、温肾壮阳。同时应需注意进食的量及时间，过饥易导致气血不足，过饱则易损脾胃之气，三餐定时，有利于健康，也有利于生育。

（3）房事有节，以防早衰　《素问·上古天真论》云："今时之人不然也，以酒为浆，以妄为常，醉以入房，以欲竭其精，以耗散其真……故半百而衰也。"房事是夫妇生活中不可或缺的一部分，但纵欲过度则易导致精气亏损。房事无节度所引发的身体不适还会导致人们心理上对房事的抗拒，易导致心理亚健康。因此，夫妻在性生活中应遵循一定的法度和原则。

（4）适度运动，形神共养　《素问·宣明五气》云："久卧伤气，久坐伤肉，久立伤骨，久行伤筋。"过劳过逸皆有所伤，故凡事应有其度。运动养生的形式多种多样，如五禽戏、太极拳、八段锦、易筋经、散步、跳舞、踢毽子、久久操等，可养精、练气、调神，都是很好的动静结合的运动养生方法。李丽芸教授指出，运动养生应遵循三个原则：一是注重意守、调息、动形的协调统一，二是强调适度、不宜过量，三是提倡持之以恒、坚持不懈。积极主动地进行自我保健，适宜运动，有利于保持气血充足，体态轻盈，从而强身健体、颐养身心。李丽芸教授自创"久久操"，推荐每天锻炼1～2次，以达强身健体之功。"久久操"包括上肢运动和下肢运动。上肢运动：①深呼吸操20次。②双手前后操20次。③双手弧圈操20次。④双手交叉操20次。⑤双手拍胸操20次。⑥扩胸运动操20次。⑦双手伸举操20次。⑧双手前后击掌操20次。⑨双手左右平衡操20次。下肢运动：步行15分钟，适合老年妇人锻炼。

《黄帝内经》从身（生理规律、运动、饮食、起居、房事）、心（情志）、四时等多个角度阐述如何将养生息、抵御病邪、益寿延年，这与西医学的观点不谋而合，是古今倡导养生防病原则与实践中经久不衰的蓝本。李丽芸教授基于对《黄帝内经》的以上认识，针对妇科疾病尤其是不孕症的诊治，提出防患于未然、循周期调治以平阴阳、怡情志炼形体扶正气、注意饮食宜忌养生、氤氲时机指导同房等学术思想。

东汉时期的《伤寒杂病论》被誉为"方书之祖"，其所载方剂具有配伍严谨、主治明确、短小精悍、药少力专的特点，临床应用其方每收良效。《伤寒论》从病位局部着手，首载灌肠之外治法治疗便秘，《伤寒论·辨阳明病脉证并治》云："大猪胆一枚，泻汁，和少许法醋，以灌谷道内，如一食顷，当大便出宿食恶物，甚效。"由于胞宫与肠道位置邻近，李丽芸教授参考张仲景的外治法，用中药煎剂保留灌肠，使药渗病所，以利气机、通血脉、消癥结、清湿热，用于治疗盆腔炎、子宫内膜异位症、陈旧性宫外孕、不孕症、痛经、闭经等疾病，收效甚佳。

《金匮要略》之妇人三篇，辨证论治妇产科常见疾病，为后世妇产科书夯实基础，其中大部分方药为后世沿用并获得良好疗效。《金匮要略》中记载："蛇床子散方，温阴中坐药。蛇床子仁，右一味，末之，以白粉少许，和令相得，如枣大，绵裹内之，自然温……阴中蚀疮烂者，狼牙汤洗之。"以熏洗、纳药之法治疗妇科下生殖道炎症，至今仍广泛应用，成为中医妇科特色疗法。李丽芸教授慕其良道，创制香莲外洗液、毛冬青保留灌肠液、莪棱灌肠液等外治方药，用治泌尿生殖道炎症性不孕、输卵管炎性不孕、子宫内膜异位症性不孕等疑难杂症。

《金匮要略》所载温经汤、桂枝茯苓丸、四逆散、芍药甘草汤等方，已被广泛用于不孕症的治疗。温经汤是根据女性冲任虚寒、瘀血阻滞的病理特点而创立的，具温中寓养、温中寓通之特点，有温经散寒、通利血脉之功效。李丽芸教授认为，温经汤尤其适用于月经愆期，月经量少，甚则停闭不行，经行少腹冷痛，手足厥寒等患者，对寒凝血瘀型不孕症疗效较好。金匮肾气丸是补肾助阳的代表方，其少量补阳药与大量滋阴药为伍，意不在补火，而在于微微生火、少火生气；其寓泻于补，以制诸阴药助湿碍邪之虞。李丽芸教授认为，金匮肾气丸补中有泻，以补为主，对于肾阳亏虚型不孕症疗效显著，尤适用于肾虚痰凝型多囊卵巢综合征合并不孕症的患者。后世医家将金匮肾气丸去桂枝、附子，化裁为六味地黄丸，治疗肝肾阴虚诸证；知柏地黄丸为六味地黄丸加盐知母、盐黄柏，主治肝肾阴虚、虚火上炎证。李丽芸教授常用知柏地黄丸治疗阴血不足化热之不孕症兼月经先期、月经过少者。

（三）魏晋隋唐时期

《诸病源候论》专设"无子候"，明确提出胞内、子宫、冲任损伤是妇科疾病的主要病因，广泛讨论了不孕症发生的机理。其认为，"月水不利无子""月水不通无子""子脏冷无子""带下无子""结积无子"，为后世调经、治带、散结以助孕的观点提供了依据。风寒邪气客于子脏，月水不利，月水不通，故无子。李丽芸教授温阳散寒以调经助孕的观点与之一致。临床常见一些不孕症患者或先天体质偏寒，或后天久居潮湿寒冷之地、贪凉饮冷而致肾阳不足，胞宫寒冷，不能触发氤氲乐育之气以摄精成孕，如冰寒之地，草木不生，李丽芸教授对此类患者常用温阳散寒之法，疗效显著。"凡月水不止而合阴阳，冷气上入脏，令人身体面目萎黄，亦令绝子不产也"。经血未净而阴阳交合，亦可致绝子不产。李丽芸教授临床常告诫患者备孕要把握排卵时期同房，切勿经期性交。

孙思邈在《备急千金要方》中首载"大医精诚"的从医理念，李丽芸教授言其为提出人文医学的始祖。为医者术要精、心要诚，应当做到以下几点：①医学乃"至精至微之事"，习医者当精勤不倦。②诊察病情先安定心神，全面诊察，严谨对待每一位病患，审慎处方。③对待患者应怀揣"见彼之苦，若己有之"的态度。李丽芸教授自从医以来，身体力行，践行大医精诚精神，即使八旬高龄，仍每日坚持门诊，时常因不忍婉拒患者异地求诊而加号看诊，餐无定时；每次授课提前月余准备，修改七八遍方能定稿，不断汲取新知，着实令人钦佩。

《备急千金要方》将不孕症概括为"全不产"和"断绪"两大类，开创了不孕症分类的先河。在不孕症的治疗用药方面，其男女分治、内服外用的理念在不孕症的治疗方面也具有创新性。孙思邈首载外敷药，在《千金翼方》中详细记载松脂贴、当归贴等 31 首薄贴方的制作及用法。后世在应用中不断改进工艺与增加适用范围。清代徐灵胎在《医学源流论·薄贴论》中对薄贴的应用论述最为精辟，其言"若其病既有定所，在于皮肤筋骨之间，可按而得者，用膏贴之，闭塞其气，使药性从毛孔而入其腠理，通经贯络，或提而出之，或攻而散之，较之服药尤有力，此至妙之法也。故凡病之气聚血结而有形者，薄贴之法为良"。吴师机在《理瀹骈文》中详述清阳膏、散阴膏等多种外用膏方，总结"用药味必得气味俱浓者""热者易效"等膏药增效的方法。李丽芸教授受薄贴之法的启发，创制外用膏方，如丹棱散结敷膏用治输卵管阻塞、子宫内膜异位症等，每每细心嘱咐患者使用注意事项。

（四）宋金元时期

宋金元时代产生了不同的医学流派，多种创新学说百花齐放，嗣育理论也进入迅速发展时期。《太平惠民和剂局方》是我国历史上第一部官修药典，所载方剂逍遥散、四君子汤等，均是妇科调经的常用方。

陈自明"采摭诸家之善，附以家传验方"，并结合自己的临床经验，整理撰成我国现存最早而系统的妇产科学专著——《妇人大全良方》。书中系统阐述女性经、带、胎、产、杂病诸疾共 24 卷，详细论述了气血、脏腑之肝脾肾、冲任、精神因素与妇产科密切相关，如若劳伤气血、风冷外乘、伤于冲任胞宫则致病。陈氏在《妇人大全良方·调经门》中指出："气血，人之神也……妇人以血为基本，气血宣行，其神自清……月水如期，谓之月信。不然血凝成孕，此乃调燮之常。"李丽芸教授重视气血在女性生理病理中的重要作用，临证治疗注重调理气血的理念即源于此。

《妇人大全良方·求嗣门》对嗣育的论述精辟，其主要学术观点有四：夫妇体健，内外平和，方能有子；适龄而婚，孕而能育，育而子强；肾为先天，治以补肾为先，女子以血为本，兼以调理气血；用药以辛温为主，暖宫以助孕。李丽芸教授嗣育种子的调经、调情志、调脏腑气血、夫妻同治等治疗理念与之高度契合。

金元四大家刘完素、张从正、李东垣、朱丹溪形成各自的学术流派，各有门人弟子追随继承，丰富了嗣育理论的内容。李丽芸教授撷其所长，并将其运用于临床工作中。

刘完素以火热论驳温补之弊端，遣方多灵活化裁四物汤，其主张"女子不月，先泻心火，血自下也"，故调经用药多以四物汤加寒凉药物以清火凉血。刘氏认为赤白带下为湿热结于带脉，带下病病机属湿热蕴结，治疗使热去湿除则病可愈。李丽芸教授从湿从热认识、辨治带下病的思想即源于此。

此外，刘完素强调要根据不同年龄的生理特点进行论治：青春期宜助肾气以促发育，育龄期重视调肝，围绝经期要调补脾胃。

张从正治病偏重于攻邪，主张祛邪以扶正，邪去则正自安，临床将疾病分为风、寒、暑、湿、燥、火六门，治疗"贵流而不贵滞"，治之以汗、吐、下三法，涌痰行水则气血通畅。六腑以通为用，张氏根据女性病理特点，治疗妇科疾病多取其下法，以通腑攻下法、泻下逐瘀法、理气通腑法为主。如妇科中所见腹痛、腹胀、积聚、大便不通、舌质红，或子宫内膜厚、月经过多或漏下、术后腑气不通等疾病，多取下法治之，以达通因通用之意。

李东垣"内伤脾胃，百病由生"的脾胃论学术思想影响了后世。《脾胃论》中认为，饮食不节、脾胃虚弱、正气损伤是多种疾病产生的诱因。脾胃是后天之本，元气由胃气所滋，"胃虚脏腑经络皆无所受气而俱病"，故脾胃伤则无以化生气血。李丽芸教授治疗时用药量轻，重升脾阳，在妇科方面以补脾益气、升阳摄血、除湿之法治疗崩漏、带下病、阴挺等疾病。明言通过饮食调养脾胃，贵在进食定量、定时、寒温适度，勿五味偏嗜。李丽芸教授在接诊时常根据患者体质告知食物的宜忌，在嗣育相关疾病的治疗方面注重顾护脾胃，辨证运用甘温补益、消食化积等中药，如白术、炒麦芽、炒谷芽、陈皮、怀山药等，并自创健脾系列经验方，如健脾养肾颗粒、健脾降脂颗粒、健脾养血颗粒等，在治疗中起到顾护脾胃之功。

朱丹溪提出"阳有余阴不足论"和"相火论"，力纠《太平惠民和剂局方》之弊，认为"气常有余，血常不足"，注重保护阴精，他诊病讲究时、地、人三因制宜，倡导辨证论治，将"气、血、痰、郁"作为临床辨证的纲领。朱氏治疗月经病时辨其血虚、血热、痰湿、气滞、阴虚等；产前当清热产血；产后无得令虚，当大补气血为先。《丹溪心法》指出体重影响妊娠，其从痰湿体质论治肥胖女性生殖功能障碍，对后世有启示意义。

（五）明代

赵献可、张景岳等对肾命门学说的研究，突出了肾主生殖的特点。

张景岳通晓象数、兵法、吕律、岐黄之学，认为阴阳乃医之根本。《景岳全书·阴阳》云："凡诊病施治，必须先审阴阳，乃为医道之纲领。"深谙阴阳互根互用、互资互化之理，犹重先天肾之命门，再接后天脾胃，以为生道。《景岳全书·命门余义》云："命门者，诸神精之所舍，原气之所系也；男子以藏精，女子以系胞……命门为元气之根，为水火之宅。五脏之阴气，非此不能滋。五脏之阳气，非此不能发……脾胃为灌注之本，得后天之气也，命门为生化之源，得先天之气也。"李丽芸教授崇景岳之说，临床根据女子的生理特点与阴阳转化的关系，化裁古今名方，创制益真固元汤、滋肾养元汤、益肾填精汤等一系列验方效方。

《景岳全书·妇人规》不仅对常见胎孕类病证的病因病机、治法、方药进行了全面系统的论述，还提出了胎孕时用药、饮食、情欲的注意事项，认为安胎须辨寒热虚实以论治，欲孕或既孕应谨慎用药、应禁酒、宜寡欲。其云："故凡畏堕胎者，必当察此所伤之由而切为戒慎，凡治堕胎者，必当察此养胎之源而预培其损。"明确提出了"预培其损"的滑胎防治原则。李丽芸教授在临床接诊有不良妊娠史的患者时，常未孕先调，预培其损，积极治疗原发病；既孕防流，确认妊娠后积极保胎治疗。

《济阴纲目》为明代医家武之望所撰的妇科专著，集百家精华，汇诸书奥义，贯之以新意，先论后方，切合临床。该书求子门对男女不孕不育分而论之，求子之道当男子精壮，女子经调，提出"求子须先调经，贵养精血，重调脾胃"的思想，并详细论述了"寡欲""节劳""息怒""戒酒""慎味"等聚精之道。武氏言："医之上工，因人无子，语男则主于精，语女则主于血。著论立方，男以补肾为要，女以调经为先。"武氏认为调经之法当辨证施治,血虚者用四物汤,冲任虚寒者用艾附暖宫丸,肥盛痰重者导痰汤主之,情郁失宣者煮附丸最妙。李丽芸教授"种子先调经""配偶要精壮"的嗣育之道穿越历史与之碰撞。武氏认为:"妊娠赖气以护,资血以养。或体不足气血不充,而能节饮食,慎起居,兼以药物调理,则胎自安,稳如磐石。"故武氏安胎在择方选药方面,时时注意从脾胃论治,以健脾益气为法。李丽芸教授亦赞同此观点,认为脾失健运,气血生化无源;脾胃不和,气血失调;胎失所养,胎无所依,故而胎动不安。

(六) 清代

清代对嗣育思想影响较大的医家首推傅青主,其所著医书遗稿整理编成的《傅青主女科》《傅青主男科》对当今妇科、男科、生殖医学科仍具有指导意义。《傅青主女科·种子门》分列身瘦不孕(精血亏虚、阴虚火旺)、胸满不思食不孕(肾气不足、脾胃气虚)、下腹冰冷不孕(心肾阳虚)、胸满少食不孕(心肾阳虚、脾胃失煦)、少腹急迫不孕(脾胃气虚、带脉拘急)、嫉妒不孕(肝气郁结)、肥胖不孕(脾虚湿困)、骨蒸夜热不孕(肾阴虚、骨髓热)、腰酸腹胀不孕(任督虚、带下瘕聚)、便涩腹胀足浮肿不孕(肾阳虚衰、阳不制水)十类不孕。强调辨证求因;从脏论治,辨证详明,重视肝脾肾三脏,以补肾为主,兼调和脏腑;抓主因治疗,药简方效,其创制的养精种玉汤、开郁种玉汤、温胞饮等成为不孕症沿用至今的著名方剂。傅氏在不孕症的治疗上亦非常注重情志调养。"妇人有怀抱素恶,不能生育者",开郁种玉汤主之,"解肝气之郁,宣脾气之困,胞胎自启"。情志不畅、气血失调是导致不孕症的重要因素,情志得舒,冲任相资,气血调和,则易摄精成孕,胎元健固。患者日久不孕,常见怒、思、恐三种不良情绪,肝在志为怒,脾在志为思,肾在志为恐,临床治疗须重视调理心肝脾肾。

《女科经纶》为清代医家萧慎斋所著,是一部俾学者有准绳可循、知所从事的女科大成,详于论而略于方。萧公认为,男女有子本于肾气之盛实,种子之道,当男女兼治。妇人不孕属风寒袭于子宫,需辛温暖宫;属阴虚血少者,需蓄养阴血;属内热火旺者,需滋阴降火;属痰湿阻闭者,需燥湿化痰。男子纵欲竭精，真气大耗，故应保养心肾二脏。其云："盖一月属肝，怒则多堕，洗下体则窍开亦堕。一次既堕，肝脉受伤，下次亦堕。"受孕后"勿令劳怒，多服养肝平气药，则胎固矣"。李丽芸教授亦言情志因素影响妊娠结局，情志不节是滑胎的重要发病因素，而不良妊娠结局又会加重患者的思想负担。

王清任著书立说注重气血，对瘀血致病有独到的见解，刘必荣为其序言"入络即血瘀也"。王氏在《医林改错》中言："若血瘀，有血瘀之症可查，后有五十种血瘀症，相互参考。"对体健妇人无故流产甚至滑胎者，较前人养血安胎之说不同，认为其乃瘀血占据胞宫，血不入胞胎，导致流产。主张"有瘀血，逐瘀而愈"，创制血府逐瘀汤等治瘀处方二十余张，其中少腹逐瘀汤号称"种子安胎第一方"。李丽芸教授认为，现在认识的易栓症、子宫内膜异位症性不孕的病因病机，与其瘀血占据胞宫、血不入胞的观点相通，瘀血既是病理产物又是致病原因，致使冲任胞脉瘀结，对不同类型的血瘀证候应施以对应的活血化瘀之法。

唐容川的《血证论》指出："瘀血在下焦，则季胁少腹胀满刺痛。""瘀血在经络脏腑之间，则结为癥瘕。"明确地指出了血瘀的症状，在治疗上强调"瘀血未去而补，是助贼为殃"。又说："凡离经之血……在身，不能加于好血，而反阻新血之化生，故凡血证，总以祛瘀为要。"说明了治瘀、祛瘀的重要性。

徐大椿在《医学源流论》中阐述冲任学说的重要性："凡治妇人，必先明冲任之脉……冲任脉皆起于胞中，上循背里，为经脉之海。此皆血之所从生，而胎之所由系。"妇人以血为本，冲任起源于胞中，脏腑经络之气血皆下注冲脉，冲为血海，任主胞胎，因此，冲任损伤为妇人之疾产生的关键一环。李丽芸教授深谙冲任对妇人及妇人之疾的重要性，临床或是用针灸之法（如梅花针叩刺）直接调冲任之脉，或是用中药依女性的周期变化养冲任、理冲任，调治经带胎产诸疾。

清末西学东渐，张锡纯主张衷中参西，择善而从，取长补短，对嗣育学术思想影响较大。《医学衷中参西录》云："人之血海，其名曰冲。在血室之两旁，与血室相通。上隶于胃阳明经，下连于肾少阴经。有任脉为之担任，督脉为之督摄，带脉为之约束。阳维、阴维、阳跷、阴跷为之拥护，共为奇经八脉。"张氏"调冲种子"思想颇具特色，补虚固冲、化瘀理冲、温阳调冲等贯穿其中。张氏注重食疗，辨证施膳，创立了山药粥、一味薯蓣饮、山药鸡子黄粥、珠玉二宝粥、薯蓣半夏粥、三宝粥等。古语云："精之不足，温之以味。"李丽芸教授亦重视食疗，认为药食同治，故自创食疗方，在孕前及孕后均可巩固胎元，如孕前饮食调护，适时给予养卵养胞饮（当归 10g，熟地黄 15g，枸杞子 10g，鲜鲍或干鲍 1 只，乌鸡 150g，清水适量）；促排卵饮（黄芪 15g，巴戟天 15g，五指毛桃 15g，丹参 10g，排骨 100g，清水适量）；孕后养胎给予护胚饮（桑寄生 10g，怀山药 10g，菟丝子 10g，熟地黄 15g，春砂仁 5g 后下，乌鸡 150g，清水适量）等。

李丽芸教授从中医典籍中汲取精华，以孙思邈"大医精诚"精神为从医理念准则；从《黄帝内经》研习人体生命规律，重视女性生命各阶段的保健与调养，把握正气充、阴阳和之诊治纲领；晓张景岳阴阳虚损变化之理，注重肾与命门水火虚损之所在，强调先天之本，善平补肾中阴阳；承《妇人大全良方》《医林改错》《血证论》、傅青主、李东垣对脏腑（尤其肝脾肾）气血及《医学源流论》《医学衷中参西录》冲任督带脉之生理病理变化与疾病的关系，治疗妇科疾病重视调畅情志，养肝疏肝，理气化瘀，调治奇经；参《诸病源候论》《傅青主女科》对不孕症病因病机的认识，《济阴纲目》女经调男精壮的胎孕要素；汲朱丹溪从气、血、痰、郁辨治疾病，刘完素对带下病咎之湿热蕴结，张从正"通因通用"祛邪扶正等精粹，辨治带下，或清热利湿，或补中升阳，或主燥湿；袭《伤寒杂病论》灌肠之法，《金匮要略》熏洗纳药之法，《千金翼方》《理瀹骈文》等薄贴之法，配合外治法，延展妇科疾病治疗途径，使药达病所等，集百家所长于一身，传承精华，守正创新。

二、从岭南流派，创学术之新

中医学源于远古的医疗经验，医学传承从口耳相传到专职医生并建立相应的医事制度，慢慢形成师承教育、院校教育、自学通医、书院讲学这四种传承方式，使传统中医学术能够薪火相传并发展至今。中医流派便是在传承的过程中形成的。《辞海》对"流派"的解释是："流，派别也。"流派的形成首先要具有丰富的临证经验及独到的疗效，在传承中形成一定的传承规模，总结出独具一格的学术思想体系，具有一定的学术地位和历史影响力。

(一) 岭南医学流派形成背景

1. 地理气候因素

岭南，在传统上是指越城、大庾、骑田、都庞、萌渚五岭以南的地区，涵盖如今广东、海南及广西部分地域，原为古越族居住之地。岭南北有五岭，南濒南海，中有珠江，山地、丘陵、平原、海洋多种地貌并存，河流众多，台风频至，雨量充沛，常年潮湿。岭南属于热带亚热带气候，天气炎热，年平均气温较高，高温时间长，四季不显，动植物资源丰富。岭南独特的地理特征与气候特点，孕育了开放创新、兼容多元的岭南文化，也决定该地区疾病谱的特殊性。陈昭遇《太平圣惠方》提到岭南的气候、地理对疾病的影响："岭南土地卑湿，气候不同，夏则炎热郁蒸，冬则温暖无雪，风湿之气易伤人。"湿热之气容易侵入妇人体内，导致妇科疾病的产生。

2. 经济文化因素

历史上，岭南荒芜偏僻、交通不便，经济文化相对落后。在岭南文化发展的汉越文化融合期，岭南地区经历了三次汉族移民高潮，移民者主要为士族、被贬仕官、逃避战乱的中原人。晋代的中原移民，给岭南地区带来了先进的医学，并与岭南本土医药相结合，推动了岭南医学的发展；宋代以后，长江流域的医药学术被带入岭南，结合岭南独特的地理气候条件和人群体质，因地因时制宜，变通应用，又一次促进了岭南医学的发展，使之成为具有浓郁岭南特色的医药学派。

岭南地区海洋交通便利，对外贸易发达，是著名的"海上丝绸之路"，从而更早、更充分地吸收外来医学文化；岭南地区的环境适合动植物生长，农副产品和水产品等种类繁多，中草药资源丰富，形成了独特的"南药"

"海药"系统，岭南医药业形成了民俗化、药膳化的特点，药材产业非常发达。岭南地区商业气息浓厚，因此岭南中医界人士作风务实，医学理论研究相对较少，而是多从临床上探索，力求"效、廉、便"。

岭南文化中的宗族繁衍思想深入群众，为中医妇科发展提供了民众需求空间。近代至现代，岭南经历了西方殖民者侵略和各种战乱，人民生活颠沛流离，人口锐减，因此，提高人口出生率、解决后代繁衍问题更凸显其重要性。岭南中医妇科针对岭南妇女体质用药组方，治疗妇女常见妇科病，提升妇女身体素质，运用日常药膳调养以保证妇女正常怀孕生产。岭南文化的历史沉淀深厚，是岭南地区中医妇科流派历史发展的沃土。

3. 体质因素

岭南独特的自然环境和人文环境，产生了独具岭南特色的风土人情，人的体质禀赋、饮食用药习惯亦不尽相同。释继洪《岭南卫生方》对岭南的地理环境、气候、居民的生活习惯与疾病关系进行了描述："岭南地偏而土薄，无寒暑正气。阳常泄故冬多暖；阴常盛故春多寒。阳外而阴内，阳浮而阴闭，故人得病多内寒而外热，下寒而上热也。""岭南既号炎方，而又濒海，地卑而土薄。炎方土薄，故阳燠之气常泄，濒海地卑，故阴湿之气常盛。"因岭南人长期在暑热环境下劳作，患病多与火、湿相关，人们长年喜凉食、海鲜，常喝"下午茶""夜茶""老火汤"，以及熬夜的生活习惯，加之过度服用凉茶，导致脾肾功能出现不同程度的削弱，形成脾肾虚弱体质。岭南特定的气候地理、人文习俗环境决定了岭南人群的偏颇体质，有阳热、湿热偏盛、气阴两虚和脾气虚兼有痰湿的特点。因此，岭南地区妇女带下、腹痛、不孕等多见痰、湿、热、虚之证候。

岭南特有的地域环境、经济文化和岭南人民特有的体质禀赋，成就了独特的岭南医学。岭南医家对地域性疾病研究所产生的丰富文献资料，使中医学理论在认识上更注重地理环境、社会环境、个人体质，以及事件因素的影响，丰富了中医学的理论，使中医学更加注重因时、因地、因人制宜。岭南医学流派在千余年的发展过程中，形成了独特的理论体系和临床特色，丰富了中医临床的风格，是整个中医药学发展的一个突破。

(二) 岭南中医妇科的源流

岭南中医妇科流派是中医人在传统框架中进行的争鸣式学术探讨,以学说、医著、医家和传承关系构成了一支具有岭南特色的中医妇科学术流派。其岭南特色,主要体现于中医妇科在岭南独特的地域环境、气候生态、人文习俗等文化氛围中,逐渐形成具有地方特色的辨证思维、论治方法和流派传承方式。

广东省名中医吴粤昌在其《岭南医征略》中提到,关于岭南医家医案的文献资料,是"起于晋代,但不能根据此认为晋代以后岭南始有医家"。晋代岭南医家在妇科方面所取得的成就,零散地记载于文献中,为岭南中医妇科的奠基期。晋代岭南名医支法存,本为胡人,流寓广州定居,其在《申苏方》中载有"药子一物方""疗妇人百病诸虚不足方",都是治疗妇科疾病的方剂。

葛洪是与支法存同时代的岭南名医,著《肘后救卒方》。该书中妇科方剂有 63 首;明代罗浮山人著《菉竹堂集验方》,其中种子门收录了 17 条种子验方,妇人门收录了 33 条妇科验方,用于治疗月经不调、不孕、胎漏、胎动不安、妊娠恶阻、难产、产后腹痛、赤白带下、崩漏等妇科疾病。

明末清初,连年战乱,致使瘟疫流行,民间缺医少药,死难者不计其数。傅山亲睹这样的悲惨情景,决心做一个治病救人的良医。由于他有良好的文化基础,又有自幼家庭的熏陶,经过几年的潜心研修,就精通了医理,在外出游历期间,他还向许多医家和懂医的道士学习,并广泛收集药方,以医济世。在傅山的医学著作中,以《傅青主女科》最为知名。《傅青主女科》是一部颇有建树的妇科专著,其内容体例及所用方药,与其他妇科书都大不相同。全书分为多个章节,包括带下、血崩、鬼胎、调经、种子、妊娠、小产、难产、正产、产后等。每一病分为几个类型,每一类型先有理论,后列方药。在论述中,先叙述一般人对这个病证的理解,然后提出自己的意见,加以辨析。例如对血崩后昏晕的病例,做出如下分析:"妇人又一时血崩,两目黑暗,昏晕在地,不省人事者,人莫不为火盛动血也。然此火非实火,乃虚火耳。"

《傅青主女科》中的方剂，大多由他自己创制。譬如，将带下分为五种类型，脾虚湿重的用完带汤，肝经湿热的用加减逍遥散，肾火盛而脾虚形成下焦湿热的用易黄汤，肝经脾湿而下溢的用清肝止淋汤。纵观全书，抓住了肝、肾、脾的相互关系，对妇科疾病进行调治，处方切合临床实际，因而颇受后世医家推崇。傅青主以《傅青主女科》一书闻名于世，但实际上他的医学造诣是很全面的，并非只精于妇科。

清代以来，岭南妇科名家辈出，岭南中医妇科进入成熟期。根据《岭南医征略》《岭南医集考》《广东中医育英才》等统计，清代在妇科方面有心得的岭南医家有 32 人，妇科专著或含妇科内容的医著有 20 多种。但当时各医家自立门户，尚未形成系统的流派传承脉络。此期有影响的医家和著作主要有岭南医学大家何梦瑶，在其《医方全书》中有《妇科良方》，刊行于 1751 年。其讲究岭南地域特色，强调临证四诊合参，特别重视月经的问诊，根据岭南人的体质辨证用药，讲究阴阳调和，重视情志致病，强调养肝柔肝的重要性。

何梦瑶是岭南地区尊信刘完素、朱丹溪学说的医家，与张景岳者有所不同。他基于岭南地理气候特点及人体素质情况，鉴于当时染疫性热病流行猖獗，认为在岭南地区滥用温补药物，危害不少。而刘河间火热病理论，朱丹溪阴常不足学说，对当时防治疫病是有指导意义的。清代岭南妇科还有何守愚著《广嗣金丹》二卷，重视优生优育，关注妇儿保健，强调种子先调经，适时交合。

中华民国以来，岭南医家在妇科理论水平上有了进一步提高，出现了吕楚白、吕安卿、谢泽霖等著名妇科医家。除此之外，还有谢泽霖为广东中医药专门学校编纂的《女科学讲义》及黄岩《女科精要》等。这些论著都是岭南医家在妇科理论水平方面显著提高的标志，但可惜目前很多专著已经失传。

中华人民共和国成立后，随着中医药事业的繁荣，岭南中医妇科的发展进入了一个新的历史时期，发展趋于专业化，此期出现了罗元恺、蔡仰高、罗次梅等岭南妇科名医。

(三) 李丽芸教授的传承脉络

从李丽芸教授的学术传承脉络来看，她在大学时期是岭南名医罗元恺教授的学生，也是广东中医药专科学校的优秀毕业生。

罗元恺教授是全国著名的中医学专家、教育家，首批全国老中医药专家学术经验继承工作指导老师，从事中医医疗、教学和科研60年，学术造诣精深，临床经验丰富，勤于著述，建树良多，是现代岭南妇科名医。罗元恺教授治学严谨，好读医书，深入研究《黄帝内经》《金匮要略》等经典著作，奠定了学术思想的基础；又对《妇人大全良方》《妇人规》《傅青主女科》等妇科相关医籍研究透彻，且对《医林改错》《温病条辨》等医著均有涉猎，学术思想底蕴深厚。罗元恺教授的学术思想与临床经验中，既有中医学的普遍性学术精华，又融合了岭南温病学派的学术特色，在岭南妇科中形成了独特的学术风格。罗元恺教授推崇张景岳的阴阳学说并深入研究其所著《妇人规》，提出调经首重阴阳，注重命门水火，善于平衡肾中阴阳；组方重视阴阳相配，以达到阴阳相长、精气互生的境界。根据阴阳相配的原则，创制了滋肾育胎丸、促排卵汤、助孕3号方等一系列方药。罗氏认为经脉不调多在肾经，主张采用或兼用调补肾阴肾阳之法来治疗。

李丽芸教授熟读罗元恺教授的《点注妇人规》《罗元恺论医集》《罗元恺女科述要》等，深刻领悟其学术思想和临证经验，深受影响并运用于临床工作，这种传承可谓院校教育和师承教育的典范。受罗元恺教授的影响，李丽芸教授遣方用药重视阴阳相配，注重补益脾肾，调理气血冲任。在罗氏妇科的基础上，她悉心研究历代医学论著，融汇古今，博采百家，不囿于门户之见，撷取前人理论精华，运用于临床实践中，拓展新路，反复验证，自成独具一格的妇科疾病诊治思想。

李丽芸教授在治疗妇科疑难病，尤其是不孕症方面积累了丰富的经验，是岭南中医妇科的代表性医家之一。她是广州中医药大学教授，广东省名中医，第二、三、五批全国老中医药专家学术经验继承工作指导老师，其学术继承人黄健玲、黎小斌、徐珉等均为岭南中医妇科的后起之秀。

三、中西汇通，重视病证相参

在中医学几千年的历史长河中，涌现出了众多的中医名家和学术流派。李丽芸教授发皇古义，博采众长，同时重视西医学，融会贯通，既继承发扬，又开拓创新，与时俱进。主张中西汇通，病证相参，在中医妇科领域卓有建树。

李丽芸教授推崇近代医家张锡纯的《医学衷中参西录》，张锡纯乃近代中西汇通医家，反对崇古泥古，并崇尚实验，名曰"衷中参西"，意在初步尝试沟通中西医学。他在第一篇医论"论中医之理多包括西医之理，沟通中西原非难事"中指出，参西显然是时势的需要。然张锡纯的学问和经历均告诉他中医尚多优势，沟通当以中医为主，即吸取西说发扬中医，使之放光明于全球。

"病证结合"论治思想源于《黄帝内经》，书中所载的十三方，是在明确病因病机和药性功用基础上一病一方的治疗格局，可以说是经验用药基础上的辨病论治。东汉张仲景继承并开创了病、证、症三位一体的病证结合论治模式，《伤寒杂病论》以辨某病脉证并治为篇名，是"病下系证，证下列方，方随证出，随证治之"的格局，最大特点是以证为纲、以证为目，按病用药，专病、专方、专药，体现出病脉证并重的辨病辨证治疗思想。宋、金、元、明清时期，辨证论治得以迅速发展，并成为疾病诊治的核心，形成了以辨证论治为核心的病证结合论治模式。朱肱《南阳活人书》云："因名识病，因病识证，如暗得明，胸中晓然，无复疑虑，而处病不差矣。"体现了先辨病后辨证的诊疗思想。以后，病名分类逐渐系统化，证候逐渐完善，以病分类、病下分证的体例逐渐延续下来，更明确地体现出辨病辨证、病证结合的治疗思想。16世纪到19世纪末，西方医学传入中国，既冲击了中医传统辨证论治的地位，也启发了中医辨病思维，汇通各派医家，由此而创造性地探索出衷中参西的病证结合论治模式。张锡纯推崇西医断病，中药治病，显示了西医辨病、中医辨证施治的模式。

李丽芸教授博览群书，除了掌握中医辨证论治的精华外，还钻研西医妇科学诊疗技术及治疗进展，在临床中，她主张中西医相关学科的融会贯通，运用西医学的观念审视疾病，以中医的手段和方法诊治疾病，以临床为根，传承为本，创新为魂，不拘于古，放眼在今，以求继承不泥古，创新不离宗。把疾病的病理生理变化辨识与中医整体辨证相结合，运用现代检测技术，如生殖内分泌检测、妇科超声学、宫腹腔镜等，在传统中医宏观辨证的基础上，对妇科疾病各证候内在的生理、病理变化进行研究，从而对整个病情进行更为全面的了解，增强诊断治疗的深度和广度，不断总结出客观、准确、可重复、可量化的临床疗效。

综上，对于不孕症的临床诊治，李丽芸教授力主中西汇通，重视病证相参，即应用西医的理念审视疾病，以中医的手段和方法诊治疾病，主张辨病和辨证相结合，将获得的西医诊病和中医辨证相对应，融会贯通。诊治中除对患者辨证外，还要对患者进行必要而系统的西医检查，如妇科检查、基础体温动态测定、卵泡监测、预测排卵日、及时判断是否排卵和妊娠，以确定治疗周期的定位，将中医辨证经验与西医诊断完美地结合起来。如在月经周期1～6天，治疗应调理气血，因势利导，使胞宫脉络通畅，盈满之血依时而下，并针对原发痼疾或病证，适时有效地治疗。月经周期7～16天，治疗应益肾填精，健脾养血，暖宫增液，助养胞膜，宣散脉络，促进卵泡生长，顺势而出。对于黄体生长期，重视阴阳平补，养肝健脾，促进黄体功能。

随着科学技术的发展，辅助生殖技术助孕兴起。对于体外授精-胚胎移植（IVF-ET）失败后接受中医药调治的患者，李丽芸教授寻求中医药在不孕症辅助生育技术治疗中的切入环节、思路、方法，提出了西医体外授精-胚胎移植技术的中医参与治疗理念及治疗方案，临床屡显奇效，在中西医妇科学术界产生了较大影响。

为更好地阐释中医药应用于辅助生育的汇通之理，李丽芸教授开展了相关的科学研究。她全面指导的国家自然科学基金课题"益肾填精助孕法对胚胎着床障碍小鼠母胎界面分子对话、信号传导的时序调控作用及机理研究"，广东省自然科学基金课题"益肾填精助孕法调控母胎界面信息传导的分子机制研究"，广东省科技厅课题"补肾活血方修复在位内膜缺陷治疗EM不孕的临床研究"，系统分析益肾填精助孕法和补肾活血法对肾虚胚泡着床障碍、子宫内膜容受性差的改善作用，阐明其调节母胎界面分子对话、信号传导，促进胚胎着床，改善子宫内膜容受性的分子机制。一系列的研究，为中医肾主生殖理论赋予了新的内涵，也为益肾填精助孕法治疗不孕症及中药联合辅助生育技术提高不孕症患者的妊娠率提供了科学依据。临床实践观察及基础实验研究均证实，有几千年历史的传统中医药在IVF-ET这项源自西方的辅助生殖技术中具有巨大应用价值。

至此，李丽芸教授在临床诊疗中立足中医本质，弘扬中医药学，博采现代科技，体现了"能中不西，先中后西，衷中参西，中西结合"的特点，是吾辈之楷模。

第二章　嗣育学术思想与临证经验

第一节　不孕症辨治学术思想

一、重视脏腑病理生理在不孕症发病中的作用

(一) 肾为生殖之本，重视肾-天癸-冲任-胞宫轴

1. 肾为生殖之本，肾-天癸-冲任-胞宫轴与嗣育密切相关

受罗元恺教授"肾气-天癸-冲任-胞宫"轴观点的影响，李丽芸教授在临证中重视肾与命门，重视胞宫胞脉胞络，并进一步发展了生殖轴的概念。

《素问·上古天真论》曰："女子七岁，肾气盛，齿更发长；二七而天癸至，任脉通，太冲脉盛，月事以时下，故有子；三七，肾气平均，故真牙生而长极；四七，筋骨坚，发长极，身体盛壮；五七，阳明脉衰，面始焦，发始堕；六七，三阳脉衰于上，面皆焦，发始白；七七，任脉虚，太冲脉衰少，天癸竭，地道不通，故形坏而无子也。"反映了肾气、天癸、冲任在生长发育和生殖方面的重要作用，为中医女性生殖医学的经典理论。

先天肾气得到水谷精微的滋养，从 7 岁开始逐渐旺盛，表现为牙齿更换，毛发渐盛；到 14 岁左右便初步充实，促使天癸这种对生殖功能有促进作用的物质出现，从而导致任脉通畅、太冲脉气血旺盛，则有月经来潮，这标志着青春期的到来，表示女子胞已经发育成熟，可以孕育生命，初步具有生殖能力，是故可以有子；到了 21 岁左右，肾气充满，表现为智齿长出，身高增长到最大限度；28 岁筋骨坚实，肌肉丰满，毛发生长极盛，身体此时最为健全盛壮，21～28 岁是孕育的最好时机；而到了 35 岁左右，阳

明经脉气血开始衰退，其所经过的颜面部，可表现为面容开始憔悴，头发开始脱落；42 岁时经过头面的三阳经脉气血都衰减，表现为面容焦枯，华发始白；及至 49 岁左右，任脉开始虚衰，太冲脉逐渐衰少，天癸这种物质也逐渐枯竭，性功能减退，精血不足以下行以充养女子胞，女子胞逐渐失去功能，月经便停闭，不再来潮，生殖器逐渐萎缩，逐渐失去生殖能力。

李丽芸教授在理论和实践中十分重视"肾"对女性不孕症的首要作用，其"以肾为本"的学术思想正是源自《素问·上古天真论》。肾主藏精，精能化气，肾精所化之气，即为肾气。肾的精气盛衰，主宰着人体的生长发育和生殖。肾的精气包含着肾阴与肾阳两个方面，即肾中之精气，寓元阴元阳。肾阴是人体阴液的源泉，对各脏腑组织器官起着滋养、濡润的作用；肾阳是人体阳气之根本，温煦和激发各脏腑组织器官的功能活动。肾阴与肾阳互相依存，互相制约，从而维持着相对的动态平衡。肾藏精，既受五脏六腑之精及后天水谷之精以藏之，更重要是藏生殖之精，精生血，精血是人体生命活动的物质基础，尤其在妇人以血为用。肾精之不足在妇科病理上常有肾气不足、肾精亏虚、肾阴虚、肾阳虚、肾阴阳俱虚等多种证候表现。《黄帝内经》曰："肾者，主蛰，封藏之本，精之处也。"《圣济总录》说："妇人所以无子，由于冲任不足，肾气虚寒也。"亦如《傅青主女科·妊娠》指出："夫妇人受妊，本于肾之旺也。"《医学衷中参西录·治女科方》认为："男女生育皆赖肾气作强……肾旺自能萌胎也。"故曰肾主生殖。

西医学研究表明：中医所言之肾，包括生殖内分泌系统及与性周期有关的神经体液在内。中医之肾在月经、孕育中起主导作用，中医的肾-天癸-冲任之女性性腺生殖轴，与西医学的下丘脑-垂体-卵巢性腺轴高度相关。

卵巢有生殖与内分泌两大功能。生殖功能使卵泡发育产生卵子并排卵；内分泌功能可产生类固醇激素并释放进入血液循环，对靶器官子宫、输卵管、阴道、乳腺、下丘脑、垂体、骨骼、肾脏、肝脏等发挥作用。卵泡是女性生殖的基本单位，少女期到青春发育前期，绝大多数卵泡发生退化而闭锁，极少数卵泡能发育成排卵前卵泡。进入青春期后，卵泡由自主发育推进至发育成熟，其过程依赖于促性腺激素的刺激。下丘脑产生的促性腺激素释放激素（GnRH）促进垂体产生促卵泡生成素（FSH）和促黄体生成素（LH），两种激素分别作用于颗粒细胞和卵泡膜细胞，产生雌激素（E_2）和孕激素（PRG），促使子宫内膜产生增殖期到分泌期的两种转化，为胚胎着床做准备。雌孕激素又反馈作用于下丘脑，形成正负反馈。整个过程中，卵泡是所有调节的核心。卵泡从募集到排卵、黄体的生命历程为 28 天，所以生殖轴的周期性变化为 28 天。西医学对卵泡的认识理论主要源于 1959 年由外国学者提出的两细胞两促性腺激素理论。促卵泡生成素（FSH）作用于颗粒细胞，使颗粒细胞增殖，刺激颗粒细胞出现促黄体生成素（LH）受体，合成芳香化酶和抑制素，在卵泡的募集、选择和优势中发挥作用。黄体生成素（LH）作用于卵泡膜细胞产生雄激素，为颗粒细胞中的芳香化酶合成雄激素提供底物，在卵泡中、晚期与促卵泡生成素（FSH）一起作用于颗粒细胞，诱发局部抑制素 B 和生长因子的产生，促进卵泡成熟，参与优势卵泡的选择，非优势卵泡的负选择，排卵和支持黄体。促卵泡生成素（FSH）和促黄体生成素（LH）协同作用，实现正常月经周期的单卵泡排卵。促卵泡生成素（FSH）是卵泡发育的关键激素，没有促卵泡生成素（FSH）卵泡就不能生长，促卵泡生成素（FSH）与卵泡发育同步，其剂量（浓度）需超过阈值，作用时间也需超过阈值窗。促卵泡生成素（FSH）只作用于颗粒细胞，而只有颗粒细胞有促卵泡生成素（FSH）受体，芳香化酶只存在于颗粒细胞，合成雌激素，黄体期前 10 天合成孕酮。促卵泡生成素（FSH）与促黄体生成素（LH）一起诱发颗粒细胞促黄体生成素（LH）受体，使卵泡优势化，接受促黄体生成素（LH）峰。促黄体生成素（LH）在卵泡早期只作用于膜细胞，刺激膜细胞分泌雄激素，发挥旁分泌作用，增加颗粒细胞对促卵泡生成素（FSH）的敏感性，有利于募集卵泡，晚卵泡期能作用于膜细胞和颗粒细胞，代替促卵泡生成素（FSH）发挥主要作用，促进优势卵泡继续发育。促黄体生成素（LH）对卵泡发育没有直接作用，单用促黄体生成素（LH）卵泡不会生长。两细胞两促性腺激素理论甚至下丘脑-垂体-卵巢轴（H-P-O）轴调控，实际上就是卵泡的自我调控，一切来源于卵泡，一切为了卵泡，从卵泡中来，到卵泡中去。

　　中医学认为，肾主藏精，精能化气，肾精所化之气，即为肾气，肾的精气盛衰，主宰着人体的生长发育和生殖。肾的精气包括肾阴和肾阳两个方面，即肾中之精气寓元阴和元阳。肾气盛则天癸至，任脉通则精血津液旺，太冲脉盛聚腑脏之血，冲任二脉相资，血海按时充盈，血溢胞宫，则月经来潮。氤氲之时，阴阳相合则成孕。整个月经周期可分为四个阶段，即行经期、经后卵泡期、经间排卵期、经前黄体期。行经期肾阳充盛，阳极转阴，胞宫经血外泄，肝气疏泄通畅，经血才能正常下泄而不致瘀血形成；经后卵泡期为肾中阴阳及气血处于"长"的过程，并促使卵泡生长；经间排卵期肾阴充盛，阴极转阳，鼓动卵子排出；经前黄体期肾中阴长阳生，如此周期循环变化。

　　《难经・三十八难》曰："谓肾有两脏也，其左为肾，右为命门。命门者，精神之所舍也，男子以藏精，女子以系胞，其气与肾通。"肾为作强之官，伎巧出焉。肾主骨生髓，脑为髓海，髓汇而为脑。脑的生理作用和肾的关系尤为密切，可见大脑中枢神经系统的部分功能亦归属于肾，故中医学认为肾在人体中占有重要位置，而且是元气之所系。赵献可在《医贯・内经十二官论》中谓："五脏之真，唯肾为根。"又说："命门为无形之火，在两肾有形之中……命门为十二经之主。肾无此则无以作强，而技巧不出矣；膀胱无此则三焦之气不化，而水道不行矣；脾胃无此则不能蒸腐水谷，而五味不出矣；肝胆无此则将军无决断，而谋虑不出矣；大小肠无此则变化不行，而二便闭矣；心无此则神明昏而万事不能应矣，正所谓主不明则十二官危也。"可见肾命在机体中起着重要作用。《景岳全书・传忠录・命门余义》概括说："命门为经血之海……为元气之根……五脏之阴气，非此不能滋，五脏之阳气，非此不能发。"肾命对人体各脏腑和整体健康具有维持作用，它在体内脏腑中独处于关键性的位置，不仅限于泌尿和生殖范围。至于命门到底是什么，中医学界及一些西医学家仍存在争议，而李丽芸教授崇尚《难经》对于命门功能的论述："精神之所舍，原气之所系，男子以藏精，女子以系胞。"其强调命门对于生殖和生命的重要意义。对应于其西医学的功能区域，认为其至少概括了西医学所言之大脑皮层、下丘脑、垂体、卵巢、肾上腺等部分功能。

天癸，是男女到青春发育期而产生的一种与性功能和生殖有关的微量物质。这种物质可以促使女子任脉通、太冲脉盛，使月经来潮；可以促使男子产生精子而排精。阴阳和合，则可以有子。到了老年，天癸这种物质便逐渐衰退，女子因而绝经，男子则精液减少，缺乏生殖能力。"天癸者，阴精也。盖肾属水，癸亦属水，由先天之气蓄极而生，故谓阴精为天癸也"。认为天癸是属于水液一类的物质，是人体的阴精。《景岳全书·忠录·阴阳》则说："元阴者，即无形之水，以长以立，天癸是也，强弱系之，故亦曰元精。"因此，天癸可以认为是一种肉眼看不见而在体内客观存在的物质，其作用关系到人体的生长发育、体质强弱和生殖能力的有无，相当于垂体、卵巢或睾丸的内分泌激素。

冲脉、任脉均属于奇经八脉。《灵枢·五音五味》说："冲脉、任脉皆起于胞中，上循背里，为经络之海。"二脉皆起源于胞中，故与生殖系统有直接的联系。更具体如《素问·骨空论》言："冲脉起于气街（曲骨旁开二寸，亦称气冲），并少阴之经，夹脐上行。"又言："任脉起于中极之下，以上毛际，循腹里，上关元。"依上所述，从二脉所经的位置及其各自的作用，则冲脉与女子的卵巢，任脉与女子的胞宫有着直接联系。二脉的盛衰直接影响月经和妊娠。薛立斋指出："夫经水，阴血也，属冲任二脉，上为乳汁，下为月水。"

"女子胞"一词出自《黄帝内经》，属奇恒之腑之一。《素问·五脏别论》中说："脑、髓、骨、脉、胆、女子胞，此六者，地气所生也，皆藏于阴而象于地，故藏而不泻，名曰奇恒之腑。"张景岳注："女子之胞，子宫是也，亦以出纳精气而成胎者为奇。"胞中为冲脉、任脉所起之处，后世因以女子胞专属女子，男子则以精室应之。张景岳《类经》卷三中说："冲任为经络之海，其起脉之处，则在胞中而上行于背里。所谓胞者，子宫是也，此男女藏精之所，皆得称为子宫；唯女子于此受孕，因名曰胞。"关于女子胞的生理功能，现代医家一般将其归纳为两个方面：其一为主月经，其二为主孕育胎儿。女子胞，亦称胞宫、子宫、子脏，是女子特有生殖器官。

就人体整体而言，女子胞居下，故属阴。从生理功能上说，任、督、冲三脉均起于胞宫。而任脉为阴经之海，督脉为阳经之海，冲脉为血海。由此，女子胞与十二经脉间接相关，十二经脉之气血通过任脉、督脉、冲脉灌注于胞宫之中，以为经血之源、育胎之本。所以，女子胞在生理功能上阴阳并用。从脏腑藏泻功能上说，女子胞的功能特性为亦藏亦泻，以其中空而能排出月经，娩出胎儿，似腑之"泻而不藏"；月经间期及妊娠期，又似脏之"藏而不泻"。胞脉聚阴血于子宫，是为了藏精孕胚做准备，未能合精受孕才泻出月经。故月经是具有生殖能力的表现，孕育胎儿才是子宫功能的最终体现。所以，子宫亦藏亦泻，而以藏为主，以泻为目的。藏为阴，泻为阳，故女子胞为阴中之阳。

当女子肾气充盛，天癸已至，月经按时来潮，表明女子胞已发育成熟，具备孕育胎儿的能力，犹如一块精心耕耘的肥沃土地，诸事皆备，随时准备接受种子。唐宗海在《血证论·男女异同论》中说："女子胞中之血，每月换一次，除旧生新。"在正常情况下，女子二七以后，若阴阳交合，便可成孕。若女子已过二七，女子胞也准备受孕，却未得种子，冲任二脉充盈于女子胞之气血就化为经水，按月排出体外；待经水排净后，冲任二脉之气血又重新注入女子胞，继续为孕育做准备，如此周而复始，构成女子特有的生理周期。

李丽芸教授对女子胞的病理生理作用有着深入研究，认为若女子胞出现功能失常，往往首先反映在月经上。月事一月一潮，如潮水之有信，是身体整体状态特别是女子胞生理功能是否正常的主要表现，月经失其常态则为病。李丽芸教授认为，女子胞其病变如先天性无子宫、子宫偏小、幼稚子宫、子宫畸形、子宫纵隔等，其癥瘕如子宫肌瘤、子宫腺肌症、子宫腺肌瘤等，都有可能影响子宫的孕育功能；内膜病变如内膜容受性差、各种原因导致内膜菲薄、粘连、内膜增殖过厚、内膜息肉、内膜结核、内膜微小血栓形成、内膜炎症，包括特异性和非特异性等，亦属于胞宫胞膜损伤，可导致月经不调、不孕症、堕胎、小产的发生。

李丽芸教授注重胞宫之寒热虚实，临证根据胞宫之寒热虚实辨证用药。

胞宫寒凝，即子宫寒冷，胞脉收引，气血凝泣，藏多泻少，甚至有藏无泻，可见月经量少、闭经、不孕症等。胞宫热证，湿热占据胞宫，湿重于热，湿性黏滞，阻遏气机，藏多泻少，可见月经量少、闭经等。热重于湿，热迫血行，泻多藏少，则见月经先期、月经量多、经期延长、带下黄或赤带等。痰热内蕴，子宫过热，泻多藏少，甚则泻而不藏，可见月经量多，月经先期、崩漏、赤带等。胞宫虚证，偏阳虚、气虚，则泻多藏少，阳不固，气不摄，临床上可见月经量多、先期而至、经期延长、崩漏、带下增多、不孕、流产等。阳失煦，寒内生，可见月经后期、痛经、不孕等。子宫虚证，偏阴虚，血少，物质匮乏，则藏多泻少，可见月经量少、闭经、月经后期、不孕等。胞宫实证，藏而不泻，一般源于瘀血、痰浊（脂膜）、湿热等，瘀血停聚，较为多见，可见月经量少、闭经、癥瘕、不孕等。

中医学有"胞脉""胞络"之说。李丽芸教授对于胞脉的认识，认同现代医家蔡小荪的观点：胞脉有广义和狭义之分，广义指分布于胞宫上的脉络，相当于西医学子宫上分布的动静脉。狭义胞脉则相当于西医学的输卵管。正如朱丹溪所云："阴阳交媾，胎孕乃凝，所藏之处，名曰子宫，一系在下，上有两歧，一达于左，一达于右。"此两歧即指输卵管。因此，输卵管的概念及功能应归属于中医学狭义的胞脉胞络之中，输卵管的病变亦与中医学胞脉胞络的异常改变相对应。

胞脉闭阻可引起不孕症的发生。据临床观察，导致瘀血停滞于胞脉的因素大致可归纳为：先天子宫畸形、情志所伤、六淫病邪、金刃所伤。以上无论何种原因，一旦影响了胞脉的气血运行，造成瘀血内阻，胞脉闭塞不通，导致两精难以相搏，则可导致不孕症。因此，输卵管阻塞的中医诊断是胞脉闭阻。

综上所述，李丽芸教授根据《黄帝内经》及历代理论，认为肾气-天癸-冲任-胞宫是直接联系并相互协调以调节女性周期的一个轴，称为女性周期性调节的核心；西医学则认为下丘脑-垂体-卵巢-子宫是女性性周期的一个轴，构成性周期的核心。李丽芸教授认为两者名词不同，不能简单地认为等同，需从中西医妇科的基础理论及其相互渗透中寻找答案。

2. 治疗不孕症首当补肾调经为其大法

（1）补肾调经之要，在于平调肾之阴阳　李丽芸教授遵循古人"女子无子，多因经候不调"（《万氏妇人科》）、"求子之道，莫先调经"（《女科证治准绳》）之法，将补肾调经作为治疗不孕之大法，辨证时察色按脉，先别阴阳，谨察阴阳所在，以平为期。对于补肾调经，李丽芸教授在临床实践中，十分推崇张景岳的补肾理论，补肾之要，在于平调肾中阴阳，而平调之要，在于"阴中求阳，阳中求阴"。

肾无表证和实证，肾之热属于阴虚不济火之变，肾之寒属于命门火衰阳虚之变。对于肾之调理，李丽芸教授主张平调肾之阴阳。阴阳学说受先秦的哲学思想影响，并以此阐明人体的解剖、生理和病理现象，理解人与自然的关系，指导诊断、治疗与养生防病。在现存最早的中医学典籍《黄帝内经》中，就有许多阴阳学说的论述。如《素问·阴阳应象大论》说："阴阳者，天地之道也，万物之纲纪，变化之父母，生杀之本始，神明之府也，治病必求其本。"所谓本，就是调理人体的阴阳。《素问·宝命全形论》指出："人生有形，不离阴阳。"《素问·金匮真言论》举例说："夫言人之阴阳，则外为阳，内为阴；言人身之阴阳，则背为阳，腹为阴；言人身之脏腑中阴阳，则脏者为阴，腑者为阳。"阴阳是代表事物对立统一的学说。人体阴阳，需要维持相对的平衡，故《灵枢·生气通天论》说："阴平阳秘，精神乃治，阴阳离决，精气乃绝。"阴阳是对立统一体，必须和调统一存在于人体中，否则就属于不正常。故诊治疾病，要明了其阴阳变化之机理，《素问·阴阳应象大论》指出："审其阴阳，以别刚柔，阳病治阴，阴病治阳。"阴阳学说贯穿于整部《黄帝内经》精神之中，也是中医八纲、八法的中心思想。

张景岳深研阴阳理论，他认为："阴阳之理，源自互根，彼此相须，缺一不可。无阳则阴无以生，无阴则阳无以化。"基于阴阳一体、阴阳互根的原理，对于阴阳虚损病证的治疗，张氏提出了"善补阳者，必于阴中求阳，则阳得阴助而生化无穷；善补阴者，必于阳中求阴，则阴得阳升而泉源不竭"的阴阳互济法则。然而，探源溯流"阴阳互济"法则，实源于《黄帝内经》"阳病治阴，阴病治阳""从阴引阳，从阳引阴"的理论。《素问·至真要大论》曰："诸寒之而热者取之阴，热之而寒者取之于阳，所谓求其属也。"王冰释之曰："益火之源，以消阴翳；壮水之主，以制阳光，故曰求其属也。"张景岳对此进行了进一步阐发："诸寒之而热者，谓以苦寒治热而热反增，非火之有余，而真阴之不足也。阴不足则阳有余而为热，故当取之阴。谓不宜治火，只补阴以配阳，则阴气复而热自退。热之而寒者，谓之辛热治寒而寒反甚，非寒之有余，乃真阳之不足也。阳不足则阴有余而为寒，故当取之于阳，谓不宜攻寒也，但补水中火，则阳气复而寒自消也……然求所谓益与壮者，温养阳气，填补真阴也。"由此可见，阴阳互济法则，就是对阴阳互根原理的具体应用，直接来源于《黄帝内经》思想。

在李丽芸教授常用辨治不孕症的 33 条方剂之中，补肾方有 9 条，其中益真固元汤具有温补肾阳功效，滋肾养元汤具有滋补肾阴功效。我们举例对益真固元汤、滋肾养元汤进行用药剂量、君臣佐使配伍、阴阳属性的分析，可以体会李丽芸教授"平补阴阳，阴中求阳，阳中求阴"之理念。

①益真固元汤：淫羊藿 10g，仙茅 10g，熟地黄 20g，鸡血藤 30g，菟丝子 20g，鹿角霜 15g，当归 10g，枸杞子 15g，白芍 10g。此方主要用于补肾阳。其中淫羊藿、鹿角霜、仙茅为补肾阳之品，熟地黄、枸杞子为补肾阴之品；而菟丝子为阴阳双补，当归、鸡血藤、白芍同补肝血。本方以仙茅、淫羊藿为君，两者即二仙汤，温肾阳、补肾精，有促排卵、提高黄体水平之效。以熟地黄、鹿角霜、菟丝子为臣，填补肾精，其中熟地黄平补肾阴；鹿角霜味甘咸，气温，景岳谓之善助阴中之阳；菟丝子善补肾中阴阳。以枸杞子、当归、白芍为佐，枸杞子味甘微辛，气温，可升可降，味重而钝，故能补阴，阴中有阳，故能引气，景岳谓之滋阴不致阴衰，助阳而能使阳旺，此物助阳而无动性，故用之以助熟地黄最妙；当归、白芍为补肝血常用的药对，佐以滋养血脉。以鸡血藤为使，养血之中更重活血，使得全方补而不滞。纵观全方，共 9 味药，其中温肾壮阳药两味，平补肾之阴阳的药 1 味，滋肾阴、助阴中之阳的药 3 味，而且剂量均不大，最大一味熟地黄 20g，温肾阳药仙茅、淫羊藿各 10g。由此可见，李丽芸教授平补肾阳、阴

中求阳的学术思想，与其他补肾阳者一味堆砌补肾阳之药有显著不同。②

滋肾养元汤：墨旱莲 15g，女贞子 15g，山茱萸 10g，当归 10g，白芍 10g，熟地黄 20g，麦冬 10g，春砂仁 5g（后下），生地黄 20g，枸杞子 15g。本方脱胎于《医方集解》二至丸和《傅青主女科》养精种玉汤，辅以枸杞子、麦冬、春砂仁而成。本方同用、重用生、熟二地为君，以滋肾阴、养肾水为主要功用，注重肾中真阴；臣以二至丸、当归、山茱萸、白芍、枸杞子同养肝肺之阴。其中二至丸（墨旱莲、女贞子）既能补又能清，补而不滞，润而不腻，补益肝肾，使阴血充足而虚火自平。当归、白芍、山茱萸助熟地黄滋补肾阴之功，其中山茱萸酸涩收敛，入肝肾二脏，能固阴补精，暖腰膝，壮阴气，涩带浊，节小便，益髓兴阳，调经收血；当归既能补血又能活血，诚血中之气药。傅氏谓其："不特补血，而纯于填精，精满则子宫易于摄精，血足则子宫易于容物，皆有子之道也。"佐以麦冬补阴而兼清虚火，枸杞子助熟地黄补肾水、充精血。上药具养脏腑之阴，然性味甘饴厚重，加一味砂仁，其性温和轻灵，有通上、纳下之功。全方滋肾精、养肝血、调冲任。本方适宜于形体消瘦，头晕耳鸣，腰酸膝软，五心烦热，失眠多梦，眼花心悸，肌肤失润，阴中干涩，舌质稍红略干，苔少，脉细或细数等一派肾阴虚相火妄动、虚火上炎之证，体现了"壮水之主，以制阳光"的用药理念。在临床应用滋补肾阴方时，李丽芸教授常加淫羊藿 10g，巴戟天 10g，温补肾阳，其寓意在于"善补阴者，必于阳中求阴，则阴得阳升而泉源不竭"。

（2）调补肾阴肾阳，在妇科即是补益冲任，健固督带　李丽芸教授常说，各种疾病都会有阴阳不济、脏腑功能失常，或气血失调之病机，若进一步发展，造成冲任损伤，便会出现经、带、胎、产诸病，这是妇科与其他科在病机上的主要不同点。《素问·骨空论》谓："任脉为病……女子带下瘕聚……冲脉为病，气逆里急。"这里的带下应作广义解，即经带等妇科病。气逆，指冲气上逆，包括妊娠恶阻呕吐等；里急，泛指下腹拘急疼痛，包括盆腔疾患的疼痛及妇科急腹症等。此外，冲任不固，可出现崩漏、带下滑脱、胎漏、胎动不安、滑胎、半产、阴挺等。冲任亏虚，可出现月经不调、月经过少、闭经、痛经、不孕等。冲气上逆，可出现恶阻、经行吐衄、子晕、子悬、子嗽等。《校注妇人良方·众疾门》引《博济方》论云："故妇人病有三十六种，皆由冲任劳损而致，盖冲任之脉，为十二经脉之会海……当于此候之。"历代医家无不重视冲任之调摄，清代名医叶天士对妇科特别重视奇经。《临证指南医案》云："血海者，即冲脉也，男子藏精，女子系胞。不孕，经不调，冲脉病也。""冲任二脉损伤，经漏经年不痊。""产后淋带，都是冲任奇经内怯。""产褥频多，冲任脉虚。"治法多为补冲任、镇固奇经等。叶天士认为"八脉隶乎肝肾"，因"肝肾内损，延及冲任奇脉"。立法主张"温养肝肾""或以血肉充养，取其通补奇经"。用药多选用鹿角胶、鹿角霜、当归、枸杞子、菟丝子等补肾养肝之品配伍成方。徐灵胎则认为："治冲任之法，全在养血，故古人立方无不以血药为主。"古人认为四物汤是通补冲任之剂；龟鹿二仙膏为补任督之方；左归丸、斑龙丸都属滋肾而补益冲任之剂。总之，固补冲任奇经，均从补益肝肾和养血来体现，此亦正是叶氏所以谓八脉隶属肝肾之意。

李丽芸教授非常赞同叶天士、徐灵胎等大家的观点，经过其多年临床实践证实：滋补肝肾每能起到补益冲任，从而调整内分泌，以达到调经、助孕、安胎等目的。由此也进一步证实：肾气、天癸、冲任、胞宫是密切联系并彼此协调的一个轴，肾气是这个轴的核心。

（二）脾为后天之本，健脾生血萌胎

张景岳在月经病和不孕症的发病中，比较重视肾与命门，次为脾胃。《景岳全书·妇人规》曰："脾胃为后天之本，是气血生化之源，妇人以血为根本。经、带、胎、产、乳均以血为本，以气为用。"《景岳全书·经脉之本》曰："故月经之本，所重在冲脉，所重在胃气，所重在心脾生化之源耳。"其在《妇人规·经脉类·经不调》中谓："调经之要，贵在补脾胃以资血之源，养肾气以安血之室，知斯二者，则尽善矣。"肾主先天，为生长发育、生殖之本，但肾脏所藏之精气，也要得到营养物质的充养才能保持旺盛。而脾为后天之本，主受纳运化水谷之精微而生化气血。冲任二脉亦赖脾胃充养。若脾虚血少，或脾虚聚湿成痰，或脾肾阳虚，可致胞脉失养或受阻而致不孕。亦如《傅青主女科》曰："盖万物皆生于土,土气厚而物始生,土气薄而物必死。"因此,李丽芸教授主张补肾需兼顾健脾,使血气旺盛和调,精髓充足,则身体强壮。在临床上除注重调补肾阴阳之外,还强调先后天并重的原则,在补肾方中常辅以健脾益气之品,以达到调理肾脾、滋养冲任之目的。对于月经稀发、月经过少或闭经、面目虚浮的婚久不孕,李丽芸教授常以四君子汤、圣愈汤、归脾汤、八珍汤、补中益气汤等加减治疗。常用益气健脾药有太子参、党参、黄芪、白术、五指毛桃、山药、莲子等,常用健脾化湿药有茯苓、厚朴、薏苡仁、赤小豆、泽泻等。对临床常见多囊卵巢综合征导致的婚久不孕、月经稀发、体胖、多毛等患者,以淫羊藿、仙茅、黄芪、鸡血藤、当归、川芎、法半夏、胆南星、茯苓、白术、丹参、陈皮等为常用药,用以健脾温肾,行气利湿,化痰浊,调经助孕。

(三)女子多郁,疏肝柔肝助孕

肝藏血,主疏泄,调气机,体阴而用阳,"女子以肝为先天""以血为本"。肝既能贮藏有形之血,又可疏泄无形之气,为人体气血调节之枢纽,且冲脉附于肝,与女子月经密切相关。肝气条达则血脉流畅,经候如常;肝气郁结,血脉失畅,冲任不能相资则经孕异常。正如傅山《傅青主女科》有关不孕的论述:"其郁而不能成胎者,以肝木不舒,必下克脾土而致塞。"又言:"带脉之气既塞,则胞脉之门必闭。"李丽芸教授熟读傅山《傅青主女科》,直至吟诵。她非常欣赏傅山的"女子多郁,柔肝为要"学术观点,认为女子只有在肝阴血不足,肝体失于条达、柔顺时才成肝郁。另外,女子一生要经历经、孕、产、乳等特殊生理过程,其阴血常处于相对不足的状态,故肝郁阴血不足为辨证要点,对于肝郁不孕的治疗要以养血柔肝为基本原则,使"木气冲和条达,不致遏抑,则血脉得畅"。临证用药照顾阴血,用药喜柔忌刚,以大剂养血柔肝平肝之品为主,如养精种玉汤加味,必要时稍佐梳理,对辛香走窜之品的应用比较谨慎。

(四)心为五脏六腑之大主,清心安神助孕

五脏之中,肾、肝、脾在不孕症中具有重要作用,同时,李丽芸教授

十分重视心在不孕症发病及治疗中的作用。心为五脏六腑之大主，对心神有重要的调节作用，情志的调节除了和肝主疏泄的功能有关外，还与心主神志、心肝相应等功能有关。《素问·灵兰秘典论》曰："君主之官，神明出焉。"《灵枢·邪客》曰："心者，五脏六腑之大主也，精神之所舍也。"心藏神，为人体生命活动的主宰。情志与五脏气血密切相关，是通过心神的调节来实现的，是以心神为主导的各脏腑功能活动的综合体现。正如张介宾《类经》所言："忧动于心则肺应，思动于心则脾应，怒动于心则肝应，恐动于心则肾应，此所以五志唯心所使也。"又如《素问·灵兰秘典论》所曰："主明则下安。""主不明则十二官危。""心动则五脏六腑皆摇。"由于心理、精神压力等原因，不孕症患者容易发生气结、气逆、气乱等病变，从而导致心肝火旺、心肾不济之病证而影响孕育。李丽芸教授在辨治不孕症时，常配合选用酸枣仁、首乌藤、茯神、百合、莲子、桑叶等清心、平肝、安神之药，同时注意患者心理情绪的调节，使患者放下心结，积极配合治疗，体现了从心论治、治病求本的原则。

（五）五脏相参，合病同治

李丽芸教授认为五脏各有所司，而又在功能上相互联系，相互制约，如果脏腑功能失调，就会产生疾病。肾脑相连：肾藏精，精生髓，肾主骨生髓，诸髓皆通于脑的功能，《灵枢·海论》提出："脑为髓之海……髓海有余，则轻劲多力，自过其度。"心肾相济：肾为生殖之本，藏精之脏，内寓真阴真阳，在五行属水，居于下焦，心为五脏六腑之大主，神之舍，主宰全身血脉，在五行属火，居于上焦，心位居上，故心火必须下降于肾，使肾水不寒；肾位居下，故肾水必须上济于心，使心火不亢。因此，不生病的奥秘，应该是使人体达到心肾相交、水火既济。肺肾共司脉气：肾主水，能升清降浊，负责水液的蒸腾气化；肺为水之上源，可宣发肃降，通调水道。肺肾两脏相互配合，共同维持体内水液代谢的平衡。肝肾同源：又名"乙癸同源"，肝藏血，肾藏精，肝肾同源，所谓精血同源，肝和肾有互相滋养的关系。肝的疏泄条达和调节血量的功能，必须依赖于肾阴的滋养；肾阴的再生，又须通过肝的疏泄而入藏于肾，即所谓肝肾相生。脾肾相滋：肾为先天之本，脾为后天之本，脾肾二者是先后天相互滋养的关系。脾气的健运，需要依靠肾阳的温煦，而肾精也需要脾所运化的水谷精微的补充。

在不孕症的治疗实践中，李丽芸教授常根据各脏之间的相互联系，相互制约，主张脏腑合病同治法。如肝脾同治（抑肝扶脾，抑木扶土）；脾肺同治（补脾益肺，补土生金）；肝肾同治（滋肾养肝，滋水涵木）；心肾同治（滋肾阴，降心火）；脾肾同治（温肾补脾），以及肝脾肾同治等合病同治之法。

二、重视气血病理生理，血旺则子易生

《妇人大全良方》说："气血者，人之神也，然妇人以血为基本……气血宜行，其神自清，月水如期，血凝成孕。"血是人体生命活动的物质基础，亦是生殖之基础；气是人体生命活动的功能基础（动力），亦是生殖之基础。李丽芸教授常说，人体以脏腑经络为本，以气血为用，妇女的月经、胎孕、产育、哺乳等，都是脏腑、经络、气血化生作用的表现。因此，其临证十分重视气血的依存关系，提倡女子多虚、亦多实的病理生理特点。

妇人以血为本，经水乃血所化生。血是月经的物质基础，血旺则血海充盈，经候则可如期而至。薛立斋在《女科撮要》中云："血者，水谷之精气，和调五脏，洒陈六腑，在男子则化为精，在女子则上为乳汁，下为月水。"而血枯之妇人，则失去了月经的物质基础。《景岳全书·妇人规》云："枯之为义，无血而然。"无血则不能下注血海产生月经，从而出现闭经，而见血枯经闭之证。《素问·腹中论》记载传世的第一首妇科方剂"四乌鲗骨一藘茹丸"即用于治疗血枯经闭。原文述："帝曰：有病胸胁支满者，妨于食，病至则先闻腥臊臭，出清液，先唾血，四支清，目眩，时时前后血，病名为何，何以得之？岐伯曰：病名血枯，此得之年少时，有所大脱血。若醉入房，中气竭，肝伤，故月事衰少不来也……岐伯曰：以四乌鲗骨一藘茹，二物并合之，丸以雀卵，大小如豆，以五丸为后饭，饮以鲍鱼汁，利肠中及伤肝也。"黄元御在《素问玄解》对其注解最为贴切，他从原文

"气竭伤肝"入手，直指此气为肾气，大意如下：病得之年少脱血，醉入房中，体虚纵欲，显伤肾气；肾中元气已伤，乙癸同源，故而肝伤血涸，月事不来；元气亡泄，火不暖土，故水寒脾湿，妨于饮食；肝虚脾滞，胆胃必逆，故胸胁支满，目眩，清液出于胃；胆胃气逆，上冲于肺，故唾血。女子以血为主，肝为藏血之脏，肝血不藏，则赤白漏下，其主之者。气温以达之也，肝藏血，血枯则血闭，其主之者，味咸以通之也，肾为藏精之脏，主阴户隐曲之地，肝为厥阴，其经络阴器，其筋结阴器，二经湿浊下注，则阴蚀肿痛，其主之者。气温可以燥湿，味咸可以消肿也。寒热癥者，癥瘕而发寒热也。至此，肾-肝-脾-胆胃-肺定为本方所治血枯经闭之标本。遵循此论治血枯经闭之病，故知以乌鰂骨补肾，雀卵鲍汁血肉有情以养肝柔肝，借饭后水谷之力以助脾生血，诸药食补养之上，再以藘茹通经，治血枯经闭之证，则无往不利。

《傅青主女科》言："夫胎之成，成于肾脏之精；而胎之养，养于五脏六腑之血。故血旺则子易生，血衰则子难产。"这虽然是傅氏应用气血理论对难产的论述，但从前句不难体会在两精相搏、胎元初成之时，胞宫气血充盛，有助于胎元承载、受纳、萌养、生长功能的发挥。月经的主要成分是血，血是产生月经的物质基础，而血的化生、运行、统摄必须依赖于气。血是水谷精微，通过气的作用变化而成。《灵枢·决气》说："中焦受气取汁，变化而赤是谓血。"可见血赖气来生化。血在脉中，又需要气来推动，才能到达血海，注于胞宫，产生月经。同时，赖气的统摄，月经才能按时来潮，不致过多过少。而气又需要血的营养，才能发挥温煦脏腑的正常功能。由此可见，血是物质基础，气是动力，气血相互为用，不可分割。李丽芸教授在临证时，除了用补血之药外，亦常加用补气之品，"宜用补血之药，补血而血不能遽生，必更兼以补气以生之"，常重用黄芪、党参等。其常用补气血药物有当归、黄芪、人参、白术、甘草、黄精、山药、鸡血藤、川芎、白芍、熟地黄、茯苓等，即为八珍汤、当归补血汤加减。李丽芸教授之益气健脾生血方（黄芪、党参、茯苓、白术、炙甘草、山药、黄精、春砂仁、五指毛桃），即是经典的气血双补之剂。

李丽芸教授认为人体是一个有机整体，肾与脑、心、肺、肝、脾等脏腑关系密切，与气血相互关联。气血生成主要与脏腑功能的发挥有关。"经水出诸肾""夫妇人受妊，本于肾气之旺也，肾旺是以摄精，然肾受精而成娠，则肾水生胎""夫胎之成，成于肾脏之精；而胎之养，养于五脏六腑之血"。说明肾为摄精、受孕、养育胎儿提供基本条件。脾为后天之本，为气血生化之源，脾胃调和则谷气充盛，血海清宁而经带胎产不失其常。如"冲脉隶于阳明""谷气盛则血海满"，说明脾胃为人体生命活动的枢纽，气血生化之源。肝为藏血之脏，与冲任血海密切相关，肝气条达，则血脉流畅，冲任得养，经、带、胎、产、乳如常。心主血脉，推动和调控血脉的运行，发挥其营养和滋润作用。在肝脾肾心功能失调时，则气血亏虚而发病，所以调治气血之关键，在于调治肝脾心肾。

三、重视经络的病理生理，尤重奇经八脉之冲任督带

人体有十二经脉、奇经八脉、十五别络等。经脉有运行气血、联络脏腑、沟通上下、调节阴阳、联络机体各部的作用，与妇女生理密切相关。冲任督带是奇经八脉的重要组成部分，与十二经脉密切相关，直接关系到生殖功能。因此，李丽芸教授经常强调：对妇女生理、病理、诊断、治疗的分析探讨，冲任督带是重要的一环。

冲脉，为总顾气血之要冲，通受十二经的气血，故有"十二经脉之海""五脏六腑之海""血海"等名称。冲脉起于胞中，沿会阴上行，与任脉会于咽喉，终于唇口。冲脉与全身之经脉广泛联系，故又称太冲脉。妇女发育成熟之后，脏腑气血充盛，血海满盈，下注胞宫而成为月经。若冲脉有病变，表现为气从少腹上冲、腹中胀急疼痛、女子不孕等。

任脉，有妊养之义，因三阴经均会于任脉的曲骨、中极、关元穴，精血津液都属任脉总司，故称"任脉任一身之阴""任脉为阴脉之海""任为妇人养生之本"。其经脉亦起于胞中，出会阴，循行于胸腹正中线，上至面部，与胃脉交会于承泣穴。因任脉主一身之阴，又与胞宫相联属，故任脉之气通，能促进月经和胎孕。王冰说："冲为血海，妊主胞胎。""二脉相

资，故能有子。"更具体地指出了冲任二脉的生理功能。当任脉有了病变，男子内结七疝，女子带下积聚。

李丽芸教授认为，冲任二脉通盛，固然是产生月经的主要条件，但要保持月经正常，又与督带二脉有关。督脉的含义，手足三阳经皆会于督脉的大椎穴，故有总督诸阳的说法。督脉为阳脉之海，与任脉同出于会阴。督脉行一身之后，主一身之阳，而任脉行一身之前，主一身之阴，两脉至唇口会于龈交穴。任督二脉循环往复，维持阴阳平衡，气血通畅，保持月经的正常来潮。《素问·骨空论》中记有："督脉者……此生病……其女子不孕。"当督脉有了病变，主要表现脊柱强直、角弓反张、不孕等。

带脉围腰一周，起于季肋，止于季肋，约束冲任督三脉，均有经脉与之相通，受它约束。《儒门亲事》言："冲任督三脉，同起而异行，一源而三歧，皆络带脉。"带脉为病，表现为腹部胀满、腰溶溶如坐水中、带下病等。

李丽芸教授将奇经病变分为虚实两端。虚者，脉络失养，治当补养；实者，脉络不通，治当宣通。并将补充冲任和疏通冲任的药物分类组合，分别施于月经周期的各个阶段，特别是对于不孕症患者的治疗，氤氲之时以巴戟天、肉苁蓉、淫羊藿、枸杞子、菟丝子等温养冲任，经前期以柴胡、白芍、香附等调理冲任。李丽芸教授强调：冲任以通盛为贵，任通冲盛，毓麟有望。

从上述可以看出，脏腑、气血、经络的生理功能与妇女经带胎产乳有着密切关系。气血是经孕产乳的物质基础，脏腑是气血生化之源，经络是气血通行的道路。脏腑安和，气血旺盛，经脉畅通，则经孕产乳自然正常；反之，如果因某种原因导致脏腑功能失常，气血不调，冲任督带损伤，则势必会影响妇女正常生理而产生妇科疾病。李丽芸教授指出，研究妇科疾病，特别是不孕症，必须了解脏腑、气血、经络在妇女月经胎产方面的重要作用，才能在错综复杂的病变中审证求因，辨证论治。

四、重视情志因素及调治在辨治不孕症中的作用

人有七情——喜、怒、忧、思、悲、恐、惊，《素问·上古天真论》

云："恬惔虚无，真气从之，精神内守，病安从来。"《素问·举痛论》云："怒则气上，喜则气缓，悲则气消，恐则气下，惊则气乱，思则气结。"《灵枢·百病始生》又云："喜怒不节则伤脏。"上述引文说明精神情志因素可以影响人体脏腑功能活动，情志不调，脏腑气血受损，人即生病。

然脏腑之中，肝主疏泄，喜条达而恶抑郁，情志不节，气机郁滞，最易伤肝；《素问·举痛论》云："百病生于气。"李丽芸教授认为，女子七情致病有"易郁性"，情志致病首先是扰乱气机，导致气机不畅，所以肝气郁结是情志致病中较多见的类型。肝实致病，如精神刺激、情志抑郁，或久病不愈、他脏及肝，肝之疏泄失职，气滞肝经或肝脏，谓肝气郁结；恚怒愤懑等情志刺激，肝气上逆，疏泄太过，致气机逆乱，诸证丛生，谓肝气横逆；暴怒伤肝，气火上逆，或五志过极，引动肝火，或肝郁化火；所愿不遂致肝郁，气病及血，肝络瘀阻，或久病迁延，肝气疏泄不及致瘀阻脉络，全身气滞血瘀，谓肝血郁滞。

此外，因脏腑之间关系密切，情志不调不仅使肝脏受到影响，脾肾等脏腑亦容易受到牵连。肾为先天之本，主生殖，肝肾同源，《傅青主女科·调经》云："夫经水出诸肾，而肝为肾之子，肝郁则肾亦郁矣……殊不知子母关切，子病而母必有顾复之情，肝郁而肾不无缱绻之谊，肝气之或开或闭，即肾气之或去或留，相因而致。"肾为肝之母，子病及母，故有肝郁肾亦郁。脾为后天之本，肝脾相克，气血生化不足或运转不利，冲任失养则胎孕难成，如《辨证录·受妊门》云："妇人有怀抱素恶，不能生子，乃肝气之郁结也……肝气不舒，必下克脾土，脾土之气塞，而腰脐之气不利，何能通任脉而达带脉乎？带脉之气闭，而胞胎之口不开，精到门亦不受。"

女子贵乎平心定气，《万氏妇人科》云："盖女子以身事人，而性多躁，以色悦人，而情多忌，稍不如意，即忧思怨怒矣。忧则气结，思则气郁，怨则气阻，怒则气上。血随气行，气逆血亦逆。此平心定气，为女子第一紧要也。"因此，前人在指导女性受孕时讲究精神放松，调畅情志以种子。譬如《妇人规·子嗣类·时气》云："然唯天日晴明，光风霁月，时和气爽，及情思安宁，精神闲裕之况，则随行随止，不待择而人人可辨。于斯得子，非唯少疾，而必且聪慧贤明。胎元禀赋，实基于此。"相反地，情志不畅，气血失和，脏腑失调，冲任失司，可影响妇女经、带、孕、产、乳等诸多方面，表现为不孕不育甚或屡孕屡堕，《妇人规·子嗣类·蓄外家》云："产育由于血气，血气由于情怀，情怀不畅则冲任不充，冲任不充则胎孕不受。"《古今医鉴·求嗣》云："凡妇人无子，多因七情所伤，致使血衰气盛，经水不调，或前或后，或多或少，或色淡如水，或紫如血块，或崩漏带下，或肚腹疼痛，或子宫虚冷，不能受孕。"《女科折衷纂要》曰："盖一月属肝，怒则堕……故凡初交之后，最宜将息，勿复交接，以扰其子宫，勿令怒……而又多服养肝平气之药，其胎自固。"

五、重视血瘀、湿浊、痰浊在不孕症发病中的作用

(一) 血瘀与不孕症

《说文》指出："瘀，积血也。"《急就章注》云："瘀，积血之病也。"有关瘀血的名称，《黄帝内经》称恶血，《伤寒论》和《金匮要略》称瘀血、蓄血、干血等，《血证论》称离经之血，《证治准绳》称为蓄血。此外，还有积血、死血、老血等，均属于瘀血的范畴。可见，凡是没有生机之血，凝聚、离经之血均称为瘀血。

1. 血瘀证与活血化瘀法

李丽芸教授经常说，活血化瘀法是血瘀证的一种独特疗法，其源远流长。早在《黄帝内经》就有关于血瘀证及治法的论述。此后，历代医家各有发挥，逐步丰富了血瘀学说的内容，特别到了清代，王清任、唐容川对血瘀的辨证论治有了重要发展。在妇科领域，血瘀导致的妇科疾患并不少见，如痛经、月经过多、月经过少、崩漏、闭经、经行发热、经行头痛、经行身痛、滑胎、堕胎小产、异位妊娠、胎死不下、产后血晕、产后血崩、产后发热、恶露不绝、癥瘕、不孕症等，无不与血瘀有关。因而，活血化瘀法在妇科临床上应用非常广泛。

血能在脉道中通常运行，是由于"气"的推动和温煦。《血证论·阴阳

水火气血》指出："运血者，即是气。守气者，即是血。"中医学所说的气，是指人体的功能活动，属阳；血是维持人体生命活动的主要物质，属阴。他们的关系是："气为血帅，血为气母。"如《仁斋直指方论》指出："气为血帅，气行则血行，气止则血止，气温则血滑，气寒则血凝，气有一息之不运，则血有一息之不行。"在正常生理情况下，脏腑功能正常，气血充沛，经脉通畅，才不致发生疾病。《素问·调经论》指出："气血不和乃百病变化而生。"其中不和就包括了血瘀的内容。

李丽芸教授经常强调：血瘀既是病理产物，又是致病原因，导致冲任、胞脉、胞络的瘀阻、瘀结。常见有气虚致瘀、气滞致瘀、寒凝致瘀、热灼致瘀、出血成瘀、跌仆金刃手术不当劳累成瘀、生理缺陷致瘀、久病怪病致瘀。治疗之法宜遵循《素问·至真要大论》所言："谨守病机，各司其属……令其条达，而至平和。"常用的治法有益气祛瘀、和血祛瘀、行气祛瘀、温通化瘀、清热化瘀、止血化瘀、软坚消癥、化痰逐瘀、通络活血、补肾化瘀、祛风化瘀等。除内服药外，大部分血瘀证患者，均配合应用多途径用药，如灌肠、敷药、离子导入等。

2. 论治血瘀不孕-子宫内膜异位症相关不孕之思路

李丽芸教授常认为西医学之子宫内膜异位症性不孕（EM不孕）应属于血瘀不孕范畴，子宫内膜异位症导致不孕的根本原因在于瘀血阻塞胞脉及脉络，两精不能结合，以致不孕。而类似子宫内膜异位症有关不孕的记载，可见于历代古籍中，《女科证治准绳》中记载："为血瘕之聚，令人腰痛不可俯仰，横骨下有积气，牢如石，小腹里急苦痛，背膂疼，深达腰腹……月水不时，乍来乍不来，此病令人无子。"此论与子宫内膜异位症的症状一致，是一种反复性、周期性出现的离经之蓄血、恶血因不能及时被吸收消散，异位在不同位置而出现不同的症状，并明确阐明此病易致不孕。李丽芸教授又说妇人之所以无子，除了血瘀之外，尚有冲任不足，以及肾气之虚寒。"胞脉系于肾"，肾在主宰人体生殖方面起着决定作用。因此，肾虚血瘀是导致子宫内膜异位症性不孕的主要病机。

李丽芸教授认为子宫内膜异位症患者胞脉、胞宫、胞络蓄瘀，在经前期气血雍盛期瘀阻气滞更为突出，如何顺应月经周期变化，对子宫内膜异位症性不孕患者进行调治，显得尤其重要。

（1）经期化瘀，理气止痛　子宫内膜异位症性不孕的治疗当以活血化瘀治其标，温肾益气治其本，根据不同的证型灵活用药。经期采用因势利导的方法，重活血化瘀，兼以理气止痛。常用方药为李丽芸教授活血化瘀理气止痛方，随症加减。

（2）经后期补肾活血散结　子宫内膜异位症性不孕患者经后期基础体温（BBT）往往低温相偏高，李丽芸教授认为因经期血瘀病理产物致气血转化不利，经血内结而不行，影响经后期阴长阳消的生理运动。治疗采用滋阴兼顾活血法，用滋补肾阴方加活血软坚散结之品。

（3）排卵期补肾助阳调气血，推动卵子排出　关于促发排卵，李丽芸教授认为，必须通过气血活动，即温阳活血化瘀的方法，以推动卵巢活动，提高肾阳的功能和水平，从而溶解瘀浊，推动血行，鼓动卵子排出。当患者出现蛋清样白带时，李丽芸教授常用温补肾阳方加当归、五指毛桃、丹参、红花等破血理气通络之品。

（4）经前期疏肝健脾，平补肾之阴阳　经前期以阳长为主，阳长则基础体温（BBT）呈高相，子宫内膜异位症性不孕患者经前期基础体温往往高温相偏低，常伴有腰酸、小腹有坠痛感，大便易溏，或伴有胸闷烦躁、乳房胀痛等气机不畅证候。尽管如此，李丽芸教授认为，子宫内膜异位症性不孕患者仍可按黄体期疏肝健脾、平补肾之阴阳以健黄体。

（二）湿浊与不孕

1. 湿浊与不孕

湿邪为六淫邪气之一，包括外湿和内湿。内湿是指脏腑功能失常，尤其是脾、肝、肾，外湿是指湿邪由外而入，经各种途径侵入机体，妇女湿邪致病的途径主要是从泌尿生殖道侵入，直犯胞宫、胞络。无论外湿或内湿，均可导致不孕症。

《素问·至真要大论》指出："诸湿肿满，皆属于脾。"脾为后天之本，主统摄、升清、运化。脾虚失运，水湿停聚或湿困脾阳，湿邪下注，浸淫冲任，带脉失约，可致不孕症。或者脾虚传输失司而致痰湿内蕴，阻碍冲任，导致不孕。《素问·逆调论》曰："肾者主水，主津液。"若肾阳虚则命门火衰，气化失常，寒湿凝滞督带，胞脉受阻则影响孕育；或肥胖之躯，多湿多痰；或素体肝气郁结，气机不舒或肝郁化火，肝经湿热，伤及任带，湿浊蕴郁，可导致不孕症。

岭南之地，海岸线长，气压偏低，空气流通性差，各种微生物、病原体容易滋生、繁殖、传播。同时，由于妇女有月经、泌带、妊娠、产褥、哺乳等生理特点，从而会产生产伤、崩中、漏下、带浊等病理损害，尤其房事不洁、不洁交合，或洗浴用具不干净，或堕胎小产，或多次宫腔手术，或手术不当等，均会破坏生殖道的正常防御功能，引起异常的带下增多，以及色、质的改变，湿浊浸淫胞宫胞络而影响孕育，正所谓："邪之所凑，其气必虚。"

李丽芸教授常说，湿邪致病，缠绵难愈。湿为阴邪，其性重浊黏滞，阻遏气机，易伤阳气，病程缠绵。湿邪可单独致病，亦可与其他病邪合并致病。辨证可分为湿浊、湿热、湿毒、寒湿、痰湿、湿瘀等不同证型，其中湿毒、痰湿、湿瘀致不孕最为常见。

在多年的临床实践中，李丽芸教授认为，西医妇科学的许多疾病，如女性生殖器官炎症，尤其以输卵管炎症引起输卵管闭塞或通而不畅、输卵管粘连积水、多囊卵巢综合征、黄素化不破裂卵泡综合征、内分泌异常肥胖不孕等，都可按湿浊不孕进行辨病结合辨证论治。常用的内治法包括：①化湿除浊法。用于湿浊蕴结下焦，浸渍胞宫胞络之不孕症。药用：粉草薢、车前草、薏苡仁、猪苓、鸡蛋花、泽泻、通草、茵陈、佩兰、土茯苓、布渣叶、豆蔻、厚朴等。方用草薢渗湿汤加减或茵陈四苓汤等。②清热利湿法。用于湿蕴化热，湿热下注之不孕症。可选清热与化湿药同用：金银花、鱼腥草、薏苡仁、通草、车前草、茵陈、黄芩、黄柏等。方用止带汤加减。若以肝经湿热为主者，则应清泻肝火，方选龙胆泻肝汤加减。③化湿解毒法。用于湿邪与热邪合并，或湿郁化热，湿毒壅盛，带下如脓或伴赤带气臭，或伴发热等引起的不孕症。药用：蒲公英、牡丹皮、白花蛇舌草、败酱草、板蓝根、黄芩、黄连、大黄、金银花、连翘、鱼腥草、龙胆草、栀子等。方用黄连解毒汤或五味消毒饮加减。④化湿祛寒法。用于寒湿凝滞，气机不畅，胞脉受阻之不孕症。药用：桂枝、茯苓、乌药、白术、泽泻、路路通、威灵仙等。方用健固汤或苓桂术甘汤加减。⑤升阳除湿法。用于脾气虚弱，脾阳不振，湿浊内生，带脉失约之带下病所致不孕症。药用：茯苓、白术、山药、芡实、莲子、黄芪、薏苡仁等。方用完带汤或参苓白术散加减。⑥温阳化湿法。用于肾阳虚，气化失常，水湿停聚之宫寒不孕症。药用：熟附子、巴戟天、补骨脂、鹿角霜、白术、黄芪、茯苓、肉苁蓉、当归等。方用右归丸或内补丸或真武汤加减。⑦化湿豁痰法。用于痰湿壅盛、膏脂阻塞之不孕症。药用：陈皮、法半夏、胆南星、茯苓、白术、浙贝母、夏枯草、厚朴、昆布、砂仁、苍术、香附等。方用苍附导痰丸、二陈汤、香砂六君子汤等。⑧化湿逐瘀法。用于湿邪与血瘀同时存在之湿瘀互结，阻滞胞宫胞络之不孕症。可选化湿与祛瘀药同用：丹参、牡丹皮、赤芍、桃仁、红花、毛冬青、鸡血藤、大黄、金银花、白花蛇舌草、茯苓、路路通。湿瘀包块形成者，用三棱、莪术、三七、血竭、夏枯草、龟甲、枳实等。方用少腹逐瘀汤、血府逐瘀汤、解毒活血汤、大黄牡丹汤、桂枝茯苓丸等。

由于湿浊不孕的病位主要在少腹部、小腹部和下阴（包括宫颈、阴道）。除内治法外，李丽芸教授认为，外治法是治疗湿浊不孕一项不可或缺的治法。其中包括外阴熏洗、阴道灌药、纳药、宫颈涂药，可直接起到化湿排浊祛秽的作用；小腹部、少腹部外敷中药包或中药散水蜜调敷，小腹部、少腹部是胞宫、胞络的解剖位置，是冲、任、督三脉的起点及走向，稍上为带脉所环绕的部位。该部外敷，使药物直达病所，可行滞化湿，消痰通络，温通散寒，活血祛瘀，起到直接调理冲任、健固督带的作用。药物保留灌肠：能增加局部的血药浓度，加速局部炎症分泌物的吸收，使粘连松解，增厚组织发生变动，硬结节软化，以致功能恢复。输卵管入药：使药物直接接触病灶，并在可注药时使用适当的压力，以分离宫腔的粘连，或矫正输卵管的扭曲。

2. 论治湿浊不孕-输卵管炎性不孕之思路

李丽芸教授常认为西医学之输卵管炎性不孕应属于湿浊不孕范畴。多因经行产后胞门未闭，房事不洁，湿热之邪或虫毒乘虚内侵，与冲任气血相搏结，以致气血不畅，瘀血内停，脉络不通，不能摄精成孕。故"湿热"是此病的主要特点之一，而"瘀"是导致此病的病理产物，也是发病原因。"湿、热、瘀"阻滞胞络，两精不能相搏，而致不孕，为输卵管炎性不孕症的基本病机。李丽芸教授针对此病的病因病机，结合输卵管炎性粘连的特点，确定治疗原则为清热利湿，活血化瘀，散结通络助孕。她总结多年的临床经验，同时采用中药内服、中药外敷、运动疗法三种方法进行治疗。

（1）辨证论治，中药内服　根据其病因病机之"湿""热""瘀"，李丽芸教授自拟基本方：路路通 15g，当归 10g，牛膝 15g，威灵仙 10g，忍冬藤 20g，络石藤 15g，丹参 15g，茯苓 15g，泽泻 15g，郁金 15g，毛冬青 15g。随症加减。

（2）中药外敷　中药包基本组成：桂枝 20g，栀子 30g，当归 30g，吴茱萸 30g，丹参 30g。操作方法：先将纱布或棉布裁剪成约 12cm×15cm 大小的方形小布包，把上述中药放入小布包内，用冷水泡湿后，然后放入锅内蒸透（约 30 分钟），以皮肤能耐受的温度敷于下腹两侧，每天 1 次，每次敷 20 分钟。敷药时间：月经干净至排卵前，7 天为 1 个疗程。瘀证明显者，加强活血化瘀之力，方药加红花、赤芍、川芎等。

（3）踢毽子运动　李丽芸教授重视运用"踢毽子"的运动疗法治疗输卵管炎性不孕症。踢毽子是一项简便易行的健身运动。踢毽子以髋部肌肉和髋关节的协调运动为主，以纵轴为中心摆动，带动盆腔各肌肉、组织的运动，可松解盆腔粘连。踢毽子时，盆腔动静脉各分支大量开放，使盆腔血流量增加，有利于炎症的吸收，以及输卵管炎症及粘连的松解。

（三）痰浊与不孕

1. 痰浊与不孕

痰浊是导致女性不孕症的原因之一。历代医家多有论述，指出其病理是痰湿壅阻胞宫，胞脉闭塞而致不孕。元代朱丹溪首次将痰浊作为女子不孕症的病因病机进行阐明，提出"肥人多痰湿"的观点，如在《丹溪心法·子嗣》中指出："若是肥盛妇人，禀受甚厚，恣于酒食之人，经水不调，不能成胎，谓之躯脂满溢，闭塞子宫。"明代王肯堂《证治准绳·女科》云："肥人脉细，胞有寒，故令少子。""妇人肥盛者多不能孕育，以身中有脂膜闭塞子宫，以致经事不行。瘦弱妇人不能孕育，以子宫无血，精气不聚故也。肥人无子，宜先用调理药。"《济阴纲目》亦曰："身体肥胖，子宫膜脂长满，经水虽调亦令无子。"明代万全《万氏妇人科》有云："盖妇人之身，内而肠胃开通，无所阻塞，外而经隧流利，无所碍滞，则血气和畅，经水应期。唯彼硕者，膏脂充满，脂痰凝涩，元室之户不开；夹痰者，痰涎壅滞，血海之波不流，故有过期而经始行，或数月经一行，乃为浊、为带、为经闭、为无子之病。"明代傅山所著《傅青主女科》中所述："妇人有身体肥胖，痰涎甚多，不能受孕者……谁知是湿盛之故乎……湿盛者多肥胖，肥胖者多气虚，气虚者多痰涎。且肥胖之妇，内肉必满，遮隔子宫，不能受精此必然之势也。况又加以水湿之盛……亦遂化精成水矣，又何能成妊哉。"清代吴谦《医宗金鉴·妇科心法要诀》云："痰饮脂膜病子宫。""因体盛痰多，脂膜壅塞胞中而不孕。"清代吴道源《女科切要》也指出："肥白妇人，经闭而不通者，必是湿痰与脂膜壅塞之故也。"清代陈士铎《石室秘录》在总结长期实践经验的基础上指出："女子不能生子，有十病。""痰多也"为其一。

2. 论治痰浊不孕-多囊卵巢综合征不孕之思路

多囊卵巢综合征常表现为闭经、无排卵、多毛、肥胖、不孕合并双侧卵巢增大，呈多囊性改变等。迄今，多囊卵巢综合征的病理生理学机制尚不明确，多数与患者体内高雄激素、高胰岛素或胰岛素抵抗有关。李丽芸教授常认为西医学之多囊卵巢综合征不孕应属于痰浊不孕的范畴。

李丽芸教授认为多囊卵巢综合征的病机特点是脾肾亏虚为本，痰湿内蕴、气滞血瘀为标。病位主要为肾、脾、肝三脏，痰湿内蕴型肥胖为多囊卵巢综合征主症之一。

肾主生殖，为天癸之源，冲任之本，肾阳不足，不能温煦脾阳，脾阳不振则运化失调，聚而成痰。脾肾阳虚，不能生化精血为天癸，则冲不盛，任不通，诸经之血不能汇集冲任而下，乃成闭经而不孕。素体肥胖或恣食膏粱厚味，或饮食不节，损伤脾胃，脾虚痰湿内生，或肾阳虚，气化失司，水液代谢失常，湿聚成痰，痰湿脂膜下注，壅塞冲任，气血运行受阻，血海不能按满溢，遂致月经后期，甚至闭经；或冲任失司，躯脂满溢，膏脂闭塞胞宫，而致不孕；或痰湿脂膜积聚体内蕴结，而致体胖多毛。

（1）痰湿内蕴型　痰湿内蕴型多囊卵巢综合征患者形体肥胖，面部痤疮，月经延后量少，甚或闭经，舌质淡胖，或有齿印，舌苔厚腻，脉沉滑等。治疗此痰湿者应健脾以化痰祛湿，配合理气通络。对于患者的卵巢增大、包膜增厚，中晚期则卵巢变硬，间质纤维化，这种局部病理改变类似于中医学中的痰湿，故用燥湿化痰中药，促进卵巢包膜变软和变薄，以利于卵泡的排出。治以李丽芸教授自拟健脾化痰、理气通络方，基础方：茯苓 15g，白术 10g，厚朴 10g，苍术 10g，郁金 15g，青皮 5g，丹参 15g，布渣叶 15g，制胆南星 10g，薏苡仁 15g，随症加减。若偏阳虚者，加淫羊藿、巴戟天、杜仲、续断等；若舌质暗，有瘀点者，加当归、鸡血藤等；若便溏、苔厚腻者，加佩兰、泽兰、泽泻、车前子等。

（2）痰瘀互结型　肥胖型多囊卵巢综合征患者嗜食辛辣，运动较少，体内水液代谢失常，湿聚成痰，痰湿脂膜下注，壅塞冲任，气血运行受阻，久病必瘀，遂致痰瘀互结证。同时痰为津液之变，瘀乃血液之余，痰瘀相互渗透，又相互转化，常常虚实夹杂，或虚中夹实，或实中夹虚，而使病机复杂。症见形体肥胖，面色晦暗、痤疮，经血色暗，夹血块，舌质暗，边有瘀点或瘀斑，苔腻，脉弦细等。李丽芸教授认为，此型患者的治法应在健脾祛湿化痰基础上，加入活血祛瘀之品，共奏祛湿化痰、祛瘀通经之效。基础方：布渣叶 15g，决明子 20g，泽泻 15g，当归 15g，炒薏苡仁 20g，丹参 20g，茯苓 15g，青皮 10g，枳实 15g，山楂 15g，随症加减。若偏于脾虚湿盛者，加白术、苍术、川厚朴等；若偏于阳虚者，加淫羊藿、巴戟天、杜仲、续断等；若偏于气滞瘀重者，加郁金、赤芍、三棱、莪术等。

3. 中西医结合，调周助孕

针对多囊卵巢综合征患者急于求孕的需求，李丽芸教授采用中药补肾调周之法与小剂量克罗米芬（CC）联合应用的方法。以克罗米芬为例，因其高排卵率与低妊娠率的矛盾不易克服，此外，其抗雌激素作用所带来的一系列影响受孕的因素，以及部分患者服用后对其治疗无反应，均限制了它的应用。中药的优势在于整体调控，提高克罗米芬促排率、着床率及妊娠率。

第二节　不孕症辨治临床经验

一、从心肝论治不孕症

《黄帝内经》曰："心为君主之官，内藏神；肝为将军之官，内藏魂。""任物者谓之心。""心主血，中焦受气取汁，化赤而为血，以奉生身。"叶天士在《临证指南医案》中说："女子以肝为先天。"周学海《读医随笔》亦云："肝者，贯阴阳，统血气……握升降之枢也。"肝为藏血之脏、心之母，调节周身之气，肝气条达，则心血流畅，诸脏协调，胞宫、胞脉相感应，阴精施泻，而摄精成孕。

《素问·评热病论》云："心气不得下降，胞脉闭也。"《景岳全书·妇人规》指出："产育由于血气，血气由于情怀，情怀不畅，则冲任不充，冲任不充则胎孕不受。"七情内伤多源于人们的精神情志，而女子七情致病有"易郁性"，当肝疏泄失常，则气机郁结，血为气滞，冲任不畅，进而破坏肾气-天癸-冲任-胞宫生殖轴的协调和平衡，不能摄精成孕，由此形成"因郁致病，因病致郁"的恶性循环。正如《傅青主女科》"嫉妒不孕"中云："肝气郁则心肾之脉必郁之极莫解。"可见，肝疏泄有常，心血流畅，冲任通调，故易有子。李丽芸教授认为在不孕症的辨证施治过程中，需重视"心""肝"的作用。她常说："其实我没有什么过人之处，主要来源于女性不孕症患者对我的信任，患者心情安定下来，由情志因素所致的不孕症就已经在一定程度上得到了调节。"由此体现了从心肝论治在不孕症治疗中的重要作用。

李丽芸教授在不孕症的诊治过程中，发现不孕症发病原因是复杂的、多方面的，有环境因素、结婚年龄、月经初潮年龄、自身疾病原因等。但有一点是不可忽视的，即心理情绪因素，不难发现，不孕会导致很多患者承受着各种心理压力，包括给患者带来困惑的情感经历，抑或诱发不同程度的失落感、负罪感、愤怒感和孤立感等负面情绪，焦虑及抑郁症的发病率也呈上升趋势。

不良或负面情绪的形成原因是多方面的：首先来自中国传统观念和家庭的压力，中国是一个历史悠久并以家庭组合式为一体的国家，孩子在一个家庭中占有相对重要的角色，传统观念认为，缺少孩子的家庭是不完整和不幸福的。中国妇女，尤其是农村妇女，把生育子女看成是结婚的重要任务，婚后一旦不能及时怀孕，便会产生不安。在家庭关系方面，患者因为不孕，可能会受到丈夫及公婆的歧视、辱骂，甚至导致家庭关系破裂和离婚；在社会关系方面，容易受到来自周围人群的羞辱和歧视。

其次是来自不孕症本身的治疗特点、治疗费用、治疗时间等方面的压力，由于不孕症的治疗存在治疗周期冗长，费用高，患者需经常请假等特点，患者在治疗过程中会因为经济、病因未明、反复失败、反复请假等原因，出现烦躁、抑郁、焦虑等情绪，长期的抑郁，易造成患者肝气不舒，肝郁气结。

此外，还有来自人类辅助生殖技术方面的压力。人类辅助生殖技术在为不孕症夫妇带来福音的同时，也可能带来生育与婚姻的分离，对传统家庭模式带来冲击，产生一系列法律、道德、伦理、健康等问题。多方面的心理压力易使患者长期处于抑郁、焦虑等负性情绪之中，过度的负性情绪可造成下丘脑-垂体-性腺轴等神经内分泌系统功能紊乱，从而影响生育功能，降低怀孕的概率，从而形成恶性循环。

由此可见，多方面不良和负面的情绪，是导致不孕症发生的重要原因之一，明代薛己《薛氏医案》曰："妇人性情执着，不能宽解。"因此，在不孕症的临床治疗中，从"心肝"论治，重视情志、精神因素，通过疏肝、养心，使气机条达，女子则冲任通畅，同时遵循《黄帝内经》提出的以情胜情、易情易性、释疑开导、顺情从欲等心理治疗方法。李丽芸教授总是不厌其烦地跟医护人员讲：作为生殖医学工作者，应该不断加强人文素养，将"真、善、美"的人文关怀贯穿于整个医疗护理过程中，人文关怀即"以人为本"，医护人员以人道主义精神对患者的生命与健康、人格与尊严给予真诚关心和关注；其次，对不孕症患者进行心理疏导，寻找合适的个性化调整模式，使她们积极应对，尽快摆脱焦虑、抑郁情绪所造成的无助感和不安全感，早日重建健康的心理。第三，医护工作者要热情、诚恳、耐心，倾听患者的诉说，诉说是一种最好的发泄方式，倾听就是鼓励对方诉说，可以起到很好的沟通及治疗作用；准确回应，积极关注。第四，耐心向妇女解释诊断性检查可能引起的不适，悉心指导妇女用药，教会妇女提高妊娠的技巧，帮助夫妇面对治疗过程可能遇到的各种问题，不论不孕症夫妇做出何种选择，护理人员都应给予尊重。

随着医学的不断发展和进步，人类对疾病的认知和治疗不仅限于生物因素，而开始重视心理社会因素，心理社会因素对疾病产生的促进作用受到医学界的不断重视，心理因素的影响成为不孕症的公认因素之一，心理治疗与不孕症间关系的重要意义将越来越受到人们的关注。

二、重视基础体温测定和宫颈黏液评分在治疗不孕症中的应用

实时超声显像技术监测卵泡发育，在不孕症的临床治疗中得到了广泛应用。这对于监测卵泡的生长速度、形态的变化、是否破裂、卵泡与子宫内膜是否同步发育等，可提供客观实时的声像报告，对于观察卵泡发育、预测排卵期、指导同房、提高妊娠率起到了非常重要的作用。尽管如此，李丽芸教授在不孕症的临床治疗中仍然坚持应用基础体温监测，以及宫颈黏液评分的应用，并巧妙地将基础体温测定及宫颈黏液评分与 B 超对于卵泡及内膜的监测结合起来，指导预测排卵、促排及受孕。

1904 年，Vande Velde 发现基础体温测定与卵巢周期的关系，1944 年

Tonyslsisn 制订了记录表格后，开始在临床上广泛应用。基础体温能概括反映卵巢功能、雌孕激素的水平，粗略估计排卵日期，反映黄体产生与衰退的全部过程，对临床诊治不孕症提供了一定的科学依据。

基础体温表（BBT）上的"低温相"与"高温相"反映了一个卵巢周期的不同阶段。低温相阶段为卵泡生长发育期，高温相为黄体期。低温期过长（大于 16 天），表明卵泡生长速度过慢，低温期过短（小于 12 天），说明卵泡生长速度过快，发育过早。无论卵泡生长过快或过慢，都提示黄体功能不良。高温期过短，提示黄体功能不足。高温期上升缓慢，或体温上升后不稳定，忽高忽低，都说明黄体功能不良。

其中，基础体温整体体温偏高多为阴虚内热，李丽芸教授用滋肾阴、降相火方（黄柏 12g，知母 15g，沙参 15g，玉竹 15g，山茱萸 15g，白芍 15g，墨旱莲 15g，女贞子 15g，牡丹皮 10g）。基础体温整体体温偏低，多为脾肾阳虚，气血不足，李丽芸教授选用温阳益肾、健脾益气生血方，药物组成：熟附子 15g（先煎），淫羊藿 15g，当归 15g，川芎 5g，巴戟天 15g，肉苁蓉 15g，党参 15g，黄芪 15g，白芍 15g。宫颈黏液是子宫颈腺体所分泌的液体。在月经周期中，宫颈黏液受卵巢激素的影响，其量、色泽、性状、黏度、拉力、延展性等方面会发生周期性变化。在 1 个月经周期中，先后出现不易受孕型、易受孕型和极易受孕型三种宫颈黏液。不易受孕型宫颈黏液：为月经周期中的早期黏液，在月经干净后出现，持续 3 天左右。这时的宫颈黏液少而黏稠，外阴部呈干燥状而无湿润感，内裤上不会出现黏液。极易受孕型宫颈黏液：排卵前几天，雌激素进一步增加，宫颈黏液含水量更多，黏稠度最小，清澈透明，稀薄呈蛋清状，延展性高，滑润而富有弹性，用拇指和示指可把黏液拉成很长的丝状（可达 10cm 以上），这时外阴部感觉有明显的湿润感。一般认为分泌物清澈透明，呈蛋清状，拉丝度最长的一天很可能是排卵日，且此时宫颈口呈瞳孔状，在这一天及其前后各 3 天为排卵期。卵巢排卵后，黄体形成并产生孕激素，从而抑制子宫颈细胞分泌黏液，所以宫颈黏液逐渐变得黏稠、浑厚，量逐渐减少，延展性降低，拉丝长可达 1~2cm，成为不易受孕型宫颈黏液，直到下次月经来潮。下个月经周期宫颈黏液又会出现上述变化。如果整个周期均见拉丝长、透明蛋清样带下，而没有出现黏液变稠的变化，提示观察期间持续无排卵。

临床上，李丽芸教授结合基础体温的高低变化和宫颈黏液的周期性变化，可以比较准确地判断排卵之有无，预测排卵期，指导促排治疗，合理指导同房。

同时，基础体温和宫颈黏液的变化，对处方用药有直接的借鉴作用。李丽芸教授认为低温期卵泡的生长发育依赖于先天肾之精津禀赋与供养，也需要后天水谷精微液汁的填充和滋养。因此认为卵泡生长过慢的患者肾阴不足，肾精匮乏，脾肾精津失养。调治当以滋阴为主，在临床常选用滋补肾阴方加减，但因阴阳互根，故不能忘记补阳，则"阴得阳升而泉源不竭"。在补阴5～7天后，则选用温补肾阳方加减，通过应用温阳活血，促进阴阳消长，加快卵泡进一步发育并排出，促进宫颈黏液由黏稠逐渐稀薄透明、拉丝增长。排卵后，黄体期亦阴阳平补，健黄体，此时则选用平补阴阳、健黄体方药。

此外，内膜的厚度亦为胚胎能否着床的重要因素之一，子宫内膜薄者，多由于体内雌激素水平过低，或者人工流产手术刮宫过度所致。李丽芸教授认为，子宫内膜的发育也需要脾肾精津的充养，对于B超监测子宫内膜薄者，选用益肾填精、健脾益气养血方（当归12g，女贞子20g，鸡血藤30g，丹参20g，郁金15g，熟地黄20g，白芍15g，菟丝子20g，黄芪15g，党参15g，淫羊藿15g，黄精20g，巴戟天15g）。

三、李丽芸教授辨治不孕症之诊疗模式

在诊治不孕症的过程中，李丽芸教授充分发挥中西医各自优势，借助体格检查、妇科检查、借助基础体温、阴道B超、生殖内分泌、甲状腺功能、免疫等现代检测技术审病求因，运用中医学"望、闻、问、切"四诊资料进行辨证分析，结合病证、卵泡发育的时序特征及子宫内膜的消长规律，抓住肾藏精、主生殖这个根本，分期论治，择时用药，经多年临证体验，反复验证，逐渐形成了以"病证结合、分期、分时治疗"辨治不孕症

的主体诊疗模式。

(一) 病、证结合模式

1. 病、证结合诊断模式

病和证是西医和中医运用不同的理论体系，从不同角度对于人体疾病过程的认识和概括，其研究对象都是人体的疾病过程，因此，二者必然存在着内在本质的联系。病有种别，证在不同病种中表现出差异性，使证的临床表现、病理变化、动态演变规律及诊断与治疗因病种而异；证有型别，病在不同个体或不同时间和地点或不同发展阶段而表现出不同证型。病、证的这种互因互变，对疾病的把握也随之而变。

2. 以病为纲，审病求因

李丽芸教授常说，中医学认为，"肾-天癸-冲任-胞宫"轴控制和调节女子的月经和孕育，与西医学下丘脑-垂体-卵巢-子宫生殖轴的调节功能非常相似，任何环节出现病变即可导致不孕。不孕症的病因复杂多样，正如《女科经纶·卷二·嗣育门》提到妇人不孕病情不一论。薛立斋曰："亦有六淫七情之邪伤冲任，或宿疾淹留，传遗脏腑，或子宫虚冷，或气旺血衰，或血中伏热，又有脾胃虚损，不能荣养冲任……各当求原而至，至大要则当审男女迟脉。"因此，李丽芸教授认为，对于不孕症的患者首先要查找不孕的病因，弄清导致不孕的疾病和相关因素尤为重要。通过详细地询问病史、详查体征，结合西医学检查结果，如基础体温、女性内分泌六项及甲状腺功能、阴道 B 超、子宫输卵管造影、免疫检查、配偶精液检查等；围绕涉及下丘脑-垂体-卵巢-子宫生殖轴影响妊娠的每一个环节，对垂体、卵巢功能、输卵管、子宫及盆腔内环境、甲状腺、免疫性因素、配偶存在的疾病，以及影响孕育的因素进行排查，如输卵管是否存在阻塞、僵硬、不畅、粘连、积水、结扎、切除、整形等因素；是否有卵巢早衰、多囊卵巢综合征、巧克力囊肿、囊肿、手术史、卵巢打孔、穿刺、卵泡生长速度和形态、子宫内膜厚薄、卵泡数量多少、卵子质量差、胚胎质量差等卵巢功能不良的表现及影响因素存在；是否有引起卵巢低反应的因素，如高龄、早衰、手术史、内异症的存在；是否子宫发育不良、肌瘤、畸形、子宫内膜薄、子宫内膜厚、子宫内膜炎、内膜息肉等。对以上各种存在的因素及问题进行排序，综合分析做出疾病诊断，分清主要矛盾和次要矛盾，明确每个患者的不孕原因，即其不孕之西医病因。

3. 四诊合参，整体辨证

望、闻、问、切四诊是中医学独特的诊断方法和手段。《黄帝内经》曰："善诊者，察色按脉，先别阴阳；审清浊，而知部分；视喘息，听音声，而知所苦。"李丽芸教授经常强调望、闻、问、切四诊是调查了解疾病过程的诊断方法。

《难经》有"望而知之谓之神，闻而知之谓之圣，问而知之谓之工，切而知之谓之巧"之说。李丽芸教授认为望诊在妇科至为重要，包括对神、色（面色、目色）、形态、形体（高矮、肥胖、羸瘦）、舌象的观察和对经、带的辨析。根据中医学整体观念，元代著名医家朱震亨提出："欲知其内者，当以观乎外，诊于外者，斯以知其内。盖有诸内，必形诸外。"故能视外而知内。

望诊先望形神，形是神志存在的基础，神是形体生命活动的表现。有形才有神，形健则神旺，形衰则神疲。望形态在妇科有着特殊的意义。李丽芸教授认为妇科病常与体质禀赋有关，形体消瘦者，阳有余而阴不足，不受温燥；形体肥胖者，有余于形而不足于气，脾气虚则易生痰湿，且不任寒凉。女子年逾十八仍矮小、瘦削，乳房不丰者，为先天肾气不足，可见于月经不调或不孕症。如形体肥胖，皮肤粗糙，毛发浓密，多为脾虚痰湿瘀滞，可见闭经、月经不调、不孕症、多囊卵巢综合征等。神是人体生命现象的体现，望神可以了解精气的盛衰，判断病情的轻重和预后。如神志淡漠，头晕眼花，汗出肢冷者，常为大量失血之征，可见于崩漏、胎堕不全或宫外孕破裂等失血重症，救治不及时，则可迅速陷入厥脱之危象。如形体蜷曲，两手捧腹，表情痛苦者，常为异位妊娠、痛经、急性盆腔炎等痛症。如双目无神，眼眶下陷，神志淡漠，则为气阴两虚之征，妊娠剧吐，或产后发热、盆腔炎热入营血之重症皆可有此表现。若非危重症而见表情淡漠，不欲言语者，多属阳虚，可见于绝经前后或月经前后诸症。

《素问·脉要精微论》曰："夫精明五色者，气之华也。"《四诊抉微》云："夫气由脏发，色随气华。"可见面部色泽反映了脏腑虚实、气血的盛衰。面色苍白是白而带青之色，主气血虚，常兼肝血不足或有肝风；面色白而虚浮者，主肺气虚或气虚血脱；面色萎黄主血虚；晦黄为黄而晦暗，主脾肾两虚，尤以肾虚为主；面色红赤则为实热之象；颧红主虚热，尤以午后为甚；面色晦暗或暗斑主肾虚或脾肾两虚；面部见痤疮为主热或痰瘀互结之象；体毛之腿毛、阴毛，枕后发际低，唇周皮肤黧黑，反映了肌肤甲错之象。李丽芸教授认为面颊、眼眶或额部晦暗和暗斑常见于妇科肾虚证。晦暗是黑褐而无华之色，属肾之本色，肾主生殖，故面色晦暗者多有生殖功能低下之痼疾。晦暗或暗斑的程度与病情相关，证候重则晦暗或暗斑加深，病情好转则晦暗与暗斑渐消。这种征象多见于崩漏、闭经、不孕、滑胎等病程长而缠绵难愈的患者。此外，环口暗黑则为肾虚冲任亏损，因任脉与督脉交会于唇口，肾之精气不足，则唇口不荣，而艰于生育。但唇色暗又主寒凝、血瘀和心阳不振，应结合全身脉证予以鉴别。同时，面部暗斑还需与长期日晒形成的晒斑和使用化妆品不当造成的皮肤损害相鉴别。

《灵枢·大惑论》曰："五脏六腑之精气，皆上注于目而为之精。"《重订通俗伤寒论》曰："凡病至危，必察两目，视其目色，以知病之存亡也，故观目为诊法之首要。"诊察眼目，当观气色，根据目色的异常，可测知五脏的变化，了解病变的性质，起"见微知著"的作用。正常人眼睑结膜与目内外眦红润，巩膜白色，角膜无色透明，虹膜褐色或棕色，两目精彩内含，神光充沛，视物清晰，哭则有泪，转动灵活。若见眼胞下垂，多为脾虚中气虚衰，筋肉失养之象；或肝虚血少，风邪客于眼胞，阻滞经络，气血运行不畅。若见眼胞肿如桃，多由肝火炽盛，乘犯于脾，与脾湿搏结于胞睑；或心经实热，血分热毒炽盛，上壅胞睑。若见双目干涩，畏光流泪，多为肝肾亏虚，阴虚火旺，目失濡养；或过食肥腻，湿热余毒未清所致。

曹炳章《辨舌指南》云："辨舌质可辨脏腑之虚实，视舌苔可察六淫之浅深。"由此可见望舌为望诊中的重要部分。"舌为心之苗窍"，脏腑以经络连于舌本，故脏腑的寒热虚实可通过舌象反映出来。如舌体瘦小者，是温病伤阴之象，妇科久病血虚也可见舌体瘦，瘦薄而偏红为阴虚内热，瘦薄而偏淡为气血两虚；舌淡而胖及边有齿印主脾虚、气虚，胖而湿润如水泡猪肝样则主脾虚湿盛；舌红主热，舌尖红为心火盛，舌边红为肝胆热，舌绛红而干为热盛伤阴；舌暗红为血瘀，甚可有瘀点、瘀斑；舌淡暗不荣润者，则主肾虚，为肾气不足，精血不能上荣之故，其特征是暗滞而淡，无润泽之色，与血瘀之紫暗不同。苔白主寒，苔黄主热，苔腻主湿，苔黑而干主热炽伤阴，灰黑而湿润为寒水上泛，剥苔或无苔则主伤阴，也为胃气虚衰之象。此外，应注意食品或药品对舌苔的影响。

望经带是妇科特别是不孕症患者特有的内容。观察月经、带下的量、色、质，以辨寒热虚实。如经色鲜红而质黏，为虚热，深红而质稠，为实热；经色淡红而质稀，属气血虚，暗红而质稠，或有血块，为血瘀，若淡暗而质稀如水，则属肾虚。带下以量少津津常润为善。如量多清稀如水，为脾肾阳虚，量多色白而黏，为脾虚湿盛；带下色黄或赤白相间，多为湿热，黏腐如豆渣或青黄如泡沫，为湿浊下注；带下如脓样，或五色杂见，或赤带，为湿毒或热毒，常因肿瘤继发感染所致，多为宫颈恶性肿瘤；带下色赤而量少，可因瘀热，淡暗而稀，则属肾虚。如恶露量多、色淡红、质稀，多为气虚；色红、质稠为血热；色紫暗、夹血块，则多为血瘀。

同时注重观察阴户、阴道的形态、色泽，是妇科病辨病诊断及辨证的重要依据。如见解剖异常者，属先天性病变；如见阴户肿块，伴红、肿、热、痛，带下黄浊，多属热毒；阴户肌肤色白，或粗糙增厚、皲裂，多属肾精亏损、肝血不足或寒凝血瘀；阴中有块脱出，常见子宫脱垂或阴道前后壁膨出。

望诊，是医者接触患者最初的感性认识，往往由此而获得重要信息，以便进一步寻求其他临床资料，通过分析判断而明确病情，李丽芸教授常用"望而知之谓之神"来强调望诊在中医妇科诊法中的重要地位。

除了重视望诊外，李丽芸教授还很注重问诊，她认为，凡妇科兼见病情复杂者，每多详审因由，认为妇人多怕羞，非详询问不能悉其隐患，故问诊内容耐心细致，系统全面，除询问年龄、病史、月经史、孕产史、诊治过程、手术史等外，还包括家族遗传、职业、生活状况、起居饮食、夫妇感情及性生活是否和谐等情况。对于切诊，是医生用手对患者的脉搏或体表的部位进行触摸、按压，从而获得辨证资料的一种方法，主要包括切脉、按肌肤和扪腹部和乳房等。切脉可测病之阴阳、表里、寒热虚实、在脏在腑。切乳房以排除溢乳、痞块。切腹部可知肌肤是否灼热、腹部喜按或拒按，腹肌有无紧张、强度、压痛，以及有无癥块，推之可动或固定不移，软硬度如何。妇科检查应注意子宫的大小、形态、压痛、活动度、软硬度、有无凹凸不平，附件是否肿大，盆腔有无包块、结节等。闻体味及经血、带下之味，而判断感染之有无。总之，"四诊合参"，结合西医学的检查结果进行综合分析，整体审察，以确定脏腑经络气血的病变性质，作为妇科疾病辨证施治的依据。

（二）分期、分时结合治疗模式

"期"即是分期治疗，"时"是择时治疗，二者均属于实践治疗学范畴。在《黄帝内经》《伤寒论》《金匮要略》及《辅行诀脏腑用药法药》等中医经典和古籍中，均有时间和空间的相关论述和相关内容。如《素问·宝命全形论》曰："人以天地之气生，四时之法成。"中医学的核心理论是阴阳学说、五行学说和运气学说等，而这些学说都是对时空具体体现的阐述，阴阳、五行、运气的实质、属性及其表现形式都是时空的。中医学认为时间和空间均与阴阳的消长变化相对应，千百年来，"因时制宜""择时而治"在临床治疗中发挥着重要作用。

1. 分期择时论治

（1）行经期（月经第1～6天） 行经期胞宫经血外泄，肝气疏泄通畅，经血才能正常下泄而不致留瘀。此期治以通为用。若患者经量偏少，或正常月经量，如色暗红、下腹坠胀感，考虑为经行不畅，此时应活血化瘀，引血下行。若患者月经量多，可根据辨证：症见月经量多或经期延长点滴而尽，经色深红、腰酸、舌红、脉弦细等阴虚火旺者，可于月经第2～3天开始用化瘀止血方药；症见头晕、疲倦乏力、气短、月经量多、经色淡红、舌淡苔白、脉沉濡等气虚失摄者，可选用益气固冲方药。若患者出现经前乳房胀痛、小腹下坠胀或痛经、肛门坠胀、腰酸等气滞之象，可选用理气行滞方药以行滞止痛。

此期用药虽说应活血通经为主，但不可过于攻伐，如素体气血不足、月经量少，如过于攻伐则气血更亏，此时应在气血双补的情况下少加活血之品。月经期也不可滥用滋腻之品，治疗上则宜补肾活血通经，以防虚虚实实之弊。

（2）卵泡期（月经第 7~11 天）　月经期经血外泄，机体阴阳处于"消"的过程，月经过后血海胞脉空虚，冲任相对不足，因此经后期至排卵期前，为冲任、胞宫气血复常之时，阴阳气血处于"长"的过程，是肾精充养之时。此期以促进卵泡充分发育成熟为治疗的关键所在。因此，本期应以补肾精、养气血为主，肾精的具体表现在肾阴肾阳，肾阴为卵子发育提供物质基础，肾阳则能促进卵子成熟，为排卵做好准备。此期用药需辨患者肾阴或肾阳不足，如肾阳虚者，症见畏寒怕冷、腰酸、肢末不温、舌淡苔白、脉沉者，则可用温补肾阳方；若患者素体肾阴不足明显，常出现手足心发热，唇红口干，夜寐多梦易醒，舌质绛红少苔，脉弦细，常用滋补肾阴方，但单用滋阴降火是不能使卵泡发育的，因此在滋补肾阴方的基础上，常加用淫羊藿、巴戟天等补阳之品，以促卵泡发育。如肾精亏虚，肾阴阳皆虚者，症见年龄偏大、婚久不孕、基础体温提示基础体温有双相，但温差小于 0.3℃，或者高温相爬坡，或者高温相短者，脉沉者，则用益肾填精方药调理，一方面补肾阴以填精生血，另一方面补肾阳以益气。若痰瘀互结者，症见胰岛素抵抗或血糖升高、形体偏胖、舌淡苔白腻，如多囊卵巢综合征，以健脾化痰湿为要，多用健脾化痰、健脾祛湿或祛瘀化痰方药。

（3）排卵期用药特点（月经第 12~16 天）　排卵期前肾中阴阳气血已增长到一定程度，到排卵期阴血至充，阴长极而转阳，卵泡成熟破裂排出，内膜充血增厚，为受精、着床提供有利的条件，肾中阴阳的协调转化在此过程中起着至关重要的作用。治疗上，此期的治疗关键为补肾阳。此期肾阳对于卵子排出是非常重要的，要促使卵子排出，必须以补肾阳为主，故在排卵期前后李丽芸教授习用温补肾阳方。此外，对于有生育要求的妇女，在月经周期的第 12、14、16 天行 B 超监测卵泡大小，如卵泡直径已达 18mm，即成熟卵泡者，则在内服温补肾阳方的基础上，配合梅花针叩刺冲任督脉、神阙、双肾俞，局部刺激经络以促进排卵。但是对于部分多囊卵巢综合征的患者，卵巢白膜过厚是阻碍排卵的主要原因，故此期可在温肾益精促进卵泡发育成熟之后，使用豁痰祛瘀方，改善血液循环，增加血流量，提高排卵率。对于气虚患者，症见疲倦乏力、腰酸腰痛、舌淡胖、有齿印、脉濡等，选用益气健脾、温养阳气方，加淫羊藿、巴戟天、桑寄生等以益气温阳，给卵泡排出以动力。

（4）黄体期用药特点（月经第 17～30 天）　排卵后月经期前，肾中阴生阳长，黄体功能健全，必须肝脾肾三脏并调，也是此期的重点所在。李丽芸教授多平补肾之阴阳，健脾养肝。此期的生理特点是阳气易于浮越，故此期以平补肝脾肾为主，补肾不能用大温大热及辛温燥热之品，也不能用过于滋腻之品。调肝以养肝血疏肝为要，健脾以理气血为要。如此期患者出现明显的肾阴虚，也可使用滋补肾阴方调理。

此期调经时还须注意，如患者此周期有房事，而不能确定患者是否怀孕，不能妄用活血通经、破血祛瘀之品。若患者未能受孕，经血来潮，方能放心使用活血通经之品。

四、重视整体观念，多途径综合治疗

整体观念作为中医学理论体系的指导思想，其重视人体本身的统一性、完整性及其与自然界的相互关系。《素问·宝命全形论》云："天地合气，命之曰人。""人以天地之生气，四时之法成。"《灵枢·本藏》云："视其外应，以知其内脏，则知所病矣。"《孟子·告子下》云："有诸内，必形诸外。"可见，整体观念在辨病中有着不可或缺的地位，并贯穿于中医学生理、病理、诊法、辨证、养生、防治等多个方面。此外，在人-自然（环境）-社会（心理）的医学模式中，要求医者"上知天文，下知地理，中知人事"

（《素问·著至教论》）。《医学源流论》云："不知天地人者，不可以为医。"李丽芸教授始终坚信：中医学的发展，要坚持走以中医为主的道路，立足中医特色。李丽芸教授不仅熟读四大经典，对历代中医妇科的专著更是如数家珍，其大胆借鉴古法，熟读崇尚东汉张仲景《金匮要略》，受"阴中蚀疮烂者，狼牙汤洗之"影响，开展阴中纳药、外阴熏洗、保留灌肠等治疗；从唐代孙思邈《千金翼方》中的"薄贴"及清代吴尚先"内病外治"法中得到启发，从 20 世纪 50 年代末期开始，李丽芸教授就率先应用中医妇科多途径综合疗法，包括阴道纳药、熏洗、灌肠、敷药、药物罐、沐足等外治法，发扬了我国传统中医妇科治疗学的精髓。

（一）妇科疾病综合疗法的理论依据

多途径综合疗法是以妇女的生理病理特点为理论依据。奇经八脉中冲、任、督、带与妇女生理病理有着密切关系。妇科疾病的发生和发展，与冲、任、督、带虚损、郁结、瘀阻、伏邪等有着与其他疾病截然不同的特点。妇科疾病的病位大多在小腹、少腹部及前阴部，正是胞宫、胞脉之解剖所在，同时也是冲、任、督三脉的起端，带脉所绕的部位。中医治疗妇科疾病的综合疗法，就是从妇女的解剖、生理、病理出发，采用多种给药途径，以达到标本兼治的目的。

（二）多途径综合疗法

多途径综合疗法主要包括内治法和外治法两大类型，从整体观出发，根据患者禀赋的异同，通过辨证论治，调整脏腑，调理气血，调养冲任，固健督带；从局部着手，使药物直接渗透到病所，以利气机、通血脉、消癥结、祛病邪。如盆腔炎或盆腔包块、输卵管通而不畅、子宫内膜异位症、陈旧性宫外孕、不孕症、痛经、闭经等疾病，采用内服、外敷及药物保留灌肠、药物罐、沐足等途径综合治疗，能更有效地促进盆腔炎症渗出物的吸收，粘连的松解，增厚组织及结节的变薄变软，血肿、包块的消散，以利于输卵管功能恢复。小腹、少腹外敷中药还具有良好的缓急止痛效果。对于子宫颈炎、阴道炎所致的带下及阴痒症，采用阴道药物纳入及熏洗法，有清热利湿、洁肤止痒、消肿散结的功效。因此，综合疗法通过内服与外治结合，全身用药与局部用药结合，治标与治本结合，能有效地增强机体的免疫功能，从而提高临床疗效，缩短疗程，是中医治疗妇科疾病的一大特点。

（三）多途径综合疗法适应证及给药途径

多途径综合疗法可用于治疗多种妇科疾病，包括月经病、带下病、胎前病、产后病、妇科杂病等。如内外生殖器官的急、慢性感染，子宫内膜异位症、小型巧克力囊肿破裂或合并感染，前阴类疾病（包括前庭大腺囊肿、外阴瘙痒症、外阴血肿、外阴白色病损等），输卵管闭塞或通而不畅、盆腔粘连所致不孕症，妊娠病（包括妊娠恶阻、宫外孕未破裂型或已破裂稳定型和包块型、胎位不正等）。除内服中药外，常用如下几种途径给药：①药物保留灌肠。可根据不同的证型和病种选择方药进行保留灌肠，使药物直接从直肠黏膜吸收，灌肠时要注意灌肠液的温度和入药速度，必要时可采用肛门滴注法。②下腹部中药包外敷或离子导入。中药外敷时须用蜜糖调配以减少皮肤刺激，也可用药包蒸热外敷或者通过电离子导入药液。③对阴道、阴户、宫颈疾病的外阴熏洗、坐盆、纳药、宫颈上药等。④子宫腔、输卵管入药能使药液直接接触病灶，但对药物制剂的要求较高，一般需采用能够使用静脉滴注的制剂。此外，还可以采用一些非药物疗法，如穴位注射、埋线、针刺、艾灸、梅花针、子午流注等。

五、调治奇经冲任督带，以鼓动脉中之阳气

（一）冲任督带与卵泡发育

中医学没有"卵泡"的称谓，但在《灵枢·本神》中有："生之来谓之精；两精相搏谓之神。"这句话揭示了"神"的产生原因和条件。神的产生至少需要两种精的参与，一个新生命的诞生需要父之阳精和母之阴精，"两精之搏"，并经十月怀胎才能产生。《灵枢·决气》亦有："两神相搏，合而成形，常先身生，是谓精。"由此推测，母之阴精可为卵泡的最早称谓。《景岳全书·传忠录》说："元阳者，即无形之火，以生以化，神机是也。性命系之，故亦曰元气；元阴者，即无形之水，以长以立，天癸是也，强

弱系之，故一曰元精。元精元气者，即生化精之元神也。"由上文可知，天癸是元精、阴精，是一种促进人体生长发育和生殖功能的物质基础。李丽芸教授认为冲任二脉受肾气的影响，由盛到衰，标志着女性的生殖功能由旺盛到逐渐下降，直至最后丧失。妇女以血为用，而脾为气血生化之源，肝主藏血，肾主封藏，血之储存与排泄依赖肾的闭藏和脾的统摄。血虚者精不得充盛，卵泡的发育需要肾水充盈，卵子的排出需要肾阳鼓舞，因此，肾精充沛，肝气条达，脾生化有源，气机升降有司，子宫藏泻有度，是卵子发育成熟并能顺利排出的枢机。十二正经气血有余而溢出，即为奇经之气血；脏腑气血失调，则奇经的气血亦不得通达。在脏腑理论的基础上，李丽芸教授整合古今中西理论，从经络角度进一步升华卵泡发育机制：经络是运行气血的道路，奇经八脉特别是冲、任、督、带脉与月经和妊娠的关系密切，提出"冲、任、督、带失司可影响卵泡生长发育及正常排卵"的观点。

李丽芸教授认为，对于妇人之病，冲任督带是其根本，辨明冲任，调理冲任，健固督带，是辨证施治妇科疾病的本源。而以《黄帝内经》"谨察阴阳所在而调之，以平为期"为原则，治疗妇科病不仅要调理冲任，亦要健固督脉以鼓舞阳气，从而达到阴阳平衡，调节带脉以约束得宜。《医学源流论》云："凡治妇人，必先明冲任之脉。冲脉起于气街（在毛际两旁），并少阴之经，夹脐上行，至胸中而散。任脉起于中极之下（脐旁四寸），以上毛际，循腹里，上关元。"又云："冲任脉皆起于胞中，上循背里，为经脉之海。此皆血之所从生，而胎之所由系。明于冲任之故，则本原洞悉，而后其所生之病，千条万绪，可以知其所从起。"卵泡的发育过程依赖于冲任的通盛、相资，督带的调约。冲任流通，督脉健固，带脉约束，各司其职，气血畅达，是卵子发育成熟、顺利排出的关键，冲、任、督、带失司可直接影响胞宫胞络的生理功能，影响卵泡生长发育及正常排卵。

（二）梅花针叩刺调冲、任、督、带脉，治疗卵泡发育不良

李丽芸教授认为，通过调节冲、任、督、带，既可调动肾气、天癸的功能，又可调节胞宫的气血运行，对卵泡和胎孕有促进作用。然而，当代中药学及方剂学理论对作用于奇经上的中药功效论述不多，对冲、任、督、带病位的治疗多从肝、脾、肾三脏着手。梅花针是皮肤针的一种，由古代"半刺""浮刺""毛刺"等针法发展而来，始载于《黄帝内经》。它的针头呈小锤形，针柄一般长15～19cm，一端附有莲蓬状的针盘，下面散嵌着5支不锈钢短针。李丽芸教授认为运用皮肤针叩刺人体一定部位或穴位，"刺皮而不伤肉"，可以激发经络功能，调整脏腑气血，达到防病治病的目的。故提出治疗卵泡发育不良，可运用梅花针循经叩刺冲脉、任脉（中极至上脘段）、督脉（长强至大椎段）以及带脉，使经气疏通，配合对脾俞、肝俞、胃俞、肾俞，以及卵巢穴、子宫穴的刺激，调节冲、任、督、带脉功能，使"肾气-天癸-冲任-胞宫"轴发挥正常作用，能使任通冲盛，阴阳平衡，气血调和，氤氲应时而至。

梅花针叩刺的具体操作方法为：患者先采取俯卧位，以梅花针轻刺法循督脉（长强至大椎段）及带脉背侧叩打，并叩膀胱经之脾俞、胃俞、肾俞；再取仰卧位，循经轻轻叩打冲脉、任脉（中极至上脘段）、带脉腹侧，并叩卵巢穴、子宫穴，环神阙一周（以神阙穴为中心，顺时针叩其旁开1寸之圆周）。本病以虚证为主，故叩刺时手法多以轻柔为主，见局部皮肤潮红、充血为度。治疗自月经第6天开始，隔日治疗1次，每次治疗时长为10～15分钟，于月经第10天开始，隔日行B超监测卵泡发育情况，至卵泡发育成熟，并且进行B超监测，至出现卵泡排出时停止。通过长期临床实践，李丽芸教授发现，要提高梅花针调治卵泡发育不良的疗效，还需要在具体操作时注意月经不同时期的特点。在卵泡生长期轻叩任、督、带脉，以及膀胱经的肾俞、脾俞、肝俞、胃俞，促进气血生化，卵泡生长，叩刺以出现皮肤潮红、充血为度；至卵泡发育成熟时，则加强力度，着重叩刺冲、任、督、带脉及肾俞，促使成熟卵泡排卵。配合对卵巢穴、子宫穴的刺激，促进子宫卵巢的血液循环，有助于卵泡和子宫内膜的生长发育，提高卵泡发育不良患者的妊娠率。

（三）雷火灸或温和灸督脉及膀胱经，以鼓舞阳气

灸疗历史悠久，最早的文献记载见于《左传》："疾不可为也，在肓之上，膏之下，攻之不可，达之不及，药不治焉。"这里所讲的"攻"，即指灸法，"达"即指针贬。

《黄帝内经》对灸疗的起源、适应证、处方及禁忌证记载颇多，强调："针所不为，灸之所宜。"为灸疗学的发展奠定了理论基础。后世的《曹氏灸方》《针灸甲乙经》对灸疗学的发展起到了重要的推动作用。明代是我国针灸的全盛时期，出现了"桑枝灸""神针火灸"，后又发展为"雷火针灸"。现代"雷火灸"正是源于此时，治疗是一种用特殊药物处方制成的条炷，点燃后悬灸穴位，起到畅通经络、调整经络、调和气血、活血化瘀、消炎镇痛的作用。

督脉循行于背部正中线，与手足六阳经及阳维脉交会（多集中于大椎穴），为阳脉之总纲，调节阳经气血，主导一身阳气功能活动的作用，是人体阳脉之海。肾藏元阴元阳，为人体阴阳的根本。人之阴阳元气皆出入于肾，督脉循腰络肾，联系命门，督脉的脉气部分源于肾，脉气充盈也能养肾。足太阳膀胱经又称"巨阳脉"，起于做眼保健操的精明穴，上行过头经项，后背两侧一直到足小指，穴位最多，巡行路线最长，是覆盖面积最大的经脉，膀胱经与肾经互为表里，膀胱经通畅，气血丰盈，经过足小趾进入足心涌泉穴，将气血给肾经，阳气充实，抵御外邪，增强体质。膀胱经借助督脉阳气和肾阳资助，统领一身体表阳气。两经相合，可以调动人体肾藏精的功能，激发了肾阳的供应潜能。

李丽芸教授认为，"肾为先天之本"，肾气充足，任通冲盛，则胞宫气血通畅。施灸部位主要以督脉为中心，辐射夹脊穴、膀胱经。艾叶药性温热，燃烧时发挥温热效应，以鼓舞阳气。气血得温则行，得寒则凝，艾热疏通络脉，缓急止痛。

六、精心研制中成药，助孕系列药物治疗不孕症

不孕症的致病因素甚多，发病机制颇为复杂，有输卵管因素、排卵功能障碍、生殖器肿瘤及炎症因素，以及子宫内膜异位症、免疫因素、不明原因不孕等分类，临床上常见的证型有虚有实，虚证以脾肾亏虚、血虚为

主，实证以瘀、郁、湿、痰为多，往往是虚实夹杂，本虚标实，多种致病因素复合出现，单一、机械用药难以达到调经助孕的目的，李丽芸教授根据不孕症的发病特点和临床治疗特点，总结多年之临床经验，研制针对不同疾病、不同证型的中成药治疗不孕症，临床需遵循辨证论治、整体调节、个体化治疗的原则，遵循同病异治、异病同治的原则，针对不同的致病因素，多方位、多途径、系列用药。

（一）益肾填精系列

1. 调节卵泡方面

①益真Ⅰ号胶囊由巴戟天、淫羊藿、当归、枸杞子、续断、菟丝子、黄芪等组成，每个胶囊含生药 1.09g；用于脾肾阳虚、月经失调、排卵障碍、黄体不健之不孕症。服法：从月经周期的第 3 天开始，每次 3 粒，每天 3 次。②益真Ⅱ号胶囊由熟地黄、女贞子、墨旱莲、菟丝子、山茱萸等组成，每个胶囊含生药 1.12g，用于偏肾阴虚，月经失调，黄体不健，子宫发育不良之不孕症。服法：于月经周期的第 3 天开始，每次 4 粒，每天 3 次。③益肾填精颗粒由淫羊藿、紫河车、黄芪、巴戟天、当归、鹿角霜、牛膝等组成，用于肾阴阳俱虚、月经失调、子宫发育欠佳、子宫内膜菲薄之不孕症。服法：每天 1 包。

2. 调节薄型子宫内膜方面

①经验方 1 由熟地黄、当归、川芎、牛膝、枸杞子、菟丝子、紫河车、淫羊藿等组成，适用于肾虚、气血亏虚者，服法：每天 1 包。②经验方 2 由党参、黄芪、菟丝子、女贞子、鸡血藤、丹参、郁金、合欢花等组成，此方多用于脾肾两虚、肝气郁结者。服法：每天 1 包。③经验方 3 由淫羊藿、巴戟天、酒黄精、菟丝子、丹参、青皮等组成，适用于气滞血瘀者。服法：每天 1 包。

月经失调是诊治不孕症中常遇到的症状，先贤有"女经调，有子之道也"。调经种子之法应重视治肾，"经水出诸肾""胞脉系于肾"，肾为先天之本，天癸之源，元气之根。肾又为冲任之本。肾主生殖。《素问·六节藏象论》指出："肾者主蛰，封藏之本，精之处也。"肾既藏先天之精，又藏后天之精。肾气旺盛，肾精充沛，任通冲盛，经脉调畅，在一定条件下才能孕育。肾有肾阳虚或者肾阴虚，或者肾阴阳俱虚。因而当调治肾之阴阳、填精益髓，以达到调经种子的目的。益真Ⅰ号补元阳、Ⅱ号益真阴，既助肾阳又助肾阴，达到阴阳互补，互相平衡。正如张景岳指出："善补阳者，必于阴中求阳，则阳得阴助而生化无穷；善补阴者，必于阳中求阴，则阴得阳升而泉源不竭。"补肾填精是调经种子的大法。相关调查显示，女性患者生育能力随着年龄的增加而逐渐下降，最新的研究认为随年龄增加而下降的卵子质量是高龄妇女不孕的主要原因，而补肾中药具有提高高龄不孕症患者的卵子质量，提高其卵巢储备的作用。

（二）健脾系列

1. 灵术颗粒由淫羊藿、仙茅、白术、黄芪、当归、川芎、鸡血藤、茯苓等组成，全方功效为补肾健脾，活血化瘀，理气导痰，有促排卵之功。

2. 参芪胶囊由菟丝子、黄芪、山药、党参、当归、鸡血藤、丹参、泽泻、白术、茯苓等。全方共奏健脾益气、活血养血之功。适用于脾虚夹痰瘀互结者，以序贯疗法进行治疗，月经（或撤血）第5～14天服用灵术颗粒，每天2次，每次1包；第14天后或排卵后服参芪胶囊，每天2次，每次4粒，至月经来潮，或确定妊娠。

3. 健脾降脂颗粒由白术、苍术、决明子、厚朴等组成，适用于脾虚湿浊、高血脂者，服法：每天1包。

4. 健脾祛湿颗粒由布渣叶、佩兰、白术等组成，适用于脾虚夹湿者，服法：每天1包。

5. 健脾育子颗粒由党参、淫羊藿、菟丝子、黄精等组成，适用于脾肾两虚者，服法：每天1包。

（三）健脾养肾、养肝、养心、养肺系列

1. 健脾养肾颗粒由山药、茯苓、芡实、肉苁蓉等组成，适用于脾肾两虚者，服法：每天1包。

2. 健脾养血颗粒由当归、鸡血藤、何首乌、白芍等组成，适用于心脾两虚者，服法：每天1包。

3. 健脾养肝颗粒由山茱萸、玉竹、茯苓、山药等组成，适用于肝郁脾虚者，服法：每天1包。

4. 健脾养肺颗粒由五指毛桃、百合、莲子、太子参等组成，适用于肺脾气虚者，服法：每天1包。

（四）消结化瘀系列

1. 通瘀Ⅰ号片由丹参、威灵仙、三棱、莪术、当归、川芎等组成，每片含生药1.54g。用于子宫内膜异位症、盆腔炎性包块或结节、输卵管通而不畅，以及腹腔镜检查为盆腔粘连之血瘀不孕症。服法：由月经周期的第1天开始，连服两周，每次3粒，每天3次。

2. 通瘀Ⅱ号片由赤芍、红花、丹参、牡丹皮、郁金等组成，每片含生药1.88g。用于子宫内膜异位症、盆腔炎、盆腔粘连、输卵管通而不畅之血瘀不孕症。服法：由月经周期的第1天开始，连服两周。每次3粒，每天2次。

3. 消癥丹由三棱、莪术、山楂、浙贝母、牡蛎、夏枯草等组成；用于盆腔炎性包块、输卵管梗阻、陈旧性宫外孕、卵巢囊肿、子宫肌瘤之不孕症。服法：每次5粒，每天3次。

肾虚血瘀是不孕症的常见证型，肾虚是本，血瘀是标，瘀是凝聚、离经之血，没有生机。妇人具有特殊的生理功能，以血为本，以血为用，外感六淫邪气、内伤七情、劳逸失常、饮食不节、房劳伤产、手术不当、跌仆闪挫，均可导致血瘀。血瘀既是病理的产物，又是致病之因，冲任、胞脉、胞络的瘀阻、瘀结，如子宫内膜异位症、盆腔炎、输卵管阻塞等，是导致不孕症的主要原因。

（五）化湿清热系列

1. 清炎宁合剂。清炎宁合剂内含蒲公英、败酱草、忍冬藤、白花蛇舌草等成分，每100mL含生药55.2g。用于生殖道感染，白带量多，色黄之湿浊不孕症。服法：每次20mL，每天3次，建议连服1～2周。

2. 清热化湿颗粒。由黄芩、滑石、薏苡仁等组成，适用于生殖道感染，白带量多，色黄，伴异味者，服法：每天1包。

不孕症与湿浊有着密切关系，妇女湿浊的临床表现：小腹、少腹绵绵作痛或隐隐作痛、胀痛或坠痛等，湿毒壅盛时，疼痛会加剧；可伴有发热或腹部有包块；腰痛或腰部重着；带下量多，色质异常，或质稀如水，或浑浊，或黄白相间或黄绿如脓。临床上由于各种细菌、支原体、衣原体等引起女性生殖器官感染，使输卵管阻塞或通而不畅，盆腔粘连。应用清炎宁合剂口服或清热化湿颗粒，可起到化湿浊、宁冲的作用。

（六）安胎系列

1. 孕宝口服液由桑寄生、太子参、续断、菟丝子、白芍、白术等组成，每支含原生药 10g。当双相体温持续 12 天以上，或确诊妊娠时服。适用于肾虚之胎动不安、胎漏者，服法：每天服 3 次，每次 1～2 支。

2. 孕育宝颗粒由桑寄生、太子参、续断、菟丝子、白芍、白术等组成，适用于肾虚之胎动不安、胎漏者，服法：每天 1 包。

当基础体温上升至第 12 天以上，或经确诊为妊娠者，给予养血安胎之孕宝口服液口服或孕育宝颗粒，为受精卵的种植和生长发育创造一个良好的宫内环境。

本助孕系列药物对不孕症的治疗，遵循中医辨证论治的原则，强调个体化治疗和整体调节，从肾虚、血瘀、湿浊等不同原因，灵活变通，随证施治。同时又体现了补肾气、益精血、养冲任、调月经、助孕育的治疗大法。正如《景岳全书·妇人规》所说："种子之方本无定规，因人而药，各有所宜。"

七、李丽芸教授处方用药特点

李丽芸教授临证胸有定见，师古而不泥古。其制方多在 10 味左右，不超过 12 味，组方严谨，味味有据，尤善药对，自成特色。处方讲究配伍，或相须相使，或相反相逆，药味不多，主次分明，取方或用原方，或用其意，药量适中，依病情而定，如病体极虚，过补壅中，药量宜轻，常用 5～10g，缓缓进取，渐收功效。尽量不用或少用气味难闻、难以入口之品。

李丽芸教授在临床上多选性味平和、药源丰富的常用药。譬如桑寄生

李丽芸论嗣育

是岭南道地药材，味平性甘，功善补肝肾，李丽芸教授将桑寄生用于治疗多种妇科疾病，如闭经或月经后期，精血不足者，以求补益肾精以使经血来潮；对于胎动不安或胎漏患者，常用张锡纯《医学衷中参西录》寿胎丸和四君子汤。

李丽芸教授善于运用经方，常用经方有左归饮、右归丸、人参滋血汤、大补元煎、养精种玉汤、举元煎、寿胎丸、定经汤、温经方、苍附导痰丸、完带方等。其认为"善医者，只用纯和之品而大病清除，不善医者，立意惊奇，不唯恐无效，反致百病丛生"。因此处方中药性平和，无一峻品，无大温大燥之品，平补之中见奇效，一般选用当归、党参、白术、熟地黄、白芍、桑寄生、菟丝子、淫羊藿等，体现出李丽芸教授注重气血、以补为主、制方精巧的思想，且用药剂量均为10g左右，最大剂量亦不过30g。苦寒泻下、破气破血之品用量小或不用，黄柏、黄连、大黄等苦寒之品多出现在外用方中，如外敷下腹部之四黄散。对于柴胡、郁金等疏肝解郁之品，为防其伐肝伤肝，多配伍白芍、当归、熟地黄等，以柔肝养阴。

第三章　嗣育-种子八要诀

　　不孕症既是一个单独的疾病，也是许多妇科疾病共有的症状，这些疾病也就是引起不孕症之原因所在。不孕症患者的症状和体征因致病原因不同而伴随症状亦有别。大部分患者都伴有月经不调，如月经先期或后期、月经先后不定期、月经过多、崩漏、月经过少、闭经或闭经溢乳或闭经肥胖、痛经，属于月经病；有些患者是下腹疼痛，带下量增多，属于带下病；有些患者伴有腹部肿物，属于癥瘕；有些是男女双方理化指标均正常，只是缺乏性生活的常识；有些是男性的因素引起，属于男性不育症；有些是多次流产，屡孕屡堕，属于滑胎；更有一些现代白领女性，到了 35 岁以后才开始考虑生育问题，甚至 40 岁才把生育问题提上议事日程，属于《素问·上古天真论》所讲的："五七，阳明脉衰，面始焦，发始堕。六七，三阳脉衰于上，面皆焦，发始白。七七，任脉虚，太冲脉衰少，天癸竭，地道不通，故形坏而无子也。"因此，不孕症的病因、发病机制和临床表现复杂多样。中医学治疗疾病的两大法宝是整体观念和辨证论治，应用在不孕症的治疗，就是对一个不孕症的患者要从点到面，从局部到整体，从宏观到微观，从治疗到健康宣教，从饮食调养、运动调养到心理调适，从生活方式指导到优生优育保健等，任何一个环节和细节都不能忽视。正是基于这种现代疾病管理的观念和理念，以及中医学整体观念在不孕症诊治中的透彻应用，李丽芸教授提出了她的"嗣育-种子八要诀"，全方位呵护、关爱、指导不孕症患者。

第一节　种子先调经

月经，中医学亦称"月事""月水""经水"等，是女性特殊的生理现象。正常月经是以（28±7）天为 1 个周期，经量为 20～60mL，每次 2～8天干净，色暗红，或夹杂少量血块。第一次月经来潮称为初潮，多发生在13～14 岁，初潮标志着女性青春期的到来，规律的月经来潮是女性生殖功能成熟的重要标志。《素问·上古天真论》云："二七天癸至，任脉通，太冲脉盛，月事以时下，故有子。"中医学认为，月经是肾气足，天癸至，任脉通达及冲脉充盛，作用于胞宫，使经血按时而下的结果。

月经失调包括月经周期的改变：月经周期紊乱、月经先后不定期、月经先期、月经后期、经间期出血、闭经；月经量的改变：量多、量少或血崩、漏下、不规则阴道出血等；月经质的改变：经质稀薄、黏稠、血块等；月经色的改变：瘀暗、淡红、鲜红等。西医学生殖内分泌疾病中的排卵障碍、黄体功能不全、多囊卵巢综合征、卵巢功能减退、卵巢早衰、功能性子宫出血、子宫内膜异位症等，或女性生殖器官发育不良、生殖器官炎症、肿瘤等，均存在月经失调的表现。

《女科正宗》曰："女经调，有子之道也。"《丹溪心法》云："经水不调，不能成胎。"《妇人秘科》指出："女人无子，多以经候不调。"可见，女性不孕与月经有着密切的关系。明代张景岳《妇人规·经脉诸脏病因》中云："女子以血为主，血旺则经调，而子嗣……治妇人之病，当以经血为先。"明代武之望《济阴纲目》亦云："医之上工，因人无子……女以调经为先。"清代陈修园《女科要旨·种子》曰："妇人无子，皆由经水不调……种子之法，即在于调经之中。"《女科证治准绳》中云："求子之道，莫先调经。"故欲求子，必先调经，经水调畅是治疗不孕的关键点。

临床上月经失调常见的主要证型有肾虚（包括肾气虚、肾阳虚、肾阴虚）、脾虚、心脾两虚、气血不足、气阴两虚、肝阴不足、肝气郁结、血瘀（可分为气滞血瘀、寒凝血瘀、瘀热互结、湿瘀互结、气虚血瘀等）、湿热蕴结、痰浊、血热（有阳盛血热、阴虚血热之别）等。故调经种子之法，首先需先审清标本虚实。《妇人规·经不调》云："调经之要，贵在补脾胃以资血之源，养肾气以安血之室。"《傅青主女科》曰："夫妇人受妊，本于肾气之旺也，肾旺是以摄精。"故虚者，以补、益、养、健、固为主，即补肾气、益气血、养肾精、养肝血（阴）、健脾胃，固冲任督带。实者，则先祛病邪，根据病邪不同，如瘀结、寒凝、湿蕴、痰浊，以祛、化、消为主，即祛病邪，化湿浊、化痰，消瘀结、消癥瘕。

其次，根据月经周期节律调治：行经期，胞宫满溢，以通为主；经后期，胞宫血海空虚，以滋补肾阴、补益气血为主，使天癸充盛，促使卵泡发育成熟；经间期（排卵期），以温阳益气为主，以助卵子排出；经前期，胞宫逐渐满盈，以平补肾阴阳为主，使肾得封藏，黄体功能健全，以利于胚胎着床孕育。

第二节　助孕必治带

生理性白带，属于人体的一种阴液，其性状为白色略稠，无臭气。在经间期（排卵期）白带量增多，呈清亮透明如鸡蛋清状。正常白带有濡养、自净、润滑阴道、抗御病邪等作用，正如王孟英所述："带下乃女子生而即有，津津常润，本非病也。"由于妇人有月经、泌带、妊娠、产褥、哺乳等生理特点，从而会出现月经失调、崩中、漏下、带浊、产伤等病理损害。对异常的带浊，应首先明确发病部位，辨别病邪，审清寒热虚实。《傅青主女科》曰："夫带下俱是湿症。"其中外湿主要从泌尿-生殖道侵入，直犯胞宫、胞络。内湿则是由于脏腑功能失常，尤其是肾、肝、脾的功能失常，导致水液代谢的病理产物——水湿停聚，甚者湿聚成痰而不孕。无论外湿或内湿，均可导致不孕症。内湿既是病因，又是水液代谢的病理产物，两者可互为因果，互相影响。在辨证时根据证候分为湿浊、湿热、湿毒、寒湿、痰湿、湿瘀等不同证型，其中湿毒、痰湿、湿瘀致不孕症最为常见。在治法上应化湿除浊，扶正祛邪，同时根据带浊的性质，选用清利或温化或泻实或补虚，通过化、利、渗或升阳温通等法，达到祛湿除浊、调补脏腑、调理冲任、健固督带而能种子的目的。

除口服药物外，李丽芸教授常结合多途径多方法综合治疗。常用的综合治疗方法有药物保留灌肠，下腹部外敷药，子宫腔、输卵管入药，中药制剂静滴或肌注、穴位注射等，对外阴、阴道、宫颈疾病的熏洗、坐盆、纳药、宫颈上药等，配合穴位埋线、针刺、艾灸、耳针、梅花针等。

第三节　怡情才易孕

古人云："妇人善怀而多郁，又性喜褊隘。"有心栽花花不开，当女子情志过极，往往难以还其求子之愿。《济阴纲目·求子门》云："女性多气多郁，气多则为火，郁多则血滞。故经脉不行，诸病交作，生育之道遂阻矣。"《沈氏女科辑要·求子》亦云："子不可以强求也，求子之心愈切，而得之愈难。天地无心而成化，乃不期然而然之事，非可以智力为者。"均说明情志调畅为女子受孕的重要因素之一。《简明医彀·广嗣》云："气血和畅，性静神怡，何七情之扰乎？若此则阴阳冲叶而经调，经既调而服以肇妊之丸，引以种子之法，则自然受孕无惑矣。"

基于女子七情致病的"易郁性"，情志致病首先是扰乱气机，导致气机不畅，气机不畅血行随之不畅，瘀血阻滞，胞脉受阻，则经水不调、女子不孕。《女科要旨·种子》谓："妇人无子，皆由内有七情之伤。"情志不调，脏腑功能失调，以肝为甚，他脏亦受牵连。五行生克关系中，肝当肾所生，脾当肝所克，肾与肝同源，精与血同源，脾土生化气血，故一损俱损。近代医家秦天一曾谓："女子以肝为先天，阴性凝结，易于怫郁，郁则气滞血亦滞。"女子以血为本、以血为用。肝主藏血，主疏泄，喜条达，恶抑郁。脏腑所化生之气血，除营养周身外，则储藏于肝，其有余部分，在女子则下注血海为月经。肝藏血与疏泄功能相互协调，肝气条达则血脉流畅，经候正常；肝气郁结则血脉失畅，月经失调则影响孕育；若情志不畅，肝气郁结，疏泄失常，气血不和，冲任不能相资，可致不孕。肝体阴而用阳，肝气郁结，肝失条达而不孕者常有之。临床多表现为肝实、肝虚证候，肝实者常具有肝气郁结、肝气横逆、肝火上炎、肝经湿热、肝血瘀滞征象；肝虚者则表现为肝血虚、肝阴虚之象。

明代张景岳《类经》曰："情志之伤，虽五脏各有所属，然求其所由，则无不从心而发。"《黄帝内经》云："心主神明，心藏神。""心为君主之官，神明出焉。""心者，五脏六腑之大主也，精神之所舍也。"人的精神、意志、思维活动受心主宰，当心主神明的功能正常时，人表现为生机勃勃，精力充沛，对客观事物反应敏锐，反之可出现心悸、烦躁、失眠、多梦等心神不宁的症状。临床上，不孕症妇女常伴有焦虑不安、紧张、敏感、心神不宁等。

除临床特征外，还具有以下特征：①生殖系统有或无器质性改变，但以无器质性改变居多。②影响排卵、输卵管蠕动和黄体功能。③气病易及血，气滞不行，瘀血形成，成为影响受孕的新的病理产物。④影响机体免疫功能，继发免疫性不孕。不良的情志因素常与不孕同时并存，因此对患者进行心理疏导，使之解除心理上的重荷，增强信心，发挥主观能动性，以配合治疗，从而达到根治不孕症的目的。鼓励患者以愉悦、乐观的心态，积极配合医生的治疗。

第四节　配偶要精壮

肾元虚衰是男子不育症的基本病机。汉代张仲景将男子不育归属于"虚劳"范畴，《金匮要略·血痹虚劳病脉证并治》云："男子脉浮弱而涩，为无子，精气清冷。"认为男子精气虚亏而精冷不温是不育的主要病因。肾为先天之本，主骨生髓，主生长发育、生殖，主天癸与生殖之精。肾阴不足，肾精亏虚，从而导致精液质量发生改变，出现精液量少，精液质地清稀，精子数量不足。阴虚不能藏阳，相火偏旺，精关不固，可致遗精、溲热。精液受热煎熬而成精稠，导致精液黏稠而发生液化不良。肾气不足，气血两虚，可出现阳痿、遗精、精子活力下降、精子数量的减少及形态学改变等病变，从而导致男性不育症的发生。

世界卫生组织调查显示，男性因素不育症占不孕不育发病率的 40% ～ 50%。西医学认为，在不育症中，前列腺炎、精索静脉曲张、性功能障碍（阳痿、早泄等）、免疫性不育，均可造成无精症、死精症、少精症、畸精症、脓精症、精子活动力低下、液化时间长或不液化、精子穿透能力弱等。不良的生活习惯，如吸烟、酗酒、吸毒、过度劳累、纵欲无度、精神紧张等，均会影响生殖功能。治疗男性不育症，应根据具体情况，辨病与辨证结合，或补肾壮阳，或滋肾填精，或健脾益气，或清肝泄热，或化瘀祛浊等，生活上要养成良好的生活习惯，房事要适度，注意卫生，锻炼身体，不熬夜，不吸烟，不酗酒，不穿紧身裤，不久坐，保持心情舒畅，减轻精神压力，以达到身健精壮的目的。

第五节　氤氲时交合

《女科经纶》曰："凡妇人一月经行一度，必有一日氤氲之候……此的候也……顺而施之，则成胎矣。"《妇科玉尺》更明确指出氤氲之候"一月止有一日，一日止有一时"，可见前人已经意识到妇人有排卵的日期。"的候"指排卵期，又称真机期，会有黏性白带增多，或伴有下腹部微胀，有求偶的感觉。若在此时交合，则妊娠的机会大。要掌握好排卵期，最常使用的方法是测基础体温，医者可在此时检查患者的子宫颈黏液量，若拉丝有 8～10cm 以上，宫颈口为瞳孔状，阴道黏液涂片干燥后，在显微镜下可见到典型的羊齿植物状结晶，也可用尿液检测促黄体生成素的峰值，或用阴道 B 超监测卵泡的发育速度，当卵泡增大至 18mm 时，表明卵泡正接近成熟、接近排卵，适时交合，可增加受孕的机会。

第六节　要重视炼形

《傅青主女科·种子》指出："妇人有身体肥胖，痰涎甚多，不能受孕者……乃脾土之内病也……不知湿盛者多肥胖，肥胖者多气虚……且肥胖之妇，内肉必满，遮隔子宫，不能受精。"肥胖体型者的体质特点"唯多痰多湿"，这一观点揭示了"肥人多痰"的体质内涵。痰湿是津液运化过程中所产生的病理产物，其停留的部位变动不居，且停留日久易阻塞难化，气机运行不畅。张景岳曰："痰即人之津液……但化得其正，则形体强，营卫充，若化失其正，则脏腑病，津液败，而血气皆成痰涎。"水谷精微不化气血，聚成痰湿下渗，出现"血走脾经"之象。

痰湿不孕与现代所指之多囊卵巢综合征、胰岛素抵抗、高胰岛素血症、体脂代谢障碍、甲状腺功能低下导致的排卵性障碍不孕相类似。现代人的生活节奏加快，加上饮食不节，极易损伤脾胃，不能运化水湿，致使湿痰内生，阻滞胞脉而不孕。肥胖并非正常丰腴之态，而是痰湿充盛所致，临床上常以体质指数来评估，体质指数（BMI）＝体重（kg）/身高^2（m），BMI值女性低于19为过轻，19～24为正常，24～29为过重，29～34为肥胖，高于34则为非常肥胖。据调查，在体质指数大于25的妇女中，由于不能排卵而造成的不孕症患者比普通妇女多一倍。调摄饮食与锻炼是控制体重的最佳措施。

那么，既然肥胖有诸多弊端，是不是正如现代年轻女性所追求的越瘦越好呢？"没有最瘦，只有更瘦"。人体阴阳气血有赖于饮食调养。水谷精微靠脾胃的运化化生气血津液，并输送到全身而发挥其营养作用。张景岳云："精血即形也，形即精血也。"养精血即养形体，精血来源于水谷，故《黄帝内经》明确指出："人以水谷为本。""五谷为养，五果为助，五畜为益，五菜为充。气味合而服之，以补精益气。"若一味追求骨感，而忽略身体对营养的需求，那么人体的阴阳气血势必得不到充养。同时，现代人许多不良的生活习惯，已经逐渐显示出对人体的巨大危害，如偏食、挑食，从小饮食不注意，脾胃功能差，化源不足，导致气血、精血不足；精血不足，则血海枯竭，亦影响女性的月经及生育。故要想形体健，肾气充沛，调经育子，必须做到"饮食有节"，重视炼形。

第七节　饮食需宜忌

中医学认为，药食同源，合理适当的膳食，对不同体质及不同原因的不孕症有一定帮助。在接诊的同时，患者常咨询有关食疗问题，医者有责任告之食物的宜忌。如肾阳虚所致的虚寒，宫冷不孕者，可用温补之品，当归羊肉汤、鹿茸炖公鸡、核桃煲猪腰、鸡子糯米酒、黄芪牛肉汤等，均可起到温肾壮阳暖宫的效果。忌食寒冷生冷，如冷饮、香蕉、雪梨、凉粉等。肾阴所致的肾精不足、冲任亏虚之不孕者，可服用花胶瘦肉汤、虫草炖水鸭、燕窝鸡丝羹等，忌服温补燥热之品。气血虚之不孕，可服用当归大枣鸡蛋茶、竹丝鸡糯米粥、熟地黄杞子瘦肉汤（放入少许陈皮或春砂仁）、排骨圆肉汤、莲藕红豆鲫鱼汤等。脾虚夹湿之不孕，可服用莲子鸡蛋茶、山药鲫鱼汤（放入陈皮少许）、芡实薏米羹、莲子糯米大枣粥、茯苓黄芪瘦肉汤，少食或忌食甘肥炙煿、寒凉、生冷之品。肝郁不孕可服食百合鸡蛋茶、麦肉大枣糯米粥、鲜奶炖鸡蛋、黄花菜鲫鱼汤等，少食温补、辛辣、煎炸之品。癥瘕之不孕，可服用乌龟煲土茯苓汤、鳖甲炖山药汤、田七花旗参茶、蝎子瘦肉汤、昆布海藻瘦肉汤（伴有甲亢者不宜）、海带绿豆汤等。

对营养不良、贫血、各种维生素缺乏所导致的不孕症，在应用药物治疗的同时，更应注意膳食搭配。现在有些女性，追求纤瘦的身材，盲目减肥，不能正常饮食，摄取过少、偏食、节食过度，精微不足，无以养脏而瘦。个别患者形成精神性厌食症、重度营养不良及严重贫血等，对健康危害很大，直接影响卵巢及子宫发育，造成了严重后果。这类患者不能单纯依靠药物，要针对总体情况，合理膳食，补充营养，并应适当锻炼身体，增进食欲。

第八节　育儿求端庄

我国是出生缺陷高发国家，总发病率约为 5.6% ，每年新生儿出生缺陷高达 90 万例。古代医学家很早就注意到胎元的先天性疾病和遗传性疾病，如胎禀不足、胎损、畸胎、婴幼儿期的"五迟"（立迟、行迟、发迟、齿迟、语迟）、"五软"（头项软、口软、手软、足软、肌肉软）等，导致出生缺陷，除了先天禀赋不足外，还有很多其他原因，包括近亲结婚、环境因素、精神情志因素、高龄妊娠、感染病毒、不良生活习惯等。

优生学是研究人类健康、提高人口素质的一门科学。中国优生学源远流长，最早可追溯到殷商时代——优生学的思想萌芽时期。及至汉代，优生学学说雏形形成，马王堆帛医书《胎产方》中就记载："一月名留（流）刑，食饮必精……毋食辛星（腥）……二月始膏，毋食辛臊，居处必静，男子毋劳，百节皆病。"其认为随着妊娠月份大小，孕妇在饮食、环境、情绪、性生活方面有诸多宜忌，是胎教的早期记载。比古希腊医学之祖——希波克拉底提出的胎教思想早 6 个世纪。明代优生学已逐渐完善。

如何育儿求端庄——孕育出健康的胎儿，首先需正确婚配择偶、适龄生育。《左传·僖公二十三年》云："男女同姓、其生不藩。"《国语·晋语》云："同姓不婚，惧不殖生。"可见自古以来即反对近亲结婚，近代医学亦表明近亲婚配增加了某些常染色体隐性遗传疾病的发生风险。其次是择优、择机种子，《妇人大全良方》曰："凡欲求子、当先察夫妇有无劳伤痼害之属，依方调治，使内外和平，则妇人乐有子矣。"《大生要旨》云："求嗣之要，在乎男精女血充满而无病。"《医宗金鉴·嗣育门》曰："男子聚精在寡欲，交接乘时不可失，须待氤氲时候至，乐育难忍是真机。"由此提出男女交会忌"三虚"，即天、地、人三虚。天之虚，指恶劣气候，如雷电风雨，日月薄蚀之时；地之虚，指地理环境不好，如地震土陷，山崩水溢之时；人之虚，指七情不畅，忧怒悲恐之时。《备急千金要方》云："凡受胎三月……弹琴瑟，调心神，和性情，节嗜欲，庶事清净，生子皆良，长寿忠孝，仁义聪慧，无疾。"可见，胎教、养胎两者的结合，是优生学最完美、最科学的体现。

妊娠是女性的正常生理现象，是女性人生中的重要阶段，妊娠期也是女性的一个特殊时期。在整个妊娠阶段中，女性的生理、心理变化，例如早期妊娠呕吐、恶心等，会使孕妇产生心理和躯体上的不适，同时也会对胞中的胎儿产生一定影响。因此，指出妊娠期间需要慎起居、养心神。《素问·奇病论》云："人生而有病癫疾者，病名为何？安所得之？"岐伯曰："病名为胎病，此得之在母腹中时，其母有所大惊，气上而不下，精气并居，故令子发为癫疾也。"《竹林寺女科》云："宁静即养胎，盖气血调和则胎安，气逆则致病，恼怒则气闭塞，肝气冲逆则呕吐衄血……欲生好子者，必先养其气，气得其养则子性和顺，无乖戾之习。"《产孕集》曰："凡妊娠，起居饮食，唯以和平为上，不可太逸，逸则气滞，不可太劳，劳则气衰。"《逐月养胎法》云："孕妇必须调燮寒温。""深其居处，厚其衣裳，朝吸天光，以避寒殃。"《大生要旨》亦曰："酒性淫热，非唯乱性，亦且乱精，精为酒乱，则湿热其半，真精其半。精不充实，则胎元不固。"可见，孕期的身心调护直接影响是否能够孕育出健康端庄的下一代。因此，在起居生活中，如何调情志，怡心神，重胎教，慎房事，调饮食，适寒温，劳逸结合，是非常重要的。

孕期应做好慎药饵，注意药物对胎儿的影响，如中药应慎用大寒、大热、大毒、峻下、滑利之品。禁忌药物有巴豆、牵牛子、大戟、斑蝥、商陆、麝香、水蛭、虻虫、益母草、茺蔚子、芫花、甘遂等。慎用药物有桃仁、红花、大黄、苏木、芒硝、枳实、附子、干姜、肉桂、三棱、莪术、生薏仁等。还应当远离毒品、毒药、烟、酒、浓茶、咖啡等。

古代医家还注意到要除劣胎、伪胎。《诸病源候论·妊娠去胎候》曰："妊娠之羸瘦，或夹疾病，即不能养胎，故去之。"《妇人大全良方》又道："若气血虚弱，无以滋养，其胎终不能成，宜下之，以免其祸。"从临床角度来看，智力低下、发育不良、五官不正、四肢畸形、心肾功能不全或各器官系统异常所致的临床症状和体征，形成这些临床体征的基础常可追溯至细胞形态的异常、代谢的异常、蛋白质的异常、酶的异常等。但其本质是基因或染色体的异常，甚至是某些传染病等，此可在基因水平上找到答案。

防缺陷应结合西医学的相关知识，孕前排查遗传基因。孕后注意定期检查，做好防缺陷儿的三级检查。其中一级预防是婚前孕前检查（遗传咨询；选择最佳的生育年龄；预防各种感染，谨慎用药；戒烟、戒酒，避免接触放射性和有害气体）。二级预防是妊娠期各阶段管理，防治缺陷儿出生和产前危害。通过定期的产前检查，了解胎儿宫内发育是否正常，有无妊娠并发症的发生，及早处理防治，防止缺陷的孩子的诞生。如避免唐氏儿出生：孕早期（10～12周）可做 NT（胎儿颈后透明层）或抽取孕妇静脉血筛查，方法简单，一经确诊，即终止妊娠。甲状腺功能异常：每10位妈妈中，就有一例受到甲状腺疾病困扰，孕早期应查 TSH，因甲状腺功能异常会影响流产、早产及胎儿的智力发育。还需要合理补充维生素，尤其是叶酸和维生素 D，维生素 D 缺乏可引起四肢麻木或抽搐、足软、脱发等。胎儿可表现为低体重儿，新生儿低钙血症、佝偻病等；叶酸缺乏可引起胎儿神经管畸形（无脑儿、唇腭裂）等。三级预防是及早做好新生儿疾病筛查，避免致残，降低致残率。新生儿疾病筛查，如常染色体隐性遗传病、代谢性疾病，常见苯丙酮尿症（PKU），患儿父母都是隐性致病基因携带者（杂合子），患儿（纯合子）从父母双方各得到一个隐性致病基因，患儿母亲每次生育都有 1/4 的可能生出 PKU 患儿，其余 3/4 为正常或表型正常患儿。动态观察胎儿的发育情况，及早处理妊娠并发症。合理补充各种维生素，防止缺陷儿的出生。

优生优育是中国文化的传承，孕育出健康、端庄、聪慧的孩子，既是每对夫妇的心愿，也是提高中华民族人口素质的具体做法，是实现人类健康生育永恒的主题。

第四章 嗣育种子常用自拟方剂

第一节 "方证相应"论治不孕症

李丽芸教授常说，所谓"方"，即是方剂，是中医在辨证审机、确立治法的基础上，按照组方原则，通过选择合适药物，酌定适当剂量，规定适宜剂型及用法等一系列过程，最后完成的药物治疗处方。所谓"证"，即证候，证候是疾病发生和演变过程中某阶段本质的反映，它以某些相关脉症，不同程度地揭示病因、病机、病位、病势等，是对致病因素与机体反应性两方面情况的综合，既不同于中西医的病，也不同于单纯的症状组合，而是疾病阶段本质的反映。它是对四诊信息表达的机体病理生理变化整体反应状态的概括，具有内实外虚、动态时空、多维界面的表现特征。方剂是中医治病的手段，每一方剂都有特定的主治证候，每一证候都会找到对应的方剂，方剂的主治病证范畴及该方组方之理法与患者所表现出来的主要病证或病机相符合，这就是所谓的"方证相应"。方证相应的关键是主要的、关键病机层面上的对应，方剂所治病证有一定的病机，证候与方剂所针对的病机吻合，方能取得较好疗效。

不孕症是妇科的疑难杂病，发病率约占妇科疾病的 10%。近年来，随着生活节奏的加快、环境污染、饮食结构改变及性传播疾病在世界范围内的迅速蔓延，不孕症的发病率呈上升趋势。不孕症不是一个独立的疾病，其涉及女性的整个生殖系统，从大脑皮层、下丘脑到阴道、宫颈、宫腔、输卵管和卵巢，全身内分泌任何一个环节的疾病均可导致不孕症。常见的类型有排卵障碍性不孕、黄体功能不全性不孕、输卵管阻塞性不孕、多囊卵巢综合征不孕、未破裂卵泡黄素化综合征性不孕、高催乳素血症性不孕、子宫内膜异位症不孕、子宫肌瘤不孕、精神厌食症不孕、免疫性不孕等。李丽芸教授认为，不孕症患者的体质证候也不是单一的几个证型，以肾阴虚、肾阳虚、肾阴阳两虚、肝气郁结、痰湿、血瘀、气滞、气血虚弱为多见，又必须结合兼夹证候和患者的体质特征，包括平和质、阴虚质、阳虚质、痰湿质、湿热质、气虚质、血虚质、瘀血质、气郁质，又可分为强壮型、虚弱型、偏寒型、偏热型、偏湿型、偏燥型。这体现出李丽芸教授对不孕症辨证施治之方剂-体质-证型-主治疾病谱的方证辨证施治模式。

李丽芸教授用药严谨、药味精少，常用经验方几乎概括了引起不孕症相关的所有疾病及不孕症的所有证型，体现了不孕症内外结合治疗的多途径治疗思想，集中体现了其辨证施治不孕症的辨证思路和治疗精髓，是其辨证施治不孕症学术思想的集中表现。

第二节　遣方用药经验

一、补肾为主，药性平和

李丽芸教授认为，妇女有经、带、胎、产、乳的特殊生理现象，维持正常的生理功能取决于肾气的盛衰，肾的生理功能广泛存在，与心、肝、脾、肺关系密切，引起的病证复杂多变，因此，要辨别疾病的本质和现象，才能做出正确的判断。她主张以肾为根本，治疗原则是培补肾元。肾为水火之脏，元阴元阳之宅，一身脏腑之气仰仗于肾，既应阴阳并补，更善于水中补火，所谓"善补阳者，必于阴中求阳，阳得阴助则生化无穷；善补阴者，必于阳中求阴，则阴得阳升而泉源不竭"。故遣方用药，常于温肾助阳之中加以养阴之品，以求阳生阴长之意，常用的方剂有左归丸、右归丸、二至丸、二仙汤、归肾丸等。

李丽芸教授用药药性平和，补肾常用熟地黄、菟丝子、枸杞子、紫河车、山茱萸、淫羊藿、女贞子、墨旱莲等；健脾常用山药、白术、太子参；疏肝常用香附、郁金、素馨花；养肝常用白芍、酸枣仁；活血常用丹参；

化湿常用茯苓、泽泻；清热常用白花蛇舌草、毛冬青、忍冬藤等药，随症加减。较少用附子等大温大补之药，亦罕用黄连、栀子、龙胆草等大寒大苦之药，即使用黄柏清下焦湿热，用量也是 6～10g，药到病除即止。盖因此类患者多久病伤肾，肾精不足，非三五剂可愈，宜长期调理，如用大苦大寒之药，久服则会损伤阴液；而用大温大补之品，则会助火伤阴，加上岭南一带气候湿热，尤为不适。故组方时李丽芸教授多以药性平和、微寒微温之品，以达阴平阳秘之效。而患者服药后亦极少出现口干、口苦或胃痛、腹泻等不适。

二、疏肝理气，用药轻灵

李丽芸教授重视肝经在妇科病中的作用。肝之为病，有虚实两端，实为肝气郁结、肝气横逆、肝火上炎、肝经湿热、肝经瘀滞，易导致经行前后诸证、产后情志异常、经断前后诸证、带下病和前阴诸病，但凡肝经所绕之处均易致病，如乳房、阴器等。虚证为肝血不足、肝阴不足，常为水不涵木所致。李丽芸教授根据上述特点，以疏、散、清、柔、补为治则，提出"治肝助孕七法"，分别为疏肝解郁法、清肝泻火法、清利肝胆湿热法、理气活血法、养血柔肝法、调肝健脾法、调补肝肾法。疏肝解郁选用柴胡、香附、素馨花、郁金、白芍、枳壳、青皮、川楝子、玫瑰花、无忧草（萱花为食用黄花菜）等。清肝泻火选用牡丹皮、栀子、黄芩、柴胡等，宜加生地黄、天花粉等养阴生津之品，以防疏泄过度。清利肝胆湿热选用龙胆草、茵陈、泽泻、牡丹皮、黄柏等。理气活血常选用柴胡、白芍、郁金、丹参、牡丹皮等。养血柔肝选用当归、熟地黄、白芍、阿胶、女贞子、黄精、乌豆衣、鸡血藤、桑椹等。李丽芸教授认为，肝体阴而用阳，肝阴不足则宜肝阳上亢，应于育阴之中酌加潜阳之品，如牡蛎、珍珠母等，阴平阳秘则疾病自愈。调肝健脾法选用合欢皮、玫瑰花、佛手、百合等。调补肝肾选用菟丝子、熟地黄、淫羊藿、枸杞子、山茱萸、郁金等。

除育阴潜阳需选用珍珠母等重镇之药外，李丽芸教授调肝选用的药物多为轻灵之品，如花类药、藤类药。并认为女性血常不足，一般行气药多辛燥走窜，不宜过量使用，以免耗伤阴血，或于行气药中酌加生地黄、山茱萸、枸杞子等滋阴养血的药物，预培其损以制其弊。

三、健脾导痰，配伍精当

李丽芸教授认为，月经病和不孕症的本质为肾虚，在此基础上兼有其他证型，使病情变化错综复杂，需抽丝剥茧，辨别主证才能做出正确的判断，药到病除。例如痰湿不孕，痰饮水湿为实邪，似为实证，实际上本质是脾肾两虚，痰瘀互结。对于此类患者，李丽芸教授以健脾导痰、补肾活血立法，创导痰种子Ⅰ、Ⅱ号方序贯治疗多囊卵巢综合征，并已制成院内制剂灵术颗粒和参芪胶囊，应用于临床十余年，疗效不凡。灵术颗粒主要药物组成为仙灵脾、仙茅、茯苓、黄芪等，以温肾活血、利湿化痰；参芪胶囊方中以党参、黄芪、茯苓健脾化湿导痰，菟丝子滋肾温肾。上述组方符合《黄帝内经》"治病必求本"的原则，疗效颇佳，广受患者欢迎。且李丽芸教授组方用药量小而精，罕有数十味药之大方，也是深受患者欢迎的原因之一。

第三节 嗣育常用方剂

一、1方（益真固元汤）

其组成为：淫羊藿 10g，仙茅 10g，熟地黄 20g，鸡血藤 30g，菟丝子 20g，当归 10g，鹿角霜 15g，枸杞子 15g，白芍 10g。功效：补肾助阳，调经种子。用治不孕症肾阳亏虚及促排卵。本方适用于素体阳虚，或平素工作劳累，劳伤气血之人，或肾阳不足之月经后期、量少、色淡，闭经，阳虚不孕。肾中寓元阴元阳，阳为火也，阴为水也，水火合二为一，不可分割。天一生水，水从火来，故以阳为主导。本方以仙茅、淫羊藿为君，两者即二仙汤，温肾阳、补肾精，有促排卵、提高黄体水平之效。以熟地黄、鹿角霜、菟丝子为臣，填补肾精，其中熟地黄平补肾阴；鹿角霜味甘咸，气温，景岳谓之善助阴中之阳；菟丝子善补肾中阴阳。以枸杞子、当归、白芍为佐，枸杞子味甘微辛，气温，可升可降，味重而钝，故能补阴，阴中有阳，故能引气，景岳谓之滋阴不致阴衰，助阳而能使阳旺，此物助阳而无动性，故用之以助熟地黄最妙；当归、白芍为补肝血常用的药对，佐以滋养血脉。以鸡血藤为使，养血之中更重活血，使得全方补而不滞。诸药共奏温肾阳、填肾精、养血脉之效，使生化之机源源不绝。

李丽芸教授指出，排卵期是阴极转阳、肾中阴阳互相转化的过程，故肾阳对于卵子排出是非常重要的，要促使卵子排出，必须以补肾阳为主，故在排卵期前后常用此方。

二、2方（滋肾养元汤）

其组成为：墨旱莲15g，生地黄15g，山茱萸10g，枸杞子15g，当归10g，女贞子15g，白芍15g，麦冬10g，春砂仁5g（后下），熟地黄15g。功效：滋肾养阴，调经种子。用治不孕症肝肾阴虚型，经后期阴虚有热者。本方主治不孕之肝肾阴虚证。《万氏女科》云："女子无子，多因经候不调。"故"求子之道，莫先调经"。肾阴虚型不孕症常见月经不调，症见：婚久不孕，月经常提前，经量少或月经停闭，经色较鲜红，或行经时间延长，甚则崩中或漏下不止；形体消瘦，头晕耳鸣，腰酸膝软，五心烦热，失眠多梦，眼花心悸，肌肤失润，阴中干涩；舌质稍红略干，苔少，脉细或细数。本方脱胎于《医方集解》二至丸、《傅青主女科》养精种玉汤，辅以生地黄、枸杞子、麦冬、春砂仁而成。

阳为用，阴为体，阴阳乃互根互用。人体若阴精不足，孤阳独霸，必生机萎靡。本方同用生、熟二地为君，以滋肾阴、养肾水为主要功用，注重肾中真阴；臣以二至、当归、山茱萸、白芍、枸杞子同养肝肺之阴。其中二至丸（墨旱莲、女贞子）既能补又能清，补而不滞，润而不腻，补益肝肾，使阴血充足而虚火自平。当归、白芍、山茱萸助熟地黄滋补肾阴之功，当中山茱萸酸涩收敛，入肝肾二脏，能固阴补精，暖腰膝，壮阴气，涩带浊，节小便，益髓兴阳，调经收血；当归既能补血又能活血，诚血中之气药。傅氏谓其："不特补血，而纯于填精，精满则子宫易于摄精，血足则子宫易于容物，皆有子之道也。"佐以麦冬补阴而兼清虚火，枸杞子助熟地黄补肾水、充精血。上药具养脏腑之阴，然性味甘饴厚重，加一味砂仁，其性温和轻灵，有通上、纳下之功。景岳谓之入肺肾膀胱，各随使引，引诸药下行入肾，使得全方滋而不腻，阴精得以化生。

全方滋肾养阴，调经种子，适用于肾阴亏虚、阴虚火旺之月经先期、月经量少，阴虚不孕，重在滋肾养血调经助孕。

三、3方（益肾填精汤①）

其组成为：淫羊藿 10g，紫河车 5g，黄芪 15g，巴戟天 10g，当归 10g，鹿角霜 15g，牛膝 15g，熟地黄 20g，枸杞子 15g，菟丝子 20g，川芎 5g，丹参 15g。功效：补肾填精，调经助孕。用治肾精亏虚、气血不足之证。此方来自《景岳全书》中的河车种玉丸，多用于肾精亏虚、气血亏虚之证。《傅青主女科·种子》云："精满则子宫易摄精，血足则子宫易于容物。"强调了胞宫经血充盛对于孕育的重要性。河车种玉丸以紫河车为君，清代汪昂《本草备要》谓其"能大补气血，治一切虚劳损极，恍惚神志"。再用熟地黄、枸杞子、菟丝子、山茱萸以滋补肝肾，沉香、肉桂以温补肾阳，人参、茯苓以补脾气，当归、川芎、牡丹皮以补血活血。全方大补精、气、血，待人之五脏气血充，何顾虑无子耶？

景岳河车种玉丸偏于大温大补，不适宜岭南湿热之气候，盖李丽芸教授在其基础上做了一些参详。本方以紫河车、鹿角霜两味血肉有情之品为君药，起温肾助阳填精之效。臣用熟地黄、淫羊藿、巴戟天、枸杞子、菟丝子以益肾精，辅助君药加强疗效。熟地黄、枸杞子补肾阴，淫羊藿、巴戟天、菟丝子补肾阳，此等皆为性情平和之品，较景岳之沉香、肉桂等之大温大补，如谦谦君子，宽厚平和，补而不滞。当归、川芎、丹参寒热并用，共奏活血养血补血之功。黄芪气味俱轻，性味俱浮，纯属于气分，以之代替人参、茯苓，既能调理气机，又能补气生血。此等皆为佐药。怀牛膝为使，引药下行到达胞宫之处，温煦、充养胞宫。黄芪与牛膝相配，一升一降，使此方更加活灵活现。全方皆补益为用，起大补气血填精之功。

此方适用于肾精亏虚、肾之阴阳皆虚之证，临床上多见于月经不调、闭经、精冷不孕、排卵障碍性不孕、卵泡发育不佳、卵巢储备不良、卵巢早衰、子宫内膜菲薄者等。

本方在临床上一般用于以下三种情况：第一，月经干净后的调理，尤其是一些卵泡发育欠佳的患者，表现在基础体温有双相，但温差小于0.3℃，或者高温相爬坡，或者高温相短。第二，用于基础体温没有双相但仍有规律月经者及卵巢早衰而有生育要求的患者。第三，用于子宫发育不良或子宫畸形患者。此三者引起不孕症关键在于卵巢及子宫的功能不良，卵泡发育欠佳，子宫不能"藏精"，皆属于先天肾精不足。卵泡的发育有赖于肾精的充盈，而子宫的正常发育有赖于先天肾精及后天脾胃气血充养。卵泡及子宫发育不良者，此乃先天不足之候，奈何先天无以为补，唯有以后天补先天。

李丽芸教授常在患者经后使用此方以促进卵泡的发育，再结合B超监测排卵，当达到成熟卵泡的时候，再配合梅花针叩刺冲任督带及双肾俞穴以利于卵泡排出。此外，也可与克罗米芬或配合尿促性腺激素（HMG）等促排卵药物同用，此种情况一般见于患者对单用中药疗效不佳。另外，此方亦可用于排卵期。排卵期也称真机期，是肾中阴极化阳的时期，此时阴极转阳，卵子排出，用药一般宜补阴中助以补阳，补阳中助以活血，以利卵泡排出，当监测卵泡发育不理想，有优势卵泡，但卵泡发育缓慢的，用此方以促进卵泡发育及排出。

四、4方（清热解毒汤）

其组成为：忍冬藤20g，蒲公英20g，茯苓15g，败酱草15g，厚朴10g，炒枳壳10g，板蓝根20g，黄芩15g，白花蛇舌草20g，牡丹皮10g。功效：清热解毒，行气活血。用治盆腔炎湿热下注，热重于湿者。本方化裁自罗元恺自拟的盆炎清热汤（金银花、蒲公英、败酱草、栀子、绵茵陈、黄柏、车前子、牡丹皮、乌药、桃仁、丹参、延胡索），用治急性盆腔炎一派湿热并重之象者。本方以忍冬藤、蒲公英、败酱草、板蓝根、白花蛇舌草为君，取自盆炎清热汤中之清热部分，清热解毒之品稍多，其中用忍冬藤代替金银花，取其既能清热解毒又能通经活络之功。五味草药分别作用于上、中、下三焦，能清利三焦湿热，解毒化瘀，加板蓝根可加强清热消炎之效；茯苓、厚朴、炒枳壳三药为臣，作用于中焦，健脾利湿浊，以行气利湿，使湿热从二便而解，加强全方清热化湿之功。佐以黄芩、牡丹皮清热凉血，专入血分，清血中瘀热。黄芩入少阳经，而输卵管所在位置为厥阴经所过，少阳与厥阴互为表里，可使其湿热之邪从少阳表解；牡丹皮是取罗元恺治盆腔炎宜行气活血化瘀之意。本方适用于急性和亚急性盆腔炎，或慢性盆腔炎急性发作、带下异常（色黄臭秽）、盆腔脓肿等。

　　盆腔炎对妇女造成的最主要的两大不良影响就是持续腹痛及不孕症，炎症的反复发作影响盆腔内生殖器的结构与功能。《济阴纲目》言："经事来而腹痛者，经事不来而腹亦痛者，皆血之不调故也。"故治疗盆腔炎时，在清热解毒利湿的同时，加行气活血通经络之品，使经络气血通畅，一方面能促进炎症吸收，另一方面能促使输卵管功能恢复。李丽芸教授用此方时，如有疼痛明显者，一般加延胡索、乌药等行气止痛；如合并有输卵管阻塞或通而不畅，加路路通、威灵仙等活血通络之品。李丽芸教授在治疗急性盆腔炎时，常用四黄散（大黄、黄柏、黄芩、黄连）加蜂蜜各半调匀，外敷下腹部，每日 1 次，7 日为 1 个疗程；也可用院内制剂毛冬青灌肠液保留灌肠，每日 1 次，7～10 日为 1 个疗程。

五、5 方（消癥化结汤①）

　　其组成为：三棱 10g，莪术 10g，牡蛎 20g（先煎），珍珠母 20g（先煎），郁金 15g，全蝎 5g，枳实 10g，墨旱莲 15g，丹参 15g，田七末 3g（冲服）。功效：活血化瘀，消散癥结。用治妇女腹痛、癥瘕、积聚等，相当于西医学子宫内膜异位症、子宫腺肌症、子宫肌瘤、输卵管炎症等。本方主要以消癥散结、活血化瘀为主，用三棱、莪术以化瘀消癥，为君药。丹参、田七末、全蝎共为臣药，寒热并用，既能通畅血脉，又能活血止痛。其中全蝎在现代药理学研究中有缓解痉挛的作用，用于方中又能解痉止痛。佐以牡蛎及珍珠母，二者皆味咸性沉，咸者能软坚散结，沉者能平肝潜阳、重镇安神、交通心肾，身兼两职。再以墨旱莲使之滋养肝肾入肾经；郁金、枳实疏肝以调理气机。

临床中痛经患者就诊常以"我很怕来月经"为主诉，此是一种以恐惧为主的情绪，肾在志为恐，《素问·举痛论》云："恐则精却，却则上焦闭，闭则气还，还则下焦胀，故气不行矣。"可见恐令心肾不交矣。故李丽芸教授治疗此类患者时，治法以活血消癥化瘀为主，兼以平肝潜阳、交通心肾。

六、6方（健脾益气汤①）

其组成为：黄芪 15g，党参 15g，茯苓 15g，白术 15g，炙甘草 5g，山药 15g，黄精 15g，春砂仁 5g（后下），五指毛桃 15g，何首乌 20g。功效：健脾补肾，益气生血。用治脾肾气虚证，如子宫脱垂、阴道前后壁松弛、产后或人工流产后子宫复旧不良、盆腔松弛、宫颈松弛引起习惯性流产者，或由于中气不足而导致的经期延长等。本方以四君子汤为基础，健脾益气，黄芪、五指毛桃同用为君，大补肺脾之气，既能补气升提，又能健脾化湿。以山药、黄精为臣，此二味有滋养肺脾之功，使气血生化有源。佐以春砂仁和胃化湿，调畅中焦气机，斡旋中宫，中焦运转自如，则人体精气周流顺畅；何首乌能补精血。全方共奏健脾益气生血之功，主要用于免疫力低下，证属脾肾气虚不摄、冲任不固，症见舌质淡白、苔腻、气短、疲倦乏力等气虚之候。如子宫脱垂、阴道前后壁松弛、产后或人工流产后子宫复旧不良、盆腔松弛、宫颈松弛引起习惯性流产者，或由于中气不足而导致的经期延长、崩中、漏下等，应加减应用，一般加重制首乌用量，再加蕲艾、益母草等。

此方为健脾益气生血之方，多用于脾气不足、中气不足、脾不生血、脾不摄血等证。李丽芸教授称本方为双芪汤，因黄芪、南芪同用而得名。南芪又名五指毛桃、五爪龙，为岭南药材，其味甘，微温，功能健脾化湿，行气化痰，舒筋活络，主治脾虚浮肿，食少无力，盗汗，带下，产后无乳等，其功用基本同黄芪，但不及黄芪之温燥。方中不用 30g 黄芪，而黄芪、南芪各半，一方面是因为岭南湿地，人禀五气五常而生，多半夹湿，且脾虚之人本易生湿，五指毛桃不但能补气升提，还能健脾化湿，这是黄芪所不具有的；另一方面岭南四季不分明，热多寒少，其人本腠理疏松，若使用过于温燥之品，易伤津液，五指毛桃不及黄芪温燥，正适合岭南人之体质。

七、7方（疏肝养肝汤）

其组成为：枸杞子15g，白芍15g，墨旱莲15g，女贞子15g，玉竹15g，沙参15g，素馨花10g，桑寄生15g，山茱萸15g。功效：滋肾养肝，疏肝解郁。用治肝肾阴虚、肝气郁结型不孕症、月经失调、经行乳房胀痛等疾病。本方有《柳州医话》一贯煎的制方格局，以脏腑的制化关系作为遣药立方的主要依据，养肝阴、养肝血以达疏肝之效。但一贯煎以补养肝体阴血为主，本方肝肾阴同治，诸药合用，使肝体得以濡养，肝气条达，多用于肝肾阴不足而引起的肝气郁结之证。

妇女素体阴虚，或久病体虚，精血亏损，肝失濡养，则体阴不足而气不用，肝之阳（气）郁而不达四旁，疏泄失常，气郁停滞，临床故见急躁易怒，喜悲伤欲哭，胸胁胀满疼痛，经行乳房胀痛。气机郁滞，血行不畅，故见经行不畅、痛经、闭经等证。傅青主说："夫经水出诸肾，而肝为肾之子，肝郁则肾亦郁矣，肾郁而气必不宣。"肝肾同源，子病及母，出现肾阴虚如腰膝酸软、疲劳乏力、小便不利、健忘、耳鸣、咽干口燥、舌红、少苔等症状。肝者体阴而用阳，肝体即肝阴肝血，肝用指肝之疏泄功能，故要肝之功能正常，就必须养肝体，而不应盲目地使用疏肝之品。治疗宜滋养肝肾阴血为主，配伍疏达肝气之品。

本方以女贞子、墨旱莲为君药，此为古方"二至丸"。历代医家认为此方有补虚损、填精血、清虚热之功效。《景岳全书》中云此方是治疗肾水亏损、精血衰少而病稍轻者。臣以玉竹、北沙参滋肺阴，白芍、山茱萸、枸杞子养肝肾之阴，滋水以生木，补而不滋腻，另白芍又可敛肝阴。上五药辅助滋养肝、肺、肾三脏。玉竹性寒，味甘，可养阴润燥，生津止渴。沙参者，清热养阴，润肺止咳，景岳谓其能养肝气，益五脏阴气，清肺凉肝，滋养血脉。肺主一身之气，肺气清肃，治节有权，诸脏受其滋养灌溉，以平其横逆之威。沙参因其有补肺强肾之功，现代医家喜用沙参来治疗妇科疾病，意在益肺母以健其肾子。王旭高喜用沙参、麦冬等药清肝火，谓"清金制木"之法："肝火上炎，清之不已，当制肝，乃清金以制木火亢逆也，如沙参、麦冬、石斛、枇杷叶、天冬、玉竹、石决明。"此方用沙参、玉竹者，正是此意，配合君药以补肝体，育阴而涵阳。方中佐以桑寄生固肾气、充带脉。肝藏血，精血皆藏于肝脏之中，所以养经血需着重考虑肝之功用，故以素馨花为使，既顺肝木条达之性，又制诸药滋腻碍胃之弊，寓疏散于滋补之中。佐使相配，有利上下通行之效，适用于肝肾阴虚之月经后期、量少、女性更年期综合征等。

八、8 方（孕育宝①号）

其组成为：桑寄生 15g，续断 15g，墨旱莲 15g，菟丝子 15g，白芍 10g，春砂仁 5g（后下），太子参 15g，熟地黄 20g，山药 15g。功效：补肾健脾养肝。用治黄体不健、胎元不足。本方以寿胎丸去阿胶为底加减而成，多用黄体期及胎动不安患者。景岳《妇人规》云："然血气之化，由于水谷，水谷盛则血气亦盛，水谷衰则血气亦衰，而水谷之海，又在阳明……冲脉之血，又总由阳明水谷所化。而阳明胃气，又为经脉之本也。故月经之本，所重在冲脉，所重在胃气，所在心脾生化之源耳。"排卵后，天癸之精以化血，后天脾胃受气取汁而化赤为血，藏于肝，通于冲脉，若此时受孕，则血下聚以养胎；若未受孕，则肝主疏泄而下为月水，故曰月经为经络之余。可见黄体期肝脾肾三脏功能共同发挥作用，促进黄体发育必须肝脾肾三脏同调。黄体期肾中阴生阳长，此时应当平补阴阳，本方用桑寄生、续断、菟丝子为君补益肾气，加强带脉约束能力，体现了周期用药以补肾为主的特点。以墨旱莲、白芍、熟地黄养肝肾阴血为臣，君臣诸药相辅相成，平补肝肾。佐以山药、春砂仁、太子参温中健脾益气，以健黄体。此方功着于肝、脾、肾三脏，用药不温不燥，适用于女性月经失调，黄体功能不佳，先兆流产等。古语云：白术当安胎圣药。临床上治疗脾气虚明显者，常与白术一同使用，加强健脾胃之功效。李丽芸教授认为若辨证以阴虚为主者，不宜使用白术。

九、9 方（益气固冲汤）

其组成为：益母草 20g，补骨脂 15g，续断 15g，党参 20g，岗稔根 20g，何首乌 20g，炙甘草 5g，血余炭 10g，白术 15g，艾叶 10g，黄芪 15g。功效：健脾补肾，固冲止血。用治月经量多、经期延长、崩漏等。本方来自罗元恺教授自拟的二稔汤，原方主要用治崩漏。罗元恺教授指出，崩漏的病机主要在于肾虚，其中以肾阴不足为多见。阴虚阳搏谓之崩，罗氏指出其病证，"虚"或"瘀"是病变过程的一种兼见现象，治法应以脾肾双补为主。其自拟的二稔汤以岗稔、地稔为君，配以何首乌、益母草补血止血，熟地黄、桑寄生、续断以补肾固冲，党参、白术、炙甘草健脾补气以摄血，棕榈炭、赤石脂以敛涩止血。

本方用于月经量多或崩漏等疾病，肾阴不足，阴虚阳亢而迫血下行，是本病的主要病机，但流血日久，气随血泄，故临床上又多见夹有气虚之证，如头晕乏力、四肢疲倦等。清代唐宗海在《血证论·崩带》中云："血乃中州脾土所统摄，脾不摄血是以崩溃……示人治崩，必治中州也。"其强调中焦脾土摄血之能，治疗女性崩漏需要重视维固中州。中焦固摄，斡旋之气源起于肾气，肾阳充足、肾气旺盛则能温煦中土，增强中州固摄之功，治疗需脾肾同补。本方运用党参、白术、炙甘草、补骨脂、续断为君，固护、补充中焦和下焦之能，约束带脉，治理冲任。续断补肾调血脉，破瘀血，生新血。另以补骨脂代替桑寄生及熟地黄，一者去熟地黄之滋腻，二者补骨脂兼有收涩之性，既能固护下元，又能收涩止血。臣以益母草、岗稔根、何首乌、血余炭、艾叶温经化瘀，补血止血，使血止而不留瘀滞。此方不用棕榈炭及赤石脂，是其性过于收涩，恐有成瘀之弊，血余炭既能收敛止血，又兼有化瘀作用，有止血而不留瘀的优点。加艾叶者取其温经止血之功。气能摄血，佐以黄芪补气，加强对离经之血的固摄。方中黄芪与参、术、草相配，实有举元煎之意。且有形之血不能速生，无形之气所当急固，此乃益气以补血之不易之法。全方共奏健脾益气、补肾固冲止血之功，适用于脾肾阳气虚之月经过多、经期延长、崩漏等。李丽芸教授还指出，使用血余炭时还要看患者是否夹有痰湿，如夹有痰湿则不宜使用。

十、10 方（活血通经汤）

其组成为：当归 10g，赤芍 10g，桃仁 5g，红花 10g，牡丹皮 10g，丹参 15g，香附 10g，郁金 10g，鸡血藤 20g。功效：活血通经。用治月经过少之气滞血瘀型。本方多于月经期或月经前期使用，因月经期以泄瘀为主，故此方意在使月经通畅，不致瘀血内留，使子宫内膜完整脱落而改善宫腔环境。10 方以桃红四物汤为基础，去生地黄之腻及川芎之走窜，改为牡丹皮、丹参等活血之性稳妥之品；并加香附、郁金以疏肝气，使血随气下，月经来潮顺畅。本方以当归、赤芍、桃仁、红花为君药，活血化瘀。以牡丹皮、丹参、鸡血藤为臣，活血凉血散瘀。气为血之帅，气能行血，血为气之母，血能载气，应着重考虑气血的相互作用，佐以香附、郁金之血中气药，理气机，解郁结，助活血行血之力。适用于气滞血瘀证之月经愆期不潮、经行不畅、痛经、经前期综合征等。

李丽芸教授指出，使用本方要注意见血才能使用，特别是对于一些有生育要求的患者，基础体温高温相已经 14 天，要确定其月经正式来潮才能使用，否则怀孕者一旦使用本方可能引起流产。此外，在一些月经量多者，也不能使用。

十一、11 方（清热化湿汤）

其组成为：茵陈 15g，茯苓 15g，佩兰 15g，厚朴 10g，布渣叶 15g，金银花 15g，白花蛇舌草 15g，黄柏 10g。功效：清热解毒利湿。用治盆腔炎湿热下注，湿重于热者。本方亦来自罗元恺自拟的盆炎清热汤，取其祛湿部分为主。本方茯苓、厚朴化中焦痰湿，佩兰芳香化湿浊，布渣叶为岭南特色中草药，其具有消滞解热化痰功效，以上四药相伍为君，入中焦，利湿浊，使湿邪从小便出。用茵陈及黄柏为臣，以利湿燥湿。因岭南气候常为暑湿热候，多易侵犯脾土，水多于土，水土不合，则人体气机多有不畅，常郁而化热，故再少佐金银花及白花蛇舌草以清气分之热，全方共奏清热利湿之功，适用于证属湿重于热，症见带下量多、色白、质稠、舌苔白或黄腻、脉濡等以湿重为主者，如湿热带下、女性盆腔炎、尿路感染等。

十二、12 方（散结消瘀汤）

其组成为：三棱 10g，莪术 10g，浙贝母 15g，鸡内金 10g，桂枝 5g，当归 10g，郁金 15g，珍珠母 20g（先煎）。功效：活血消癥，化痰祛瘀。用治痰瘀互结证。本方中用三棱、莪术为君，以破血消癥；臣以桂枝活血通络，当归活血补血。珍珠母、浙贝母、鸡内金以化痰散结，共为佐药。郁金疏肝理气，使气不滞，痰瘀能散。

12 方功用与 18 方相似。但此方化痰散结之力较强，活血化瘀之力不及 18 方。

十三、13 方（通络饮）

其组成为：路路通 15g，威灵仙 10g，丹参 15g，郁金 15g，当归 10g，忍冬藤 20g，茯苓 15g，毛冬青 15g，牛膝 15g，泽泻 15g，络石藤 15g。功效：化湿利水，通络健脾。用治炎症引起的输卵管阻塞及通而不畅，或输卵管介入术及造口术后等脾虚水湿内蕴者。输卵管所在之少腹为肝经所过，调理肝经即调理输卵管也。络石藤及路路通皆入肝经，走经络，前者入气分，后者入血分，再加当归、郁金、丹参者，入肝经血分而疏通之，使肝血得养，肝气得疏，以上五药共为君药。引起输卵管阻塞的最主要原因是炎症，故此类患者一般又多见带下增多，色黄，口干口苦，舌根黄腻等湿热下注之象。故臣以忍冬藤、威灵仙、茯苓、泽泻、毛冬青清热利湿，活血通络，用忍冬藤，一方面以清热，另一方面与君药合用以通络。威灵仙性温能走，既能通经络，又主入膀胱经，与茯苓、泽泻合用以加强利湿之功。毛冬青是李丽芸教授于盆腔炎性疾病中较为常用的岭南中草药，其性寒,味苦,功能清热解毒,活血通络。牛膝引诸药下行,配茯苓、泽泻,势有"引热同归小便中"之妙。纵观此方,有攻有退,有寒有热,但大抵以寒为主,以攻为要,故一般适合于正气不衰者。

十四、14方(宁心养胞饮)

其组成为:珍珠母 20g(先煎),茯苓 15g,女贞子 20g,山茱萸 10g,郁金 10g,首乌藤 20g,白芍 10g,酸枣仁 15g,玉竹 10g。功效:滋肾养肝,宁心安神。用治围绝经期综合征,早发性卵巢功能不全,卵巢储备功能下降。本方化裁于《临症见解》中的珠母补益方,其可育阴潜阳,养血宁神,益肾固精,用治心肝肾虚损诸证,如失眠、高血压阴虚阳亢证、头痛阴虚火旺证、盗汗、肾虚证等。本方常用于治疗围绝经期综合征,以及早发性卵巢功能不全、卵巢储备功能下降的患者,有失眠症状者尤为适用。从中医角度来看,围绝经期综合征是女子经历"五七、六七、七七"的过程。《黄帝内经》云:"女子五七,阳明脉衰,面始焦,发始堕;六七,三阳脉衰于上,面皆焦,发始白;七七,任脉虚,太冲脉衰少,天癸竭,地道不通,故形坏而无子也。"五七之时,阳明脉衰,故气血生化减弱,阴血不足;六七三阳脉衰,脏腑功能失调,肾气渐弱;到了七七,天癸阴精衰竭,冲任二脉闭塞不通,加之阳明脉衰,故月经断绝。阳明精血生化不足,藏于肝之血固然也减少。肝者体阴用阳,此时肝阴不足,肝阳就易上犯,又加三阳脉衰于上,经络失调,此时阳加于阴为汗,阴阳失调,故见头面、颈部、胸背部潮热汗出。肝阴不足,肝气疏泄不畅,出现心烦易怒、烦躁等精神症状。肝血不足,阴器为肝经所过之处,故见阴道干涩感。可见围绝经期综合征以肾虚为本,肝阴血不足为标,而肾虚又以肾阴不足为主,或肾阴阳两虚兼有。故治疗上必须遵循"标本兼顾"原则,治法当以滋补肝肾之阴血为主。

本方重用珍珠母为君,珍珠母归肝、心经,既能敛阴,又能宁心安神。以山茱萸、白芍、酸枣仁、女贞子、玉竹、首乌藤为臣,其中白芍柔肝敛阴;酸枣仁养阴宁心安神;玉竹养阴生津;女贞子、山茱萸既能滋肾阴又能补肝阴；首乌藤既能补肾阴，又能加强安神之功。佐以郁金理气开肝郁；茯苓健脾，是取仲景所谓"见肝之病，知肝传脾，当先实脾"之意。以上诸药滋肾阴，养肝阴，安心神，取壮水之主以制阳光之意，使肝经之虚得以充养，木润则肝气有根，疏泄得畅。本方适用于肝虚不养之头痛、经行头痛、失眠、女性更年期综合征等。

十五、15 方（清肝煎）

其组成为：栀子 10g，龙胆草 10g，谷芽 20g，白芍 15g，生地黄 20g，郁金 15g，柴胡 10g，黄芩 10g，泽泻 15g，麦冬 10g。功效：清肝利胆，化湿清热。用治肝胆湿热证。此方为龙胆泻肝汤的基础上去车前子、木通、甘草、当归，加白芍、麦冬、生地黄。方中龙胆草大苦大寒，既能清利肝胆实火，又能清利肝经湿热，故为君药。黄芩、栀子苦寒泻火，燥湿清热，泽泻渗湿泄热，导热下行，共为臣药。实火所伤，损伤阴血，故加白芍、麦冬、生地黄养血滋阴，邪去而不伤阴血，共为佐药，此三药为景岳补而兼清的主要药对，可见李丽芸教授补肾之法是灵活应用的。柴胡舒畅肝经之气，引诸药归肝经使药。此方多用于肝经湿热、肝火旺者。李丽芸教授指出，凡症见烦躁易怒，或带下增多、外阴阴道潮红，或宫颈潮红糜烂，唇红，舌红或红绛，苔黄或微黄或少苔，脉弦者，均可用之。此外，男性患者平素烟酒过多，容易发怒，舌红，苔黄，脉弦者，也可用之。

十六、16 方（健脾化脂饮）

其组成为：茯苓 15g，白术 10g，布渣叶 15g，厚朴 10g，苍术 10g，胆南星 10g，郁金 15g，丹参 15g，薏苡仁 15g，青皮 5g。功效：燥湿化痰，通络健脾。用治脾虚痰湿蕴结之多囊卵巢综合征。多囊卵巢综合征属于内分泌失调的疾病，患者可有肥胖、多毛、月经稀发，无排卵等症状，实验室检查方面，除了可以引起睾酮升高、促黄体生成素/促卵泡生成素（LH/FSH）比例异常外，还可以引起胰岛素抵抗，这些因素均能引起肥胖，而肥胖又能使雄激素升高而加重肥胖，形成恶性循环。古人云："肥人多痰湿。"朱丹溪在《丹溪心法》中指出："痰多，占住血海地位，因而下多者，目必渐昏，肥人如此，用南星、苍术、川芎、香附……身躯脂满经闭者，以导痰汤加黄连、川芎，不可服地黄，泥膈故也……肥胖饮食过度之人，而经水不调者，乃是痰湿，宜苍术、半夏、滑石、茯苓、白术、香附、川芎、当归。"其在《丹溪先生金匮钩玄》云："肥盛妇人，不能孕育者，以其身中脂膜闭塞子宫，而致经事不能行，可用导痰汤之类。"可见，肥人的月经失调及不孕症，其病机多为痰湿壅遏血海或闭塞胞宫，治法以燥湿化痰为主。

16方也是遵丹溪之意，为启宫丸合苍附导痰丸加减而成。启宫丸来自《医方集解》，主治妇人体肥痰盛，子宫脂满，不能孕育者。方中组成有川芎、白术、甘草、茯苓、香附、神曲、半夏、橘红。苍附导痰丸来源《叶氏女科》卷一，主治形盛多痰，气虚，至数月而经始行；形肥痰盛经闭；肥人气虚生痰多下白带。方中有苍术、茯苓、胆南星、生姜汁以运脾燥湿利湿；陈皮、香附、枳壳以解痰郁；神曲以消食导滞。

本方中白术、苍术为君，二术同为健脾祛湿之品，白术具益气祛湿之效，加强健脾燥湿利湿之功；苍术备散寒祛湿之功，一上一下，中土为用，以养土德。臣以茯苓、厚朴、布渣叶、薏苡仁利湿化痰，胆南星燥湿豁痰，配合二术加强功效；薏苡仁者，取其利水而不伤正，补脾而不滋腻；用布渣叶代替神曲、半夏以清热利湿，消食化滞。佐以郁金、青皮，二者入肝经，代替陈皮、香附、枳壳者，以解肝经之痰郁。丹参使，与诸药相伍活血化滞，使经水得利。全方健运脾土，利湿化浊，开郁行血。对于肥胖脾虚痰湿证之月经失调、月经愆期不至、月经量少、多囊卵巢综合征面部暗疮者有较好疗效。此外，对于配偶亦为肥胖之人，也可使用此方调理。

十七、17方（理气止痛汤）

其组成为：当归 10g，白芍 15g，炙甘草 5g，木香 5g（后下），香附 10g，延胡索 10g，茯苓 15g，郁金 15g。功效：补肝血，疏肝理气，行滞止痛。用治痛经、妇科炎症之肝郁气滞型。本方功用为补肝血，疏肝理气，行滞止痛。李丽芸教授一般用于治疗痛经（包括原发性及继发性痛经），并在月经期及经前期使用多。月经前期，肾中阳长阴消，脾化生的气血藏于肝，肝气疏泄通畅方能正常来潮，故此期的生理特点为阳气易于浮越，病理特点为气机失调。月经期本是肝气疏泄，宣通血脉，而各种病理因素引起肝气疏泄不畅，都可以导致痛经。可见肝气疏泄失常是痛经关键病机所在，而夹热夹火或夹瘀是其病理因素，故李丽芸教授多用疏肝法治疗痛经。

本方以东汉张仲景《伤寒论》中芍药甘草汤为基础，以当归、芍药、炙甘草为君药，《黄帝内经》曰："肝苦急，急食甘以缓之。"芍药甘草苦甘化阴，调周身之血，治疗经脉拘急之痛症，有缓急止痛之妙。肝者体阴而用阳，故要肝之疏泄功能正常，就必须养肝体。方中用当归、白芍补肝体，补肝血者以达疏肝理气之功。方中以木香、香附、郁金、延胡索为臣药，《黄帝内经》云："肝欲散，急食辛以散之。"王旭高治肝三十法中提出，疏肝理气是治肝气的基本法，以散肝解郁为主，药用大多辛散之品，如香附、郁金、青皮、橘叶、紫苏梗等。本方中之木香、香附、郁金就是取其辛散之意。王氏还指出："如疏肝不应，营气痹窒，络脉瘀阻，宜兼通血络，如旋覆花、新绛、归须、桃仁、泽兰叶等。"肝藏血，血瘀则肝郁，本方用延胡索活血祛瘀，以达疏肝之目的，又有止痛之功。佐之茯苓健脾，取"见肝之病，知肝传脾，当先实脾"之意，运化中宫，木畅土和。全方以养肝阴肝血以达到疏肝的目的，用于肝郁气滞者，功在疏肝理气止痛。

李丽芸教授指出，如夹热者，可加玄参、麦冬、赤芍等清热凉血之品；如夹寒者，可加艾叶、淫羊藿、巴戟天等温肾之品；如血瘀明显者，可加三棱、莪术等活血化瘀消癥之品。临床上常合用金铃子散，增强理气止痛之功效。

十八、18 方（活血散结汤）

其组成为：当归 10g，三棱 10g，莪术 10g，红花 10g，郁金 15g，枳实 10g，丹参 15g，桃仁 5g，浙贝母 15g。功效：活血消癥，化痰祛瘀。用治痰瘀互结证。本方用三棱、莪术以破血消癥，为君药；臣以当归、丹参、桃仁、红花活血化瘀通络。浙贝母能化痰散结，与前活血化瘀药共用，共奏化痰瘀之功。再佐郁金、枳实破气散结，使气不滞，痰瘀能散。李丽芸教授指出，此方主要用于五个方面，一是月经过期未至，基础体温（BBT）一直单相；二是盆腔内膜异位症、卵巢巧克力囊肿、子宫腺肌症者；三是多囊卵巢综合征，月经稀发，卵巢增大，卵巢白膜增厚者；四是盆腔炎性包块；五是排卵期促排卵。

月经过期未至者，基础体温一直低温相，此方能通经。而对于多囊卵巢综合征之月经稀发，患者卵巢体积增大，或妇科检查时可及卵巢者，李丽芸教授分析此为卵巢表面的白膜过厚，阻碍排卵，局部辨证当属痰瘀互结。此时应使用活血化瘀、行气化痰法，方能促使卵巢排卵，故此方也能用于促排卵。

对于子宫内膜异位症的患者，可在月经期使用此方，因势利导，使月经通畅，不致成瘀。对于盆腔炎，尤其是盆腔炎性包块形成、卵巢囊肿、宫颈糜烂肥大的，李丽芸教授喜用此方。其认为，以上指出的多种疾病均可影响盆腔、宫腔及阴道宫颈环境，从而影响患者受孕。故在治疗由于上述原因引起的不孕症，单纯利湿不能使患者受孕，此时必须活血化瘀，才能改善患者的盆腔、宫腔及阴道宫颈环境。

十九、19 方（益气养血饮）

其组成为：熟地黄 20g，山药 15g，白芍 10g，黄精 20g，春砂仁 5g（后下），太子参 15g，制首乌 20g，桑寄生 15g，枸杞子 15g。功效：补肾健脾，益气养血。用治崩漏止血后恢复期、胞宫术后或产后气血亏虚。《妇人规》中云："经血为水谷之精气，和调于五脏，洒陈于六腑，乃能入于脉也。凡其源源而来，生化于脾，总统于心，藏受于肝，宣布于肺，施泄于肾，以灌溉一身。"精血依靠心、肝、脾、肺、肾五脏协调，充盈人体四肢百骸。此方来自罗元恺教授之补肾调经汤，原方用于崩漏出血已止，身体未复，需要建立月经周期，以防反复发作。其方以熟地黄、菟丝子、金樱子、续断、鹿角霜滋肾补肾；枸杞子、黄精、制首乌、桑寄生养血；党参、白术补气健脾；全方使肾气充盛，血气和调，冲任得固。

李丽芸教授重于补肾健脾，本方以熟地黄、黄精、制首乌为君，质味醇厚，入肝脾肾，为补虚损、养精血之上品。"气血之化，由于水谷……重在胃气"，故以山药、砂仁、太子参为臣，健运中州，胃气盛则化水谷精微为精血充养周身。佐以白芍、枸杞子、桑寄生扶肝益肾，则精血化生源源不绝。全方共补先天后天，俾使先天充盛，后天得养，以助孕育。适用于虚劳、气血不足者，如月经不调、量少、失血过多、产后、术后调理等。

本方为气血双补之剂，李丽芸教授多用于贫血、清宫术后阴道流血不止、崩漏血止后、经期延长等。清宫术后，胞宫受手术所伤，胞脉空虚，气血不足，一方面容易受到外邪侵袭，另一方面胞宫不能藏血而见阴道下血或多或少。崩漏血止后，气血两虚，而此方能补益气血，使经脉得养，扶正方能祛邪，精充方能藏摄。对于一些生产后或流产后本就气血两虚，经脉不通，出现四肢关节屈伸不利，或脏腑功能失调，出现头晕、失眠、心悸、疲怠等，用此方加减也能奏效。

二十、20方（理冲止血饮）

其组成为：制首乌 20g，白芍 10g，珍珠母 20g（先煎），墨旱莲 15g，牡丹皮 20g，岗稔根 20g，紫珠草 15g，太子参 15g，阿胶 15g（烊化）。功效：养阴清热，凉血止血。用治阴虚夹热之月经过多、经期延长等。《傅青主女科》中谓："血海者，冲脉也。冲脉太热而血即沸，血崩之为病，正冲脉之太热也。"说明血崩与血海热盛有关，强调肝不藏、脾不摄。故本方以珍珠母、白芍、制首乌、阿胶为君，镇肝柔肝，滋养肝木，精血得以藏养。臣以太子参健脾益气养阴，脾气足能统摄经血，又不过于温燥。佐药用墨旱莲、牡丹皮、岗稔根、紫珠草凉血止血，清血海和子宫之热。子宫清凉，则血海自固。全方共奏清热凉血止血之功，适用于血海有热之月经过多、经期延长、崩漏等病证，症见：月经量多、色深红，或经期点滴拖尾不净、口唇红、易发脾气、舌红、脉弦略数等阴虚夹热之候。

9方、20方均可止血。9方适于脾肾不足，冲任失摄者；20方更适于阴虚有热者。

二十一、21方（疏肝解郁汤）

其组成为：柴胡10g，佛手10g，茯苓15g，素馨花5g，白芍15g，当归10g，香附10g，郁金15g，首乌藤20g。功效：疏肝解郁。用治经前期综合征、高泌乳素血症、盆腔炎等证属肝气郁结者。本方化裁于《太平惠民和剂局方》的逍遥散，再加佛手、素馨花、郁金、香附、首乌藤，主要为肝血亏虚、脾失健运而设。《医碥》指出："郁则不舒，则皆肝木之病矣。"妇人于月经前后、绝经期间，或孕期、产后等气血变化时期，情绪波动明显，肝脏疏泄失常易致气机郁结，血行不畅，脉络受阻，诸病丛生。经前冲脉气盛气机壅阻，经期阴血下泄，肝血不足，失于柔养，肝气更郁，冲气夹肝气上逆，出现经行乳房胀痛、痛经、头痛、胸胁少腹胀痛、窜痛，胸闷不舒，嗳气叹息，心烦易怒，头晕，口苦，脉弦或脉弦数等肝气郁结之证。"木郁达之"，治宜疏肝理气调经。

《黄帝内经》曰："东方青色入通于肝，东方肝木为生生之气，肝郁则害脾。"本方以柴胡为君，调少阳枢机，疏肝解郁以条达肝气，兼使药之用引入肝经。白芍、当归养血柔肝，佛手、茯苓理气运中，君臣专于调肝气养肝阴。临床上肝郁气滞证者容易伴有心烦不寐等症，故佐以首乌藤安神定志，养肝血疏肝气。素馨花、香附、郁金为使，引药作用于肝，木润土调，则运化生机不绝。佛手、郁金、香附、素馨花大大增强了理气解郁、活血止痛之功。全方肝脾同调，气血兼顾，使肝郁得疏，血虚得养，脾虚得复。本方疏肝解郁，多应用于月经失调、痛经、经前期综合征、高泌乳素血症、盆腔炎等证属肝气郁结者。

二十二、22方（温阳健固汤）

其组成为：熟附子15g（先煎），淫羊藿15g，当归15g，川芎5g，巴戟天15g，肉苁蓉15g，党参15g，黄芪15g，白芍15g。功效：温肾壮阳，调经助孕。用治肾阳虚之不孕症、月经后期、闭经等。夫坎为水，属阴，血也，而真阳寓焉。天一生水，在人身为肾，一点真阳含于二阴之中，乃人立命之根。《圣济总录·妇人无子》云："所以无子者，冲任不足，肾气虚寒故也。"妇女先天禀赋不足，或久病及肾，损伤肾气，肾阳不足，命门火衰，冲任失于温煦，宫寒不能摄精成孕，则为宫寒不孕。本方来源于《景岳全书》赞育丹。赞育丹主治"先天之本"，从补肾壮阳立法，主治男子阳痿精衰，虚寒不育。其温而不燥，滋而不腻，阳药有阴药相扶，阴药有阳药所化，阴阳调和，肾阳渐充。本方以熟附子为君，其性大辛大热，气厚味薄，退阴回阳，补命门火衰之不足，补益坎中之阳。臣以巴戟天、肉苁蓉、淫羊藿，温肾填精，温暖胞脉，阴阳互根，人身立命根基充实，生机蓬勃。其中巴戟天强筋骨，壮肾阳；肉苁蓉补肾助阳，使肾阳健；淫羊藿益养肾精，阳旺而自藏，达到温肾益精之效。佐以党参、黄芪以益气健脾，加强后天脾胃健运之气以养先天；人身气血亦属阴阳也，气为阳而血为阴，气无形寓血之中，血有形藏气之内。故加以当归、白芍、川芎气血同补，寓阴阳之本。当归、白芍配伍可以生血脉而贯通营阴。同时，白芍性微寒，以制壮阳药之燥性。以川芎为使，其辛温香燥，走而不守，既能行散，上行可达颠顶；又入血分，下行可达血海，为血中之气药。全方补肾壮阳，适用于肾阳虚衰而肾精亏损之不孕症；脾肾阳虚、气血不足之月经失调；或正值排卵期，机体处于阴阳转化，重阴转阳时，应用本方以鼓动肾中阳气，促进卵子排出。

1方、22方均用于肾阳不足者。1方性偏温润，阴中求阳，补而不燥；22方温阳之力更强，适于阳虚内寒更甚者。

二十三、23方（知柏饮）

其组成为：黄柏12g，知母15g，沙参15g，玉竹15g，山茱萸15g，白芍15g，墨旱莲15g，女贞子15g，牡丹皮10g。功效：滋阴清热补肾。用治肾阴亏虚，阴虚化热之月经先期、过少、不孕症、更年期综合征等。因肾阴不足，阴虚火旺，冲任血海蕴热，故出现月经先期、崩漏；肾阴亏虚，胞脉失养则出现不孕。如《女科经纶·嗣育门》引朱丹溪曰："妇人久无子者，冲任脉中伏热也……其原必起于真阴不足，真阴不足，则阳胜而内热，内热则荣血枯。"阴虚血亏则月经量过少，色淡；肾虚腰府失养则腰酸腿软；精血不足，髓海空虚，则头晕目眩，心悸失眠；阴血不足，虚火内扰，故形体消瘦，口干烦热，舌质红，少苔，脉细。治宜滋肾养阴降火，即王冰所说的"壮水之主以制阳光"。

本方由《医宗金鉴》知柏地黄丸与《医方集解》二至丸化裁而来。知柏地黄丸来源于六味地黄丸，三补三泻，补而不滞，泻而不伤，以山茱萸、黄柏、知母为君药，山茱萸敛阴涩精秘气，固阴补精，壮阴气；知母辛苦寒凉，下则润肾燥而滋阴，上则清肺金泻火，乃二经气分药也；黄柏则是肾经血分药，与知母相须而行，有滋阴之中兼寓抑阳之义。臣以玉竹养阴润燥，生津止渴，沙参清热养阴，白芍养血敛阴。景岳云"阴虚者，宜补兼清"，佐以牡丹皮泄热并除山茱萸之滞，加之二至丸补益肝肾，补而不滞，润而不腻，既能补又能清。全方治以补肾益阴，滋水涵木，所谓浇苗灌其根，治上求其下。本方适用于肾阴亏虚、阴虚化火之月经先期、过少、不孕症等；或可用于月经过后，胞宫空虚，阴血不足化热之时。

二十四、24方（养血祛风饮）

其组成为：当归12g，白芷10g，白芍15g，刺蒺藜10g，大枣15g，茯苓15g，川芎5g，珍珠母20g（先煎）。功效：养血祛风，通络止痛。用治血虚所致之经行、产后头痛。头为"诸阳之会""清阳之府"，也是髓海之所在。脏腑清阳之气、阴柔之血皆上注于头。倘若久病重病，脾虚化源不足，经、产失血过多等，导致血虚，血海不盈，血虚不能上荣于脑，不荣则绵绵作痛，头晕；血虚冲任失养，则月经量少，色淡质稀；血虚不养心神，则心悸少寐；血虚气弱，故神疲乏力。舌淡、苔薄、脉虚细乃为血虚之候。治宜养血补血祛风，通络止痛。

《兰室秘藏·头痛门》云："血虚头痛，当归、川芎为主。"当归、川芎为君，即《删补名医方论》之佛手散，其效力宏大，"如佛手之神妙也，当归、川芎为血分之主药，性温而味甘辛，以温能和血，甘能补血，辛能散血也"，产前服用可治妊娠伤胎、难产，产后服用可治血虚头痛。臣以白芍、白芷、刺蒺藜，《唐本草》指出白芍可"益女子血"。白芍阴柔补血，与辛香的当归、川芎相配，动静结合，补血不滞血，活血不伤血。《本草纲目》谓："白芷，色白味辛，行手阳明；性温气厚，行足阳明；芳香上达，入手太阴肺经……为阳明主药……治妇人血风眩运。"刺蒺藜平肝解郁，祛风明目。三味白药合用，加强通窍止痛之功，使血海充盈，脑髓得通，而痛自止。故本方名亦取"三白汤"。茯苓佐之健脾化水、宁心，配珍珠母，咸寒入心肝，定神魂；大枣益气养血，助当归补血养血。本方从血证立法，补血养血力强，使脑髓得充，痛症自除，适用于肝经血虚之头痛、经行头痛、经前紧张综合征、失眠等。

二十五、25 方（养精益血汤）

其组成为：当归 12g，女贞子 20g，鸡血藤 30g，丹参 20g，郁金 15g，熟地黄 20g，白芍 15g，菟丝子 20g，黄芪 15g，党参 15g。功效：补肾精，益气血。用治人工流产术后月经过少、流产恢复期等。本方以滋补肾精、固本培元为主，配疏肝养肝、行气活血之品以肝肾同治，用治月经过少，流产恢复期等。肾既藏先天之精，又藏后天之精，精血同源，肾精所化之肾气主宰着天癸的至与竭、月经的潮与止，故月经过少的发病机理首先责之于肾。朱丹溪云："主闭藏者，肾也，司疏泄者，肝也。"二者相互为用，相互调节，相互制约。肝藏血，肾藏精，肝肾同源，精血互生，换言之，肾精肝血一荣俱荣，一损俱损，休戚相关。《女科撮要》有言："小产如生采，破其皮壳，断其根蒂，岂不重于大产。"因而不可小觑。流产或人工流产术后肾气亏损，肾精衰少，无精化血，冲任血海不满；肾虚气化不力，离经之血不能速去，瘀血停留，冲任受阻，新血不生；肾虚日久，损及肾阳，阳虚则寒，寒凝气血，冲任运行涩滞；精血不足，肝木不得滋养而郁滞。《难经》云"损其肾者益其精"，导致无余可下，出现月经量少；又人工流产术后发为月经量少；再者，亦可致月经量少。李丽芸教授认为治疗的关键是"调经以治本"，从"肾"着手，以填补精血为主，佐以助阳化瘀，保持生殖轴的协调平衡。

方用菟丝子补肝肾，益精血；女贞子、熟地黄滋补肾阴，填精益髓，阴阳互助，肾精得生，肾气得化；共为君药。黄芪、党参补气，如张景岳所言："善治精者，能使精中生气；善补气者，能使气中生精。"当归、丹参补血活血调经；鸡血藤活血养血；共为臣药。佐以郁金理气活血，白芍养血柔肝敛阴，助当归、丹参养血调经。全方补中有疏，疏中有养，标本兼顾。月经期前，李丽芸教授喜加用赤芍活血化瘀；月经过后，加用枸杞子敛阴补肝肾。

二十六、26方（健脾化脂②号）

其组成为：布渣叶 15g，决明子 20g，泽泻 15g，当归 15g，炒薏苡仁 20g，丹参 20g，茯苓 15g，青皮 10g，枳实 15g，山楂 15g。功效：利湿化痰，泄热祛瘀。用治痰湿瘀热之多囊卵巢综合征。《万氏妇人科》中认为，妇人经候不调有三，其一即为脂痰凝塞，其云："唯彼硕者，膏脂充满，玄室之户不开，夹痰者痰涎壅滞，血海之波不流。故有过期而经始行，或数月而经一行。"朱丹溪在《丹溪心法》和《金匮钩玄》中详细描述了从痰论治月经病，针对痰的不同性质、病证的不同部位，并结合患者的实际情况，提出了"湿痰用苍术、白术，热痰用青黛、黄连、黄芩，食痰用神曲、麦芽、山楂，风痰用南星，老痰用海石、半夏、栝楼、香附、五倍子作服"的理论。故本方中布渣叶、枳实、山楂三药归脾胃二经，枳实行气化痰消积，山楂活血化瘀消积，青皮解肝经之痰郁，以上四味共为君药，共奏化痰消积之效。臣以决明子、泽泻、薏苡仁、茯苓利水化湿浊，其中茯苓运脾燥湿利湿，加薏苡仁取其利水而不伤正，补脾而不滋腻；决明子凉肝泄热；泽泻走冲任而活血利水，祛瘀而通滞。君臣相伍相合，有通利二便、开拥塞道路之能，化肥硕之人体内痰瘀湿阻。痰涎壅滞，血海不流，血脉艰涩难行，故佐以当归、丹参活血络行血脉。郁金作为使药，能开郁通气，使肝郁之气疏泄得行，行而流畅，故经水能潮。

本方与 16 方类似，均可用治多囊卵巢综合征，但本方偏于痰湿瘀热阻滞者。适用于湿瘀互结之月经失调、量少、愆期不至，甚至闭经，肥胖之人面部暗疮等。

二十七、27 方（健脾益气②号）

其组成为：白术 15g，山药 15g，茯苓 15g，党参 15g，陈皮 10g，厚朴 10g，芡实 15g，炙甘草 5g。功效：健脾益气，燥湿化痰。用治免疫性不孕症证属脾气虚者。本方拟于"参苓白术散"，以四君子汤为君，健养脾气，运化中宫。以陈皮、厚朴为臣，理气化痰消滞。陈皮理气健脾、燥湿化痰，厚朴行气燥湿。佐以山药、芡实，二者性味甘平，有固涩之功。加山药健脾益胃，调节免疫系统，芡实补脾止泻，全方共奏健脾益气、燥湿化痰之功。本方功以启中宫斡旋之机，升清降浊，养气育神，醒脾悦色，顺正辟邪。本方主要用于免疫力低下，证属脾气虚证，症见舌质淡白、苔腻、脉细滑等气虚之候。李丽芸教授临证常加入淫羊藿温肾助阳，大便结者加肉苁蓉温补肾阳，益精血，润肠通便。

二十八、28 方（孕育宝②号）

其组成为：菟丝子 20g，桑寄生 15g，白术 15g，白芍 15g，党参 15g，陈皮 10g。功效：补肾健脾养肝。用治妊娠期纳差，胎元不固。本方用菟丝子、桑寄生、白芍为君药，补益肝肾；臣以党参、白术健运脾胃之气，加强带脉之约；佐之陈皮理气降逆。全方用药精简，着重在脾、肾二脏做功，有益气安胎之功，适用于妊娠恶阻、妊娠早期饮食不进等。

二十九、29 方（加减当归芍药散）

其组成为：当归 10g，茯苓 15g，白术 15g，赤芍 15g，川芎 10g，泽泻 15g，葛根 15g，威灵仙 15g，路路通 15g。功效：健脾养血，祛湿通络。用治血虚水湿证之腹痛。本方以当归芍药散为基础，当归芍药散出自《金匮要略》，治疗妇人怀妊，腹中疞痛。观其用药，有养血利湿之功，用于血虚水湿证。人身之血由脾胃水谷精微所化，中焦脾胃虚弱则化源不足，继而土弱水泛，此证皆因中焦土弱。然人身中焦所处为带脉所系，中焦弱则带脉失约，故带脉所及之处为病。本方以茯苓、白术、泽泻为君，以健脾利水渗湿。臣以当归、川芎、赤芍补血养血，活血祛瘀。佐葛根、威灵仙升阳利水湿，使脾能升清阳，胃能降浊阴。以路路通为使，取通意为用，能通达瘀络。本方用于输卵管炎症、输卵管不通、盆腔炎等。在治疗输卵管炎症、输卵管僵硬、不通、积液、粘连等疾病方面，此方有良好效果。

第四节　自拟新方

一、经验方一（益肾填精汤②号）

其组成为：熟地黄 20g，当归 10g，川芎 5g，牛膝 15g，枸杞子 15g，菟丝子 20g，紫河车 10g，淫羊藿 10g，黄芪 15g，党参 15g，巴戟天 10g，鹿角胶 15g，肉苁蓉 10g。功效：补肾填精，调经种子。用治肾虚证（肾阳虚衰、肾精亏虚）。《傅青主女科》云："精满则子宫易摄精，血足则子宫易容物。"强调胞宫精血充盛对孕育种子的重要性。故以紫河车、鹿角胶两味血肉有情之品为君药，起温肾助阳填精之效，其中鹿角胶较鹿角霜温补肝肾、益精养血之力更强。臣以熟地黄、淫羊藿、巴戟天、枸杞子、菟丝子、肉苁蓉益肾精、助肾阳，辅助君药加强疗效。黄芪、党参、当归、川芎为佐药，使气能行血，血能载气而行。怀牛膝为使，引药下行到达胞宫之处，温煦、充养胞宫。全方皆补益为用，起大补气血填精之功，适用于肾阳虚衰、肾精亏虚之月经不调、闭经，精冷不孕，卵巢早衰，子宫内膜菲薄等。

二、经验方二（填精养膜饮①号）

其组成为：熟地黄 20g，当归 10g，白芍 15g，赤芍 15g，党参 15g，黄芪 20g，菟丝子 20g，女贞子 15g，鸡血藤 30g，丹参 20g，郁金 15g，合欢花 15g。功效：补肾养血，疏肝理气。用治肝肾不足证。以"圣愈汤"为基础，本方取其意，用熟地黄、当归、赤芍、白芍、党参、黄芪温养气血，而重在养血。《圣济总录》有云："妇人纯阴，以血为本，以气为用。"再添菟丝子、女贞子补肝肾，滋养冲任。妇人历经带胎产，常耗阴血，而肝藏血，肝则常不足，疏泄失常。故而养血之际需疏解气机，佐郁金、合欢花疏肝宁心安神。全方重在"血"上下功夫，全因"女子以血为本"，补血、养血、活血，协补气、理气，使冲任气血充盛，胞宫气血调和，而经水调畅，方能种子。适用于肝肾不足之月经失调、延后、量少，痛经，情绪郁结、失眠，不孕症等。

三、经验方三（填精养膜饮②号）

其组成为：熟地黄 20g，当归 10g，山药 20g，党参 15g，淫羊藿 10g，巴戟天 10g，酒黄精 15g，菟丝子 20g，丹参 15g，青皮 10g。功效：温肾健脾。用治脾肾不足证。《妇科玉尺》云："凡有胎者，贵冲任脉旺，元气充足，则饮食如常，身体健壮，色泽不衰，而无病患相侵，血气充实，可保十月满足……若血气不充，冲任脉虚，则经水愆期，岂能受孕。"可以看出气血充盛与否对孕育的重要性，故益气养血是重点。然人身气血皆由中焦所化，中焦脾胃为后天之本，腐熟水谷精微化为人身气血津液，故重视脾胃是关键。本方用山药、党参健运中宫。肾寓元阴元阳，阳气足，阴精满，则能生化无穷。运用熟地黄、淫羊藿、巴戟天、酒黄精、菟丝子温肾阳、填肾精；脾肾同调，温育火土，使气血化生有根有源，绵延不绝。佐以当归养血，合青皮、丹参活血理气，气寓血之中，血藏气之内，使冲脉充而经脉之气血周流通畅。此方调节阴阳，共奏温补脾肾、益气养血之功。适用于脾肾不足之月经失调、量少、愆期不至，排卵障碍性不孕等。

四、经验方四（孕育宝③号）

其组成为：菟丝子 20g，桑寄生 15g，续断 15g，太子参 15g，山药 20g，白术 15g，白芍 20g。功效：补肾健脾。用治脾肾两虚、冲任不固之黄体不良、胎动不安、胎漏下血、习惯性流产者。此方名为"孕育宝"，故而用于妊娠安胎。张锡纯在《医学衷中参西录》论妇人流产时强调："养胎者，不尽关于妊妇身体之强弱，实兼视所受之胎善吸取其母之气化否。"他还专门在千百味药中找到一味最善安胎、治流产的中药——菟丝子。其云："菟丝子初生有根，然其根被风摇断后，益蕃延茂盛于禾稼上，致禾稼为之黄落，此善取所托者之气化以自养也。"方中重用菟丝子，借其性质以变化胎之性质，使胎善吸取母气，而安固之。诚桑寄生、续断皆为此功效，有固肾、安胎之妙用。妊妇需提供精气给胎儿，故建中调肝脾是重点，以太子参、山药、白术、白芍益气建中，使土运木长，化生充茂，孕育之机蓬勃。本方适用于脾肾两虚、冲任不固之习惯性流产者，妊娠早期胎动不安等。

下篇
临证经验

第五章　胞宫与孕育

第一节　子宫性不孕与不孕症的关系

一、子宫性不孕

子宫是主持月经和孕育胎儿的器官。凡子宫发育不良、子宫先天畸形、子宫巨大壁间肌瘤、子宫黏膜下肌瘤、子宫腺肌症、腺肌瘤等，均可造成不孕症或孕后流产；子宫内膜炎、内膜结核、内膜息肉、宫腔粘连，或因卵巢孕酮分泌不足，子宫内分泌反应不良等因素，影响受精卵着床而致不孕症。雌激素不足，或宫颈管感染，宫颈息肉，宫颈过小，均可影响精子通过而致不孕症。

二、子宫相关疾病与不孕症的关系

慢性子宫内膜炎（chronic endometritis，CE）是指子宫内膜的慢性持续性炎症，组织学上以内膜间质中浆细胞浸润为特征，其临床症状轻微且不典型，易被忽视。根据不同文献报道，慢性子宫内膜炎在不同人群中的发生率为 0.2% ～46%，而在不孕的人群中，其发生率可高达 57%，研究发现慢性子宫内膜炎与异常子宫出血、宫腔粘连、不孕症、体外受精（IVF）反复植入失败，以及复发性流产等妇科生殖疾病密切相关。

子宫内膜息肉（endometrial polyps，EP）是造成女性生育能力降低的一个常见因素，同时也是影响人工助孕过程中胚胎种植的一个独立因素。子宫内膜息肉的主要临床表现为异常子宫出血（abnormal uterine bleeding，AUB）

和不孕。研究发现，10%～40%的异常子宫出血女性患有子宫内膜息肉，症状的严重程度与子宫内膜息肉的大小、数量和位置无关，在一般人群中，子宫内膜息肉的患病率为25%～30%，子宫内膜息肉被认为是造成女性生育能力降低和早期流产的原因之一。不孕症妇女子宫内膜息肉的患病率相对更高。有研究表明，16.5%～26.5%的不明原因性不孕症患者同时合并有子宫内膜息肉。雌激素过度暴露、慢性炎症刺激或细胞增殖/凋亡失衡等都可能与其发病机制相关。子宫内膜息肉导致不孕的机制目前仍不明确，可能与子宫内膜息肉在宫腔内形成占位机械性干扰胚胎着床，以及造成子宫内膜微环境发生改变有关。子宫内膜息肉的位置、大小、数目与术后自然妊娠率相关。其治疗首选宫腔镜下子宫内膜息肉切除术（transcervical resection of polyp，TCRP），对于不孕女性，切除子宫内膜息肉的患者自然妊娠率可从3%增至29%。

子宫肌瘤导致的不孕症患者占所有不孕症患者的5%～10%，可以引起反复流产，也可以作为独立因素存在（1%～2.4%）而导致不孕。其主要临床表现包括月经过多、子宫出血、压迫感、疼痛、反复流产和不孕。子宫肌瘤对生育的影响程度与肌瘤的位置密切相关，对于子宫肌瘤合并不孕者是否接受肌瘤剔除术，目前尚存在争议，但对于子宫肌瘤毗邻子宫内膜，导致宫腔形态改变，经手术矫正能显著提高妊娠率。

子宫畸形占生殖道畸形的55%。畸形子宫导致的不孕主要与宫腔形态和容积相关，单角子宫、双子宫、双角子宫、纵隔子宫、弓形子宫和T型子宫均不同程度地引起不孕的发生。畸形子宫其内膜发育不良且宫腔形态及血管分布异常，影响胚胎着床及发育，易合并流产、早产、胎膜早破及胎位不正等并发症。同时，畸形子宫合并妊娠临产后发生宫缩乏力，导致产后出血及胎盘滞留、产褥感染等并发症也相应增加。先天性女性子宫畸形的治疗原则从畸形类型及患者意愿两方面考虑，大部分患者需结合手术治疗，解除梗阻，恢复解剖，促进生育。

第二节　对胞宫与孕育的独特认识

胞宫又名女子胞、子处、子脏、血室、胞室等。《素问·五脏别论》

云："名曰奇恒之腑。"《神农本草经》称之为子宫，是女性重要的生殖器官。

《石室秘录·子嗣论》载有："女子不能生子，有十病。"《外经微言·回天生育》云："女子十病者，胞胎寒也，脾胃冷也，带脉急也，肝气郁也，痰气盛也，相火旺也，肾水衰也，任督病也，膀胱气化不行也，气血虚而不能摄也。"李丽芸教授认为，女性不孕原因复杂，《石室秘录·子嗣论》把胞宫冷列为首位因素，虽胞宫并非唯冷，但显示胞宫相关疾病与不孕症有着十分密切的关系，尤其与胞宫寒冷关系最为密切。

胞宫位于女性小腹中，胞宫的生理功能包括两个方面，一是主持月经。月经的产生，是脏腑经络气血作用于胞宫的结果。胞宫的形态与功能正常与否，直接影响月经的来潮，所以胞宫有主持月经的作用。女子胞与肾和冲任二脉的关系最为密切。因肾主人体生殖功能，与女子胞有脉络相联系，而冲任二脉均起于胞中，有"冲为血海""任主胞胎"之说。健康的女子，到了14岁左右，肾精旺盛，冲任二脉气血充足，生殖器官发育成熟，子宫内膜发生周期性变化，1月（28天）左右周期性排血一次，月经开始来潮，为孕育胎儿提供了条件，女性开始具备生育功能。若肾气衰弱，冲任二脉气血不足，会出现月经不调、闭经，甚或不能受孕等病证。进入七七之年，随着肾中精气和冲任二脉的衰弱，天癸由少而致衰竭，地道不通，于是月经闭止，生育能力也随之丧失。二是孕育胎儿。《类经》曰："阴阳交媾，胎孕乃凝，所藏之处，名曰子宫。"受孕之后，月经停止来潮，脏腑经络气血皆下注于冲任，到达胞宫以养胎。女子胞可保护胎元，孕育胎儿，以至成熟分娩。

胞宫为奇恒之腑，亦藏亦泻，藏泻有序，充分体现了胞宫功能的特殊性。李丽芸教授认为胞宫所表现出来的功能，是女性生命活动的一部分，是全身气血、脏腑、经络共同作用的结果。

一、对影响胞宫孕育的病因学认识

（一）先天禀赋不足

身体体质肌肤受之父母，明代张景岳称之为"禀赋"。先天因素会影响胞宫的孕育功能，先天禀赋不足或先天缺陷，如子宫缺如、始基子宫、幼稚子宫、子宫偏小、子宫畸形、纵隔子宫、双子宫、残角子宫等。

有些子宫畸形患者可无任何自觉症状，其月经、性生活、妊娠、分娩等亦均无异常表现，以至终身不被发现，或于体检时偶被发现。一些先天性子宫畸形患者可出现月经异常，如闭经、经期延长、经量过少、痛经或功能性子宫出血等，有些还伴有外阴阴道、宫颈畸形，或乳房和第二性特征发育不良等，子宫畸形的女性容易出现不孕症或者自然流产、早产等。

（二）外感六淫之邪

患者经常认为自己是"宫寒不孕"，殊不知外感六淫之邪均可成为病因。李丽芸教授认为风、寒、暑、湿、燥、火等都可导致妇产科疾病，其中以寒、热、湿毒之邪更易与血相搏而导致妇产科诸证，非独寒邪也，而又以寒邪侵袭子宫为主。

李丽芸教授认为，寒为阴邪，其性收引，易伤阳气，影响气血运行。无论是外寒由阴户上行，入侵冲任胞宫，或是机体阳气虚衰，失于温煦，寒从内生，胞宫寒冷，或阳气不足，阳不化阴，导致痰湿、水饮内停胞宫，均可导致月经后期、痛经、闭经、不孕症等疾病的发生。正如巢元方《诸病源候论》云："若风冷入于子脏，则令脏冷，致使无儿。若搏于血，则血涩壅，亦令经水不利，断绝不通。"亦如薛己在《校注妇人良方·求嗣门》中记载："窃谓妇人之不孕，亦有因六淫七情之邪……或子宫虚冷，或气血虚衰。"

热为阳邪，其性炎上，耗气伤津，易动血、迫血妄行。经期、孕期、产褥期、哺乳期为女性特殊时期，外感热邪乘虚而入，热蕴于冲任胞宫，则易发为妇人腹痛、盆腔炎性疾病、不孕症等；火热内生，易损伤冲任经脉，迫血妄行，胞宫藏泻功能失常，易出现月经先期、崩漏、不孕症、胎漏胎动不安等病证。如朱丹溪《女科经纶·嗣育门》云："妇人久无子者，冲任脉中伏热也……其原必起于真阴不足，真阴不足，则阳胜而内热，内热则荣血枯。"

湿邪为有形之阴邪，其性重浊，阻塞气机。外感水湿，以致湿邪内侵脾土；或脾阳虚湿浊内生，或肾阳虚水湿内停，总之，湿邪重浊趋下，下注冲任经脉，壅塞胞宫，带脉失约，可致带下、阴痒、不孕症等。

（三）内受情志之伤

《黄帝内经》有云："怒伤肝，喜伤心，悲伤肺，忧思伤脾，惊恐伤肾，百病皆生于气。"焦虑、抑郁、烦怒、思虑过度、惊恐等不良情绪，会导致气机运行紊乱，从而影响胞宫孕育功能。肝失疏泄，肝气郁结，则上扰心神，以致心血不足，心火过盛。五志化火，冲任失调，则胞宫胞脉失养，月经失调，胎萎不长；或因情志因素引起肝气郁结，气机瘀滞，或肝郁化火，郁热内蕴，伏于冲任，胞宫血海不宁，难以摄精成孕。如薛己《校注妇人良方·求嗣门》云："窃谓妇人之不孕，亦有因六淫七情之邪，有伤冲任，或宿疾淹留，传遗脏腑。"

（四）饮食失调

李丽芸教授指导备孕夫妇饮食，宜均衡清淡有营养，忌煎炸、油腻、冰冷、温燥、寒凉之品；远离烟、酒、毒品等。凡饮食不洁，过度节食，偏饮偏食，贪凉饮冷，烟、酒、毒品等习惯，皆可导致脾虚胃弱，气血不足，胞宫失于濡养，则见经少色淡质稀，无以纳胎成孕；暴饮暴食，嗜高脂高糖，容易导致女子形体肥胖，脂膜下注，壅塞冲任经脉，经脉不通，气血运行受阻，血海不能按时满溢，遂致月经后期，甚至闭经；或躯脂满溢，闭塞胞宫而致不孕。

（五）金刃所伤

李丽芸教授积极倡导生殖功能的保护，经常告诫妇科医生在手术过程中要注意保护卵巢，保护子宫内膜，特别是对有生育要求的女性患者，无论是诊断性刮宫、人工流产、稽留流产清宫、宫腔镜检查及内膜息肉剔除、黏膜下肌瘤剔除等，均应动作轻柔，力度适度，如果刮宫过度，有可能损伤子宫内膜，导致内膜菲薄、土地贫瘠，甚至宫腔粘连，最终导致反复着床失败，从而导致不孕症的发生。

此外，理化之伤如放射性损伤、因子宫肌瘤或腺肌瘤或子宫大出血而行子宫动脉栓塞介入治疗等，均可导致子宫内膜血供减少，血供减少，内膜难以生长，孕育之沃土匮乏，则不能纳胎成孕。其他药毒因素：如长期使用他莫西芬，可出现内膜过度增厚，甚则出现子宫内膜不良病变，不利于胚胎着床。而米非司酮、雷公藤等药物的长期使用，对子宫内膜有抑制作用。

二、对胞宫与气血、脏腑、经络的关系的认识

（一）胞宫与气血

气血源于脏腑，又滋养着脏腑。气血调和，胞宫孕育正常；气血不和，则必然影响胞宫的生理功能，从而导致各种月经病及不孕不育。故女子的经、孕、胎、产、乳无不以血为本，以气为用。气血由脏腑化生，通过冲、任、督、带、胞络、胞脉运达胞宫，在天癸的作用下，为胞宫的行经、胎孕、产育及上化乳汁提供基本物质，完成胞宫的特殊生理功能。

（二）胞宫与脏腑

在脏腑之中，心主血，肝藏血，脾统血，肾藏精，精化血，血生精，精血同源；肺主气，朝百脉而输精微，分司血的生化濡养、统摄、调节等重要作用。人体的卫、气、营、血、津、液、精、神都是脏腑所化生的，脏腑功能活动是人体生命的根本。胞宫行经、胎孕的生理功能是由脏腑滋养而实现的，故五脏安和，则经候如期，胎孕乃成。

在五脏之中，女子胞与肾、肝、脾、心关系尤为密切。

1. 胞宫与肾

从经络来讲，足少阴肾经循行联络胞宫，即《素问·奇病论》提及的"胞络者，系于肾"。足少阴肾经又与任脉交会于关元穴，与冲脉下行支相并而行，督脉更是"贯脊属肾"，故肾脉通过冲、任、督三脉的相互联通，进而加强与胞宫相联系的程度。

在功能上，肾主封藏，藏先天之精和后天水谷之精。肾中之精气，精化气，气生精，精血同源。肾精化生精气，即肾气，寓元阴元阳，即肾阴肾阳，是维持人体阴阳的根本。《素问·六节藏象论》曰："肾者，主蛰，封藏之本，精之处也。"而精又为化血之源，直接为胞宫的行经、胎

孕提供物质基础。肾主生殖，而胞宫的主要功能就是生殖功能，由此可见，肾与胞宫的功能是一致的，肾主宰着人体的生长发育和生殖能力。

肾与胞宫两者之间由于具有密切的经络联系和功能上的一致性，所以关系最为密切。肾为天癸之源，《黄帝内经素问注证发微》曰："天癸者，阴精也。"女子发育到一定时期后，肾气盛，天癸至，任脉通，太冲脉盛，月事以时下，胞宫才能具有经、孕、产、育的生理功能。

2. 胞宫与肝

经络上，足厥阴肝经与任脉交会于"曲骨"，又与督脉交会于"百会"，与冲脉交会于"三阴交"，可见肝经通过冲、任、督三脉与胞宫相联系。

肝藏血，藏五脏六腑之血，肝体阴而用阳，"体"是指肝脏的本体，"用"则为肝脏的功能活动。肝为血海，血海充盈，则经妊正常。故有《临证指南医案·卷九》之说："女子以肝为先天。"而胞宫行经和胎孕的生理功能，恰是以血为用的，因此，肝对胞宫的生理功能具有重要的调节作用。

此外，肝主疏泄，调畅气机，为全身气血调节之枢纽。肝气条达，疏泄正常，则气机调畅而任脉通，太冲脉盛，月事以时下，孕育功能正常。

3. 胞宫与脾（胃）

足少阴脾经与任脉交会于"中极"，又与冲脉交会于"三阴交"，足阳明胃经与任脉交会于"承浆"，与冲脉交会于"气冲"，可见脾经、胃经都通过冲、任二脉与胞宫相联系。

功能上，脾主统摄，为后天之本，为气血生化之源，内养五脏，外濡肌肤，是维护人体后天生命的根本，脾主运化水谷精微，脾气健旺，化源充足，统摄有权，则经孕正常。脾主升，胃主降，一升一降，相互协调，脾是免疫系统的器官之一，胃为水谷之海，多气多血之腑，血者水谷之精气，和调于五脏，洒陈于六腑，女子则上为乳汁，下为月经。而胞宫的经、孕、产、育都是以血为用的，因此，脾所生、所统之血，直接为胞宫的行经、胎孕提供物质基础。

4. 胞宫与心（心胞）肺

在经络上的联系上，手少阴心经与胞宫有一条直通的经络联系，即

《素问·评热病论》云："胞脉者，属心而络于胞中。"《素问·骨空论》认为，督脉"上贯心入喉"，可见心经又通过督脉与胞宫相联系。

心主血脉，胞脉系于肾而络于心，血脉充盈，则胞脉气血旺而月经应时，妊养胚胎。

肺与督、任脉是相通的，并通过任、督二脉与胞宫相联系。肺主气，包括吸入之大气（氧气）、血脉精微之气（营气）、命门产生的元气。经气，又称真气，是人体生命活动的主要源泉，也与胞宫的功能活动息息相关。因此，胞宫所需要的一切精微物质，都是由肺转输和调节的。

（三）胞宫与经络

1. 胞宫与十二经脉

经络，包括十二正经与奇经八脉，起到联系内外，沟通表里，使人体构成一个有机整体，禀受脏腑之气血，完成其胞宫生理功能。《奇经八脉考》更明确地说："盖正经犹夫沟渠，奇经犹夫湖泽。正经之脉隆盛，则溢于奇经。"即十二经脉中气血旺盛，流溢于奇经，使奇经蓄存着充盈的气血。冲、任、督、带都是相通的，而且流蓄于冲、任、督、带的气血不再逆流于十二正经，这对调节全身气血，渗灌溪谷，濡润肌肤，协调胞宫生理功能，都有着重要意义。

2. 胞宫与奇经八脉

女子胞与奇经八脉之冲、任、督、带有着密切关系。冲、任、督、带属奇经，胞宫为奇恒之腑，冲、任、督三脉下起胞宫，上与带脉交会，冲、任、督、带又上连十二经脉，因此，胞宫的生理功能主要与冲、任、督、带的功能有关，从而也使冲、任、督、带在妇女生理中具有重要地位。

冲为血海，脏腑经络之气血皆下注冲脉，蓄溢阴血，孕育胎儿。任主胞胎，为阴脉之海，有妊养之义，蓄积阴血，为人体妊养之本。督脉为阳脉之海，督脉与任脉、冲脉，同起于胞中，沟通阴阳，调摄气血，以维持胞宫正常的经、孕、产生理活动。督脉与任脉在人体一前（任）一后（督），协调人体阴阳，使之平衡。带主约束，"带脉下系于胞宫，居身之中央"，统摄冲任督三经气血，又有固摄胞胎、维系胞脉胞络的生理功能。

三、对影响胞宫孕育的独特细微之辨证分型

李丽芸教授对于胞宫因素不孕的辨证，是把胞宫放在气血、脏腑、十二经脉、奇经八脉的网络之中整体布局，对胞宫之辨证也不只局限于民间传统之"宫寒"理论，辨证上独创胞宫之寒、热、虚、实理论。

（一）胞冷（寒）不孕

胞冷不孕的病因病机主要由于素体阳气不足，或经期感受寒湿，致胞宫寒冷，不能摄精成孕。如冰寒之地，草木不生一样。主要症见：婚久不孕（以原发性不孕症较多见）；月经后期或停闭不行，经色暗不鲜质稀；经期少腹冷痛，得热痛减；冬日身冷，手足厥冷；舌暗苔白，脉来沉紧。妇科检查：子宫大小正常，或略小。

治疗胞冷不孕以温经暖宫、调补督脉为法，方药可选择《金匮要略》温经汤（当归、川芎、白芍、吴茱萸、桂枝、人参、阿胶、牡丹皮、麦冬、甘草、法半夏），《仁斋直指方论》艾附暖宫丸（艾叶、香附、当归、黄芪、吴茱萸、白芍、地黄、川芎、肉桂、续断、花椒），《妇人大全良方》温经汤（人参、当归、川芎、白芍、肉桂、莪术、牡丹皮、甘草、牛膝），《傅青主女科》温胞饮（巴戟天、补骨脂、菟丝子、肉桂、附子、杜仲、白术、山药、芡实、人参）。

《金匮》温经汤、《良方》温经汤、艾附暖宫丸三方均有温经补血、活血化瘀的功效，同治冲任虚寒、瘀血内阻之证。其中艾附暖宫丸组方中有吴茱萸、肉桂、花椒、艾叶、川芎、香附等大队温散药，故温经祛寒效力最强，宜于寒凝程度较重者；《金匮》温经汤配伍人参、甘草、阿胶、麦冬等补养药，以养血补虚见长，宜于阴血虚损较重者；《良方》温经汤温经散寒、补养扶正之力虽不及上述两方，但配伍莪术、牛膝长于活血祛瘀，宜于瘀阻较重者。

《傅青主女科》温胞饮在温暖胞宫之余，尚具有补益心肾之功效。心为君主之官，化生心火，下交于肾；肾为先天之本，元气之根，化生肾火，温养五脏阳气。肾系胞胎，为冲任二脉之源，而胞胎居于心肾之间，上系

于心，而下系于肾，盖胞胎之寒凉、冲任之不固，乃心肾二火之衰微，故须补心肾二火而后可。此方之妙，补心而即补肾，温肾而即温心。心肾之气旺，则心肾之火自生。心肾之火生，则胞胎之寒自散。

李丽芸教授常用药物以温经散寒，补肾理血为主，如熟附子、淫羊藿、当归、川芎、巴戟天、肉苁蓉、鹿角霜、党参、黄芪、白术、仙茅、桂枝、肉桂、小茴香等。

（二）胞热不孕

胞热不孕的病因病机主要指淫邪热毒湿蕴，如不洁交媾，或因禀性急躁，肝郁化火；或素食辛辣之品，郁久化热。主要症见：婚久不孕（一般好发于继发性不孕症患者）；月经先期而至，经量多色紫，质稠有气味，痛经乳胀；口渴心烦；或伴发热；带黄阴痒；舌质略红，苔黄，脉弦稍数。妇科检查：子宫活动受限或有触痛，附件增厚压痛。

治疗胞热不孕，以清热解毒、清冲任、助孕育为法，方药可选择五味消毒饮（紫背天葵、紫花地丁、金银花、野菊花、蒲公英）。

本方主要功效为清热解毒，清冲任。方中金银花、野菊花清热解毒散结，金银花入肺胃，可解中上焦之热毒，野菊花入肝经，专清肝胆之火，二药相配，善清气分热结；蒲公英、紫花地丁均具有清热解毒之功；蒲公英兼能利水通淋，泻下焦之湿热，与紫花地丁相配，善清血分之热结；紫背天葵能入三焦，善除三焦之火。气血同清，三焦同治，兼能开三焦热结，利湿消肿，适用于崩漏、阴道炎、盆腔炎等。

李丽芸教授常用药物以清热解毒、清热凉血为主，如忍冬藤、蒲公英、茯苓、败酱草、厚朴、炒枳壳、板蓝根、黄芩、白花蛇舌草、牡丹皮等。

1. 实热型

实热者，可用：①黄连解毒汤（黄连、黄芩、黄柏、栀子）。②解毒活血汤（出自《医林改错》：连翘、葛根、柴胡、当归、生地黄、赤芍、桃仁、红花、枳壳、甘草）。③大黄牡丹汤（出自《金匮要略》：大黄、芒硝、桃仁、牡丹皮、冬瓜仁）。三方皆有清热解毒之效，其中黄连解毒汤以"三黄"及栀子苦寒直折，泻火解毒，适用于三焦火毒热盛者；解毒活血汤由桃红四物汤化裁而来，配伍枳壳、桔梗、柴胡，连翘清热解毒，葛根升阳止泻，适用于瘟毒热盛者；大黄牡丹汤以泻下破瘀见长，攻下泄热与逐瘀并用，使结瘀湿热速下，则湿热得清，血滞得散，肠腑得通，适用于湿热郁蒸、血瘀气滞者。

2. 肝郁化火型

肝郁化火者，用丹栀逍遥散（当归、茯苓、白芍、白术、柴胡、牡丹皮、栀子、甘草）；偏肝经湿热者，用龙胆泻肝汤（出自《医宗金鉴》：龙胆草、栀子、黄芩、木通、泽泻、车前子、柴胡、甘草、当归、生地黄）。两方均为清泻肝经实火之方，其中丹栀逍遥散以清肝凉血见长，在逍遥散基础上加栀子清热泻火，牡丹皮凉血活血，主治逍遥散证兼肝郁化火；而龙胆泻肝汤为苦寒清利之方，泻火之力较强，并能清利湿热，主治肝火上炎，或湿热下注证。

3. 虚热型

虚热者可用：①清热养阴方（出自《妇科临床手册》：墨旱莲、女贞子、生地黄、牡丹皮、白术、茯苓、黄柏）。本方主要功效为养阴清热，凉血止血，其中黄柏、牡丹皮清热凉血；生地黄、玄参、墨旱莲滋阴凉血止血；女贞子滋补肾阴；白芍收敛肝阴；主要治疗血热引起的经期延长。②知柏地黄汤（熟地黄、山药、山茱萸、茯苓、泽泻、牡丹皮、知母、黄柏）。知柏地黄丸为六味地黄丸化裁而成，以滋阴泻火见长，加入知母、黄柏以加强清热降火之功，适用于肾阴虚火旺，骨蒸潮热、盗汗之证，可用于阴痒、白带增多等。③秦艽鳖甲散（出自《卫生宝鉴》：秦艽、乌梅、鳖甲、柴胡、地骨皮、知母、青蒿、当归）。本方中鳖甲、知母、当归滋阴养血，秦艽、柴胡、地骨皮、青蒿清热除蒸，乌梅敛阴止汗，诸药合用，既能滋阴养血以治本，又能退热除蒸以治标，主治虚劳阴亏血虚，骨蒸壮热，肌肉消瘦，唇红颊赤，困倦盗汗，宜阴虚内热之闭经者。

4. 瘀热型

瘀热者可用：①桃红四物汤加味（生地黄、熟地黄、川芎、白芍、当归、枳壳、柴胡、甘草、桔梗、牛膝、黄连、牡丹皮、桃仁、红花）。②解毒活血汤（出自《医林改错》：连翘、葛根、柴胡、当归、生地黄、赤芍、桃仁、红花、枳壳、甘草）。③血府逐瘀汤（出自《医林改错》：当归、生地黄、桃仁、红花、枳壳、赤芍、柴胡、甘草、桔梗、川芎、牛膝）。三方均以桃仁、红花、当归、赤芍为组方基础药物，有活血祛瘀的作用。其中血府逐瘀汤配伍枳壳、桔梗、柴胡，以及引血下行的牛膝，故宣通胸胁气滞、引血下行之力较好，可用于痛经、经闭、月经延长等；桃红四物汤加味较前者多黄连、牡丹皮，加强清热泻火之功，釜底抽薪，直折炎势，宜于热势较盛之痛经；解毒活血汤配伍连翘清热解毒，葛根升阳止泻，适用于瘟毒热盛之急性盆腔炎、慢性盆腔炎急性发作等。

5. 湿热型

湿热者用：①萆薢渗湿汤（出自《疡科心得集》：粉萆薢、薏苡仁、黄柏、赤茯苓、牡丹皮、泽泻、通草、滑石）。本方主要功效为清热渗湿，凉血活血，方中粉萆薢利水祛湿，分清化浊；黄柏清热利湿，解毒疗疮；泽泻渗湿泄热；薏苡仁利水渗湿，赤茯苓分利湿热，滑石利水通泄；牡丹皮清热凉血，活血化瘀，清膀胱湿热，泻肾经相火，共同辅助粉萆薢，使下焦湿热从小便排出；通草清热滑窍，通利小便，使湿热随小便而出。诸药合用，共奏导湿下行、利水清热之功，主治湿热下注所致的外阴湿疹、阴道炎性疾病等。②止带汤（出自《世补斋不谢方》：茯苓、猪苓、泽泻、赤芍、牡丹皮、茵陈、黄柏、栀子、川牛膝、车前子）。本方具有清热利湿止带之功，方中茵陈、车前子清热利湿；黄柏、栀子清热燥湿；猪苓、茯苓、泽泻利水渗湿；赤芍、牡丹皮凉血活血，伍栀子活血止带；牛膝能引诸药下行，配黄柏善祛下焦湿热。诸药合用，共奏清热利湿、活血止带之功效。主治湿热滞下焦，带下色黄如茶汁，或黄绿如脓、臭秽难闻、阴痒或肿痛，盆腔炎等症。

（三）胞虚不孕

1. 肾虚型

肾虚不孕的病因病机为禀赋不足，肾气不充，精血匮乏，胞脉空虚。其主要症见有婚久不孕（以原发性不孕症患者多见）；先天禀赋不足；月经初潮较迟，或月经推后，经色淡，量少或闭经；或腰膝酸软，形体瘦弱；舌淡，脉沉细，尺脉弱。妇科检查常为子宫发育不良。

肾虚不孕治以温胞养胎、益肾填精为法。李丽芸教授常用药物以温补肾阳、益肾填精、血肉有情之品为主，如紫河车、菟丝子、枸杞子、鹿角霜（鹿角胶）、巴戟天、肉苁蓉、熟地黄、覆盆子、紫石英、怀牛膝等。

1）偏肾阳虚者用：①金匮肾气丸（熟地黄、山茱萸、怀山药、泽泻、牡丹皮、茯苓、附子、桂枝）。②右归丸（熟地黄、山茱萸、怀山药、鹿角胶、枸杞子、菟丝子、杜仲、当归、附子、肉桂）。两方均有温补肾阳、填补肾精之功，其中肾气丸立意在于"少火生气"，方中"三补"（熟地黄、山茱萸、怀山药）与"三泻"（泽泻、牡丹皮、茯苓）之品配伍，补中寓泻，补力平和，补精之虚以生气，助阳之弱以化水，使肾阳振奋，气化复常，宜于肾阳不足而兼水湿、痰饮内停之证；右归丸乃肾气丸去"三泻"之品，再加鹿角胶、枸杞子、菟丝子、杜仲、当归等温肾益精之品，纯补无泻，益肾壮阳之力颇著，为填精温阳之峻剂，宜于精气俱亏、命门火衰之证。

2）偏肾阴虚者用：①左归丸（熟地黄、山茱萸、怀山药、牛膝、枸杞子、龟甲胶、菟丝子、鹿角胶、女贞子）。②归肾丸（熟地黄、山茱萸、怀山药、茯苓、当归、枸杞子、菟丝子、杜仲）。两方均有滋阴补肾、填精益髓的功效，适用于肾水真阴不足证；左归丸滋补肾阴效力更强，方中配伍龟甲胶、鹿角胶等血肉有情之品及助阳之品，峻补精髓，同时亦能潜阳，旨在"阴中求阳"，纯补无泻，峻补真阴，适用于肾阴亏损较重者；归肾丸滋阴之功较前者稍弱，以滋阴为主，兼补肾阳，养血填精，共奏滋阴补肾之功，宜于肾阴不足较轻之证。

肾阴虚有热则用知柏地黄丸（知母、黄柏、泽泻、山茱萸、山药、牡丹皮、熟地黄、茯苓）。知柏地黄丸由六味地黄丸化裁而成，以滋阴泻火见长，加入知母、黄柏以加强清热降火之功，适用于肾阴虚，骨蒸潮热，盗汗，可用于阴痒、白带增多等。

肾阴阳均虚用六味地黄丸合二仙汤（熟地黄、山茱萸、山药、泽泻、牡丹皮、茯苓、仙茅、淫羊藿、当归、巴戟天、黄柏、知母）。此方具有温补肾阳、滋阴补肾的功用，主治肾阴阳俱虚证。方中"三补""三泻"配伍，以补为主，三阴并补，以补少阴为主，再者配合仙茅、淫羊藿、巴戟天、黄柏、知母、当归等，药集寒热补泻于一方，温而不燥，凉而不寒，阴阳并调，共奏温肾阳、补肾精、泻相火、滋肾阴、调理冲任之功，以平衡阴阳见长，可用于卵巢早衰、闭经者等。

2. 脾虚型

脾虚不孕的病因病机为脾失健运，纳化失常。主要症见为婚久不孕；月经失调，月经或多或少，面色㿠白，神疲体倦，纳差，舌质淡或胖，唇色淡，脉细等。脾虚不孕治以温胞养胞、健脾和胃为法。方用：①归脾汤加减（出自《校注妇人良方》：白术、当归、茯苓、黄芪、龙眼肉、远志、酸枣仁、木香、人参、甘草）。②补中益气汤（人参、黄芪、白术、山药、黄精、炙甘草、灵芝、茯苓、五指毛桃等）。

两者方中均以人参、黄芪、白术、甘草益气补脾，可治脾气虚弱之证，其中归脾汤方中配伍茯苓、远志、酸枣仁等养血安神之品，重在益气健脾，补心凝神，宜于心脾气血两虚证；补中益气汤中配伍升麻、柴胡等益气之品，以提升下陷之气，故以益气健脾、升阳举陷见长，宜于脾胃气虚、清阳不升之证。

3. 气血亏虚型

气血亏虚型不孕病因病机主要为久病或大病后，多胎多产，众乳，血崩，营卫失调，气血不足。主要症见：婚久不孕；月经失调，月经少或闭经，面色萎黄无华，神疲体倦，纳差，舌质淡或胖，唇色淡，脉细等。治以补益气血、温胞养胞为法。方用：①毓麟珠加减（出自《景岳全书》：人参、白术、茯苓、炙甘草、当归、赤芍、川芎、熟地黄、菟丝子、杜仲、鹿角霜、花椒）。②八珍汤（出自《丹溪心法》：人参、白术、茯苓、炙甘草、当归、赤芍、川芎、熟地黄）。③圣愈汤（出自《兰室秘藏》：当归、赤芍、川芎、熟地黄、人参、黄芪）。④滋血汤（出自《御药院方》：当归、赤芍、川芎、熟地黄、党参、黄芪、山药、茯苓）。⑤小营煎（出自《景岳全书》：当归、熟地黄、白芍、山药、枸杞子、炙甘草）。

毓麟珠由八珍汤加味组成，又名毓麟丸、调经毓麟珠、助孕八珍丸，具有益气养血、补肾益精、调经种子之功。盖气血为生长之本，气血虚则难做胎，命门火衰，则胞宫无生化之机。故治当从双补气血、温肾养肝、调摄冲任立法。方中人参、白术、茯苓、炙甘草益气，当归、芍药、川芎、熟地黄补血调经，以上八味药即八珍汤，补气血以养冲任。菟丝子、杜仲、鹿角霜温肾养肝，益精养血，调补冲任。花椒温煦胞宫，暖督脉以助阳，《本草纲目》称其"补右肾命门"。综观全方，既温养先天肾气以生精，又培补后天以化血，使精充血足，冲任调摄，胎孕乃成，适合气血俱虚、肝肾不足所致经脉不调，或断续，或带浊，或腹痛，或腰酸，或饮食不甘，瘦弱不孕者。

以上五方均由四物汤合四君子汤加减而成，均为气血双补之剂。其中圣愈汤较四物汤多人参、黄芪，益气之力加强，适用于气血两虚证及气虚血失统摄而致之出血证；八珍汤乃四物汤与四君子汤的合方，适用于久病失治或病后失调，或失血过多引起的气血两虚证；毓麟珠较八珍汤多菟丝子、杜仲、鹿角霜、花椒，以滋补肝肾，调摄冲任，适用于气血俱虚、肝肾不足者；滋血汤较八珍汤去白术、甘草，加黄芪、山药，益气养血、调理脾胃之力加强，适用于脾胃虚弱者；小营煎较四物汤去川芎，加山药、枸杞子、炙甘草，滋阴之力加强，适用于血少阴亏之证。

气血亏虚常用药物：何首乌、黄精、大枣、当归、枸杞子、党参、黄芪、熟地黄、龙眼肉等。

1）偏肝血虚、肝阴不足者：用养精种玉汤（出自《傅青主女科》：熟地黄、山茱萸、当归、白芍、桑椹、麦冬）。

肾为肝之母，母既泄精，不能分润以养其子，则木燥乏水，而火且暗动以烁精，则肾愈虚矣。盖大补肾水而平肝木，水旺则血旺，血旺则火消。方中熟地黄、山茱萸滋阴补血，益精填髓，当归补血，使精充血足；配白芍之酸敛，柔润肝阴，平抑肝火，又能制当归之辛窜，以补血敛阴。养精种玉汤全方大补精血。

2）偏心血虚者，用天王补心丹（出自《世医得效方》：柏子仁、酸枣仁、麦冬、生地黄、茯苓、党参、丹参、玄参、天冬、当归、五味子）。

方中重用生地黄，一滋肾水以补阴，水盛则能制火，一入血分以养血，血不燥则津自润，玄参、天冬、麦冬有甘寒滋润以清虚火之效，丹参、当归用作补血、养血之助，人参、茯苓益气宁心，酸枣仁、五味子酸以收敛心气而安心神，柏子仁、远志、朱砂养心安神。该方以滋补安神为主，清虚火之力较强，滋中寓清；心肾两顾，标本上下兼治，宜于心肾阴血亏虚亏耗，虚火上炎之神志不安证。

3）偏肺阴虚者用：①百合固金汤（熟地黄、生地黄、当归、白芍、甘草、桔梗、玄参、贝母、麦冬、百合）。②麦味地黄丸（熟地黄、山茱萸、山药、泽泻、茯苓、牡丹皮、麦冬、五味子）。

两方均有滋阴降火、化痰止咳之功，其中百合固金汤肺肾并治，主要以养阴润肺为主，兼调肝木，适合肺肾阴虚、虚火上炎者；麦味地黄丸为六味地黄丸化裁而成，加入麦冬、五味子等，滋补肺肾之功较强，以补肾阴为主。

（四）胞实不孕

1. 血瘀不孕

血瘀不孕之病因病机主要为情志所伤，气机不畅，气滞血瘀，或胞脉淫邪凝聚，致瘀血阻于胞宫。主要症见有婚久不孕，月经多后期或周期正常，经行腹痛，经量多少不一，色紫暗夹块，块下痛减；有时经行不畅、淋沥不尽，或经间出血；性交痛；舌质紫暗，苔薄白，脉弦或弦细涩。妇科检查：子宫偏大、偏硬、触痛、后壁有结节、附件包块或子宫活动受限。血瘀不孕治以化结散瘀、逐瘀荡胞为法。

1）偏气滞血瘀者用：①膈下逐瘀汤（桃仁、川芎、当归、赤芍、枳壳、延胡索、乌药、五灵脂、牡丹皮、香附、枳壳、甘草）。②香棱丸（出自《济生方》：木香、茴香、丁香、三棱、莪术、枳壳、青皮、川楝子）。

膈下逐瘀汤配有香附、延胡索、乌药、枳壳等疏肝行气止痛药，故行气止痛效果较好，适于瘀阻膈下、肝郁气滞证。香棱丸配有三棱、莪术、青皮、川楝子等破血行气之猛药，理气行滞、和血散瘀之力较强，适用于肝肾气郁之积聚、痞块者。

2）偏热瘀者用：①血府逐瘀汤（桃仁、红花、当归、赤芍、川芎、熟地黄、枳壳、柴胡、甘草、桔梗、牛膝）。②大黄牡丹汤（大黄、牡丹、桃仁、冬瓜仁、芒硝）。③解毒活血汤（桃仁、红花、当归、赤芍、川芎、连翘、柴胡、葛根、枳壳、甘草）。

三方均有活血祛瘀、清热泻火之功，其中血府逐瘀汤配伍枳壳、桔梗、柴胡，以及引血下行的牛膝，故宣通胸胁气滞，引血下行之力较好，适用于胸中瘀血证；解毒活血汤为桃红四物汤化裁而来，配伍枳壳、桔梗、柴胡，连翘清热解毒，葛根升阳止泻，适用于瘟毒热盛者；大黄牡丹汤以泻下破瘀见长，攻下泄热与逐瘀并用，使结瘀湿热速下，则湿热得清，血滞得散，肠腑得通，适用于湿热郁蒸，血瘀气滞者。

3）偏寒凝血瘀者，用少腹逐瘀汤（当归、赤芍、川芎、蒲黄、五灵脂、小茴香、干姜、延胡索、没药、肉桂）。

该方配有温里散寒之小茴香、肉桂、干姜，味辛而性温热，入肝肾而归脾，理气活血，温通血脉，故温经止痛作用较优，配合当归、赤芍入肝，行瘀活血；蒲黄、五灵脂、川芎、延胡索、没药入肝，活血理气，适用于寒凝血瘀少腹证之月经失调。

2. 痰浊不孕

痰浊不孕之病因病机主要为脾肾素虚，水湿难化，聚湿成痰，痰湿阻滞气机，血行不畅而致瘀血内阻，痰瘀互结阻于冲任、胞宫，脂膜闭塞，遮隔子宫，不能摄精成孕。主要症见为婚久不孕，多自青春期即形体肥胖，月经常推后或稀发，甚则停闭不行；带下量多，色白质黏无臭；头晕心悸，胸闷泛恶，面目虚浮或㿠白；舌淡胖，苔白腻，脉滑。

痰浊不孕治以燥湿化痰、祛脂助孕为法。方用：①苍附导痰丸加减（出自《叶天士女科》：苍术、香附、陈皮、茯苓、半夏、胆南星、枳壳、生姜、甘草）。②启宫丸（出自《医方集解》：半夏、陈皮、香附、神曲、茯苓、白术、川芎、甘草）。

两方均针对体肥痰盛，子宫脂满，不孕者，其中苍附导痰丸配伍苍术、半夏、胆南星、枳壳等，燥湿化痰之力更强；启宫丸配伍香附、川芎、神曲等理气活血药，较前者行气之功更强。

此外，李丽芸教授对于痰浊不孕的治疗，还会加用我院院内制剂灵术颗粒冲剂（茯苓、白术、布渣叶、川厚朴、苍术、胆南星、郁金、丹参、薏苡仁、青皮、决明子、石菖蒲）。灵术颗粒由李丽芸教授经验方衍生，在痰浊不孕的治疗中具有良好效果。若痰瘀互结成癥者，加三棱、莪术、穿破石、桂枝等。

四、多途径综合治疗

在治疗盆腔炎、输卵管炎等炎性疾病方面，李丽芸教授常将整体与局部相结合，除了内服中药调理周身气血，同时多从局部着手，采用中医外治法，如中药外敷（四黄散、双柏散、封包、药贴）及药物保留灌肠（复方毛冬青灌肠液、莪棱灌肠液）、宫腔药物灌注（离子导入、中西医药物导入）、针灸治疗、子午流注、脐疗、药物罐、沐足等多途径治疗，使药物直达病所，以利气机、通血脉、消癥结、祛病邪。李丽芸教授认为，内外同治能更有效地促进炎症渗出物的吸收，促进粘连松解，使增厚组织及结节变薄变软，血肿、包块得以消散，能够改善盆腔及子宫环境，更有利于恢复输卵管功能，小腹、少腹外敷中药还具有良好的缓急止痛效果。

五、预防（治未病）

李丽芸教授认为，胞宫因其解剖的特殊性，其连接阴道与体外相通，易被不洁衣物、邪毒之袭，特别是在人体正气不足的情况下。胞宫是一个圣洁的"器皿"，因其生理的特殊性，因而在妇女的一生各个时期都应该倍加呵护。胚胎期：应注意药物的胎毒作用。婴幼儿期：注意外阴的清洁。青春期：自我保护，注意卫生，均衡营养，适量运动，完善性教育，不宜过早性交，有性生活注意避孕，若不慎怀孕行人工流产术，需到正规医院就诊。育龄期：妊娠前注意健康保健，戒毒、戒烟、戒酒，注意调畅情志，生活规律，劳逸结合，作息有时，杜绝滥交。

医者宫腔手术操作要规范、熟练，避免对子宫内膜造成损伤。盆腔手术或腹腔手术注意不要损伤卵巢组织，要到正规医院进行治疗。

六、病案举例

(一) 病案举例 1

盘某，女，40岁。2018年4月3日因"未避孕未孕7年余，月经量过少5年余"就诊，发病节气为春分。患者结婚7年余，无避孕未孕，G0P0，且近5年多来月经量过少，用护垫可，经色黑，逐渐加剧。2014年因不孕症在我院行腹腔镜下盆腔粘连松解术＋宫腔镜下宫腔粘连松解术＋上环术，2018年3月又因宫腔粘连而行宫腔镜下宫腔粘连松解术＋取环术。就诊时正值术后服补佳乐＋地屈孕酮方案的人工周期第1疗程最后1天。曾行输卵管造影提示：双侧输卵管通畅。查抗缪勒管激素（AMH）2.96ng/mL；性激素六项：促卵泡生成素（FSH）7IU/L，促黄体生成素（LH）5.6IU/L，雌二醇（E_2）206pmol/L，催乳素（PRL）360mIU/L，孕酮（P）0.45nmol/L，睾酮（T）0.68nmol/L。既往B超提示：子宫内膜厚5mm，欠均质。刻下症见：平素怕冷，腹部少许冷感，腰膝酸软，唇色紫暗，纳差，小便清长，大便1~2次/天，质烂，舌暗红，苔白，脉弦。妇科检查：外阴正常，阴道通畅，宫颈光滑，宫体前位，大小正常，质软，活动可，压痛（-），双附件未及异常。西医诊断为：①原发性不孕。②宫腔粘连。中医诊断为：①不孕症。②月经过少。证型：肾虚血瘀。首诊予口服戊酸雌二醇片＋地屈孕酮片人工周期替代治疗，促进内膜修复，首诊处方：当归10g，吴茱萸5g，白芍10g，川芎5g，牡丹皮10g，法半夏10g，党参15g，阿胶10g（烊化），桂枝10g，麦冬10g，补骨脂10g，肉豆蔻10g，甘草5g。共5剂，以祛寒化瘀，温经活血通络。

二诊：2018年4月17日。末次月经：4月6日，第2~3天经量较前增多，日用卫生巾4片。患者于4月10日月经第5天开始服人工周期调经，现右下腹隐痛，白带不多，色清，无腰痛，面色暗滞，唇色暗，纳差，小便可，大便成形质软，舌暗红，苔薄白，脉细。继续服用人工周期调经，中药守方续服 5 剂。

三诊：2018 年 5 月 22 日。末次月经：5 月 16 日，月经量较上月减少，色黑，日用卫生巾 2～3 片。现症见面上色斑明显，唇色暗，无腹痛，头晕无头痛，胃纳一般，大便 1～2 次/天，质软，舌淡暗，苔白，脉细。继续予人工周期调经，中药改为：当归 10g，吴茱萸 5g，莪术 15g，肉桂 3g（焗），丹参 20g，牛膝 15g，党参 15g，阿胶 10g（烊化），川芎 5g，甘草 5g。共 7 剂，以温经散寒，祛瘀养血，滋养内膜。

四诊：2018 年 6 月 26 日。末次月经：6 月 12 日，经量如前，经色较前鲜红。现症仍觉疲倦乏力，面色斑较前淡，唇较前稍红，胃纳可，大便每天 1～2 次，质软，舌暗红，苔白，脉细。人工周期已完成 3 个疗程，停止激素替代治疗。就诊当日，月经第 15 天 B 超提示子宫内膜厚 7mm，较前略增厚，欠均质。患者气虚之象较明显，中药在前方基础加黄芪 15g，加强补气之力，共 7 剂。

五诊：2018 年 7 月 31 日。末次月经：7 月 7 日，经量较上月减少，第 2 天用 3 块卫生巾，4 天干净。现精神较前好转，唇较前红，唯觉晚上怕冷，小腹仍有冷感，无腹痛，大便每日 1～2 次。舌暗红较前有所减轻，苔白，脉弦细沉。中药予当归 10g，吴茱萸 5g，莪术 15g，肉桂 3g（焗），丹参 20g，牛膝 15g，党参 15g，鸡血藤 30g，黄芪 10g，赤芍 10g，川芎 5g，甘草 5g。共 7 剂，立法继以温经散寒，祛瘀养血，滋养内膜。

复诊：2018 年 9 月 11 日。停经 36 天，末次月经：8 月 5 日，无阴道流血，时腹痛伴腰酸。舌暗苔白腻，脉沉略滑。2018 年 9 月 11 日查人绒毛膜促性腺激素（HCG）223.3IU/L。诊断：早孕。予口服地屈孕酮片，中药拟方：桑寄生 15g，续断 15g，墨旱莲 15g，菟丝子 15g，白芍 10g，太子参 15g，熟地黄 20g，山药 15g，春砂仁 5g（后下）。共 7 剂，以补肾填精，固冲安胎。

随访，患者于 2019 年 5 月剖宫产一子，体健。

按语：本案例为子宫腔粘连、胞寒不孕患者，因月经量少、不孕，多次行宫腔镜下宫腔粘连分解，术后给予人工周期替代治疗，配合中药温经散寒、活血通络治疗。现经调理后月经经量、经色、经质及全身身体状况均有明显好转。本案例治疗思路：主要见患者平素怕冷、大便烂、唇色暗、月经过少色黑，一派阳虚寒凝血瘀之象，常言"寒冰之地，不生草木；重阴之渊，不长鱼龙"，故初诊时选用《金匮要略》的温经汤，并因大便烂，考虑脾肾阳虚，加用四神丸。经两次治疗后大便烂症状有所缓解，此外配合应用人工周期促进内膜增生，故月经量除术后第一次过多外，后逐渐恢复正常。三诊时患者面色非常暗滞，唇紫暗，考虑经量过少，可能为瘀血内阻，脉络不通之故。但其怕冷等阳虚之象亦显，考虑应在温经散寒基础上加大活血化瘀之力。另本患者年已40岁，肾阳渐衰，肾气渐弱，故改用《妇人大全良方》的温经汤。《良方》温经偏重温肾阳化瘀，方中莪术破血化瘀，专攻老瘀；而《金匮》温经汤偏重暖宫散寒化瘀。经治疗后患者面上暗斑较前减轻，唇较前红，舌较前变淡，下腹部冷感消失，经量逐渐增多，颜色转鲜红，得以自然妊娠顺利分娩。

（二）病案举例2

王某，女，33岁。2018年5月15日因"未避孕未孕3年，经期推后3月"就诊。患者已婚，G0P0，配偶体健同居。曾多次以克罗米芬促排卵，有排卵，均未能受孕。患者14岁初潮，平素月经28～32天一潮，5～7天干净，量中，色暗红，血块（-），痛经（-），偶见有腰酸。带下量中，质稀，色白，无异味，外阴痒。末次月经：2月15日，量偏少，4天净。现月经连续3个月未潮，自测尿妊娠试验（-），无特殊不适，纳眠可，大便干，日行1次，小便调，舌淡红，苔少，脉细。基础体温呈单相。妇科检查：外阴阴道正常，子宫稍小，质软，活动一般，双附件未及异常。B超提示：子宫稍小，双侧卵巢多囊性改变。曾行输卵管造影检查提示：双侧输卵管基本通畅。抗精子抗体（AsAb）382.6U/mL，抗缪勒管激素（AMH）2.5ng/mL，促卵泡生成素（FSH）9.5IU/L，促黄体生成素（LH）7.6IU/L，雌二醇（E_2）206pmol/L，孕酮（P）0.45nmol/L。西医诊断：①原发性不孕。②月经失调。③多囊卵巢综合征。中医诊断：①不孕症。

②月经后期。证型：肾精亏虚。西药予口服地屈孕酮片后半周期疗法，中药予淫羊藿 10g，紫河车 5g，黄芪 15g，巴戟天 10g，当归 10g，熟地黄 20g，鹿角霜 15g，牛膝 15g，枸杞子 15g，菟丝子 20g，川芎 5g，丹参 15g，鸡血藤 20g。共 7 剂，以补肾填精，益气养血，调经助孕。

二诊：2018 年 6 月 6 日。末次月经：5 月 29 日，5 天干净，经量较前增加，血块（-），痛经（-），腰痛（+）。带下量不多，色白，眠可，纳可，大便干，小便通畅。舌红，苔薄白，脉细。查白带常规：Ⅲ度。中药续守前方加桑寄生、川断补肝肾，祛风湿，强腰膝。

三诊：2018 年 7 月 18 日。5 月以后，月经至今未潮，查尿妊娠试验阳性。当日 B 超提示：宫内活胎，如孕 7 周；人绒毛膜促性腺激素（HCG）59665.4IU/L。予积极保胎治疗。

随访，患者于 2019 年 2 月顺产一子，体健。

按语：本例患者属月经失调、排卵障碍、免疫性不孕。曾多次以克罗米芬促排卵均不能受孕。患者自觉症状除偶有腰酸，基本无明显不适。但结合她年已 30 岁，妇科检查子宫稍小发育不良，考虑先天肾气不足致久不受孕。纵观整个就诊过程，大多以补肾调经为法，温补肾阳、滋养肾阴、益肾填精、补血活血交替服用。温补肾阳方为张景岳之小营煎加减，用于温补肾阳。滋养肾阴方为张景岳一阴煎合小营煎，以滋养肾阴，益肾填精。补血活血方为河车种玉丸加减，益肾填精，活血补血。李丽芸教授对于子宫发育不良患者特别擅长应用益肾填精、补血活血法，因本方中有紫河车大补五脏及气血，熟地黄、枸杞子、鹿角霜以补肾阴，用淫羊藿、巴戟天、菟丝子为补肾阳，当归、川芎、丹参，寒热并用以活血养血补血，调理气机，又能补气生血。且与牛膝相配，升降有度。经调理后，患者肾精充足，任冲通盛，故能有子也。

（三）病案举例 3

患者李某，女，28 岁。2019 年 6 月 24 日因"月经量少 6 年，未避孕未孕 1 年余"来诊。患者已婚，G0P0，配偶体健同居。平素月经 33～40 天一潮，8 天干净，量少，护垫可，色淡红，腰酸明显。末次月经：5 月 22 日，

8天干净，量少，仅污护垫表面，无痛经等不适。6月3日同房，6月5日少量阴道出血，仅污护垫表面，色暗，淋沥至6月22日方净。现症见精神疲倦，纳可，眠差，偶有腰酸痛，大便调，夜尿多，带下量少，色白，质稀，未闻及异味。舌淡红，苔薄白，脉细。基础体温呈低温单相。既往有多囊卵巢综合征病史。体格检查：形体适中，体毛多，无痤疮。妇科检查：外阴正常，阴道通畅，宫颈光滑，宫体前位，偏右，右附件可扪及一3.5cm×3.5cm肿物，质略硬，左附件未及异常。6月9日查白带常规、支原体、衣原体、BV均阴性。曾查B超：子宫内膜厚14mm，欠均匀，宫腔内可见一稍高回声光团，边界清，大小9mm×7mm，双侧卵巢呈多囊样改变，右侧卵巢增大。查抗精子抗体（AsAb）96.4u/mL，抗核抗体（ANA）为（-），抗心磷脂抗体（ACA）为（-），抗β2-糖蛋白1抗体（-）。西医诊断：①原发性不孕症。②异常子宫出血。③子宫内膜息肉。④多囊卵巢综合征。中医诊断：①不孕症。②崩漏。③癥瘕。证型：脾肾两虚证。首诊处方：桑寄生15g，续断15g，墨旱莲15g，菟丝子15g，白芍10g，春砂仁5g（后下），太子参15g，熟地黄20g，当归15g，山药15g，茯苓15g。共7剂，以健脾补肾，固冲调经。予四黄散以温水和蜂蜜调匀至糊状，外敷右下腹部，每日20分钟，以活血化瘀消癥。

二诊：2019年8月2日。末次月经：7月12日（自然来潮），量较前稍增多，色鲜红，无痛经等不适。自觉心悸，夜寐不安，口干、口苦，宫颈黏液评分6分，舌红，苔白，脉弦细。辨证属肝肾阴虚，虚热上浮。中药改方为：黄柏12g，知母15g，沙参15g，玉竹15g，山茱萸15g，白芍15g，墨旱莲15g，女贞子15g，牡丹皮10g，淫羊藿10g，首乌藤20g。共7剂，滋补肝肾之阴，益阴敛阳，养心助眠。

三诊：2019年9月8日。末次月经：8月23日，10天干净，第1～2天量中，余用护垫可，纳可，睡眠较前明显改善，二便调。舌红，苔薄白，脉弦。宫颈黏液评分7分，蛋清样，拉丝长。当日B超提示：内膜厚8mm，A型；宫腔内仍见增强回声团约6mm×5mm；右侧卵巢成熟卵泡19mm×18mm。此时为排卵期，冲任气血充盛，出现氤氲之候，宜温补肾阳，促使卵泡成熟及排出，并指导患者同房时间。中药予淫羊藿 10g，仙茅 10g，熟地黄 20g，鸡血藤 30g，菟丝子 20g，当归 10g，鹿角霜 15g，枸杞子 15g，白芍 10g，巴戟天 15g，桑寄生 15g。共 7 剂，以温阳活血通络，鼓动成熟卵子排出。

四诊：2019 年 10 月 12 日。末次月经：9 月 23 日，9 天干净，量较前增多，第 1 天用卫生巾 3 片，湿 1/2，余用护垫可，色暗红，夹血块，无痛经，时觉腰酸。纳差，二便调。舌暗红，苔薄白，脉细。BBT 呈双相，高温相第 4 天，给予 8 方孕育宝①号：桑寄生 15g，续断 15g，墨旱莲 15g，菟丝子 15g，白芍 10g，春砂仁 5g（后下），太子参 15g，熟地黄 20g，山药 15g。共 5 剂，以补肾健脾养肝，滋养黄体。

五诊：2019 年 10 月 31 日。停经 39 天。10 月 30 日外院查：人绒毛膜促性腺激素（HCG）63.03IU/L，孕酮（P）60.62nmol/L。继续给予 8 方孕育宝①号 7 剂，以健脾补肾，养血安胎。

随访，患者于 2020 年 6 月顺产一女，体健。

按语：本案患者月经期偏长，因异常子宫出血就诊，根据 B 超结果考虑子宫内膜息肉，加之妇检触及包块，考虑为增大之右侧卵巢，BBT 低温单相提示无排卵，考虑与多囊卵巢病史相关，故治疗大法为补肾温阳，活血化瘀。月事及胎孕均与肾气的充盛有关。肾为先天之本，冲任之根，《医学正传·妇人科》云："月事全借肾水施化。"肾藏精，精生血，精血为月经的物质基础，肾虚精亏血少，血海不能满溢盈，则见月经量少，甚则闭经。本案例中李丽芸教授受张景岳小营煎启发，在小营煎的基础上加上二仙汤之淫羊藿、仙茅温补肾阳。而鹿角霜味咸性温，入肝肾经，有益肾助阳的作用，善助阴中之阳。《本草经疏》曰："鹿角，生角则味咸气温，唯散热，行血消肿，辟恶气而已……及留血在阴中，少腹血结痛，析伤恶血等证也。肝肾虚，则为腰脊痛，咸温入肾补肝，故主腰膝痛，气属阳，补阳故又能益气也。"李丽芸教授认为，鹿角霜为血肉有情之品，其性温煦，专于补虚，可助促排。排卵期为阴极转阳，肾中阴阳相互转化的过程，肾阳的温煦对卵子的排出具有重要意义，因此在排卵期前后，辨证属于阳虚者，多用此方。

此外，李丽芸教授内外同治之法亦可见一斑，李丽芸教授根据妇科检查及 B 超情况，考虑患者子宫内膜息肉，右侧卵巢增大，予四黄散外敷。四黄散是广东省中医院院内制剂，由大黄、黄芩、黄连、黄柏等多种中药制成，对于妇科检查提示附件区增厚、压痛或包块者，李丽芸教授给予四黄散加蜂蜜调匀外敷患侧以清热消炎，止痛消癥。内服外敷相得益彰，疗效显著。经过内外合治综合治疗，患者复查 B 超内膜增长剥脱与卵子发育同步，子宫内膜息肉缩小，BBT 双相，临床指导同房，故有子。

（四）病案举例 4

姚某，女，35 岁。2018 年 4 月 8 日因"未避孕未孕 5 年，月经失调 1 年余"就诊。患者结婚 8 余年，G2P1A1（2010 年顺产 1 胎，2013 年人工流产一次），配偶体健同居，有生育要求。2013 年人工流产后月经无明显改变，未避孕，至今未孕。患者 12 岁初潮，既往月经 38～40 天一潮，量少，有血块。体型偏胖，2016 年年底开始月经失调，出现月经过期不潮，两个月月经不来潮，遂至当地医院就诊，予肌注及口服黄体酮催经，后每两个月未见来潮即用黄体酮催经，持续至今。末次月经：4 月 4 日（黄体酮催经），量少，色黑，有血块，痛经（-），腰酸痛（+）。现无明显不适，纳眠可，小便调，大便时溏，平时带下不多。舌质淡红，边有齿痕，苔白，沉细滑。妇科检查：外阴阴道正常，宫颈轻炎，子宫后位，大小正常，活动可，双附件未及明显异常。抗缪勒管激素（AMH）2.17ng/mL，月经第 3 天查妇科 B 超提示：内膜厚约 5mm，子宫大小正常，双侧附件未见异常，双侧窦卵泡 4+5 个。西医诊断：①继发性不孕症。②月经失调。中医诊断：①不孕症。②月经后期。辨证分型：脾虚痰湿蕴结。首诊中药予茯苓 15g，白术 10g，布渣叶 15g，厚朴 10g，苍术 10g，胆南星 10g，郁金 15g，丹参 15g，薏苡仁 15g，青皮 5g，当归 10g，淫羊藿 10g。共 7 剂，另予灵术颗粒口服，以补肾健脾，活血化瘀，理气导痰，促排卵。

二诊：2018 年 5 月 3 日。现无明显不适，纳眠可，二便调。舌淡红，边有齿痕，苔薄白，脉弦滑。2018 年 4 月 25 日查三抗提示阴性，胰岛素抵抗指数 HOMA－IR＞1.8，空腹血糖正常，餐后 2 小时血糖 11.0mmol/L。妇科 B 超提示内膜厚约 8mm，A 型，右侧卵巢可见优势卵泡。予口服格华止，中药守方，继续予灵术颗粒口服补肾健脾，活血化瘀，理气导痰，促排卵。

三诊：2018 年 5 月 28 日。现停经 55 天，极少量阴道出血，偶有下腹痛，无肛门坠胀感。纳眠一般，二便调。舌淡红，边有齿痕，苔薄白，脉滑。5 月 28 日查孕酮（P）49.24nmol/L，人绒毛膜促性腺激素（HCG）29397.21IU/L。予肌注黄体酮、口服地屈孕酮片加强黄体支持。嘱患者注意多休息，若阴道出血量增多，及时就诊。

四诊：2018 年 6 月 5 日。现停经 63 天，现无阴道出血，但有少量白色分泌物。纳眠一般，二便调。舌质暗，边有齿痕，苔薄白，脉滑。就诊当日查 B 超提示：宫内活胎（双胎）。继续予地屈孕酮片及孕宝口服液口服安胎。

随访，患者于 2019 年 1 月剖宫产 2 女，均体健。

按语：本例患者为继发性不孕症患者，四诊合参，中医辨证为脾虚痰湿蕴结，故当治以益气健脾，燥湿化痰。古人云："肥人多痰湿。"朱丹溪在《丹溪先生金匮钩玄》云："肥盛妇人，不能孕育者，以其身中脂膜闭塞子宫，而致经事不能行，可用导痰汤之类。"可见，肥人的月经失调及不孕症，其病机多为痰湿占住血海或闭塞子宫。治法以祛痰湿为主，方用导痰汤之类，导痰汤即是二陈汤去乌梅，加南星。本方也是遵丹溪之意，为启宫丸合苍附导痰丸加减而成。主治妇人体肥痰盛，子宫脂满，不能孕育者。方中有苍术、茯苓、胆南星以运脾燥湿利湿，另外加入白术，加强健脾燥湿利湿之功；加薏苡仁，取其利水而不伤正，补脾而不滋腻。用郁金、青皮代替陈皮、香附、枳壳，以解肝经之痰郁，又加丹参，使经水得利。

第六章　薄型子宫内膜不孕的
诊治思路与特色

　　李丽芸教授认为，无论在自然妊娠或是在辅助生殖不孕症的治疗中，影响助孕成功的五大要素包括：①生殖细胞的质量，即卵子和精子的质量，中医称为元阴、元阳。②胎元（受精卵）是否壮实，能否发育成有效的胚胎。《灵枢·决气》云："两神相搏，合而成形，常先身生，是谓精。"即指胎元。③着床：胚胎或囊胚种植环境——子宫内膜（胞膜）是否良好，内膜菲薄，宫腔粘连，子宫内膜容受性差，影响胚胎着床。④免疫因素：母-胎免疫应答低下或自身免疫损伤，胚胎会被排异。⑤内分泌因素：雌孕激素水平低下，黄体不能分泌足够的孕酮支持妊娠。在成功助孕的过程中，这五个方面缺一不可。

　　目前关于薄型子宫内膜，临床上还没有统一的诊断标准，但大多数研究认为，排卵日（HCG 日）当天子宫内膜厚度<7mm 的患者即可诊断为薄型子宫内膜。现代辅助生殖技术的快速发展，给许多不孕家庭带去了希望，弥补甚至解决了一部分容易导致不孕症的问题。但是受精卵能否顺利着床，取决于子宫内膜的形态和厚度，即使依靠最先进的辅助生殖技术，许多薄型子宫内膜患者仍然存在着难以受孕和种植失败的问题，约有 2/3 的胚胎植入失败或妊娠丢失归咎于子宫内膜。因此，引起子宫内膜容受性降低、胚胎无法顺利着床的重要因素之———子宫内膜过薄，是导致不孕症的关键性原因。

第一节　对薄型子宫内膜相关不孕的认识

在我国古代医籍中，并没有直接描述薄型子宫内膜，但按照其临床表现，应当属于中医学"月经量少""闭经""不孕""暗产（生化妊娠）""胎漏""胎动不安""滑胎"等范畴。李丽芸教授认为，根据中医学提出的"肾-天癸-冲任-胞宫"轴概念，与西医学所提出的"下丘脑-垂体-卵巢-胞宫"生殖内分泌轴恰好对应，所以认为子宫内膜应属于胞宫范畴。《校注妇人良方·受形论》云："盖父精母血，因感而会，精之施也，血能摄精，故成子，此万物资始于乾元也；血之行也，精不能摄，故成女，此万物资生于坤元也。"由此，李丽芸教授经常说胞宫是胚胎繁衍之地，如同土壤，肥沃的土壤才能孕育生命，良好的子宫内膜环境才能保证胚胎的成功着床。

一、总结多年临床经验，详析薄型子宫内膜的发病原因

关于薄型子宫内膜病因的研究，目前尚无定论，李丽芸教授从事妇科临床 60 余载，遇薄型子宫内膜患者无数，认为反复的宫腔操作是引起薄型子宫内膜的首位原因。人工流产或清宫术、诊断性刮宫、子宫内膜息肉切除术、黏膜下子宫肌瘤剔除术等，特别是麻醉无痛状况下此类手术的操作，都有可能因刮宫过度，引起子宫内膜变薄，严重者引起宫腔粘连；放射治疗、子宫动脉介入栓塞治疗或子宫内膜消融术等，都可能引起子宫内膜萎缩，或子宫螺旋动脉供血不足，或微小血栓，冲任瘀阻，胞膜脉络受损，引起内膜菲薄，内膜容受性差，产生月经失调、闭经、胞胎失养。避孕药物的长期应用、促性腺激素释放激素激动剂（GnRH - a）的应用、左炔诺孕酮宫内缓释系统（LNG - IUS）的放置，以及促排药如克罗米芬的应用等，亦可引起药物性薄型子宫内膜，使子宫内膜容受性降低，妊娠率和活产率下降。

《素问·评热病论》记载："月事不来者，胞脉闭也。"《傅青主女科》

云："经水出诸肾。""精满则子宫易于摄精，血足则子宫易于容物，皆有子之道也。"因此，李丽芸教授认为，先天禀赋不足或体质因素，冲任不足，胞宫胞脉发育不良，子宫内膜菲薄，亦可导致月经失调，胎失所养等。

二、从中医基础理论认识胞宫胞膜

（一）胞脉系于肾

首先，肾主系胞。《素问·奇病论》曰："胞络者系于肾。"《女科经纶·嗣育门》道："女之肾脏系于胎，是母之真气，子所赖也。"其次，肾主藏精，既藏先天之精，又藏后天水谷之精；肾中之精气，精化气，气生精，精生气。肾精化生精气，即肾气，寓元阴元阳，即肾阴肾阳，是维持人体阴阳的根本。再者，肾主生殖，主宰着人体的生长发育和生殖能力。《素问·六节藏象论》云："肾者，主蛰，封藏之本，精之处也。"第四，《黄帝内经素问注证发微》云："天癸者，阴精也。"故肾为天癸之源。第五，肾为冲任之本，可调经种子，孕育胎元。《素问·上古天真论》记载："肾气盛……天癸至……任脉通，太冲脉盛，月事以时下，故有子。"第六，肾主津液，《素问·逆调论》道："肾者，水脏，主津液。"肾气充沛，开阖有司，任脉受阴液之滋润以养胎。

（二）胞脉络于心

首先，《素问·评热病论》载："胞脉者，属心而络于胞中。"心与胞宫之间联络紧密。其次，心藏神，为君主之官，主神明，《素问·灵兰秘典论》云："心者，君主之官也，神明出焉。"《灵枢·邪客》云："心者，五脏六腑之大主也。精神之所舍也。"再次，心主血脉，血脉充盛，则胞脉气血旺而月经应时，妊养胞胎。

（三）任主胞胎

《女科经纶》云："任者，妊也。此人生养之始，故曰任脉。中极之下，长强之上，此奇经之一脉也。"任脉起于胞中，有妊养之义，为人体妊养之本。其次，任脉为阴脉之海，蓄积阴血、阴精（津），故任主胞胎。

三、从脏腑、经络、气血理论阐述胞宫胞膜

（一）脏腑相关

首先，肝藏血，肾藏精，精血同源。肝藏五脏六腑之血，血海充盈，则经妊正常，故《临证指南医案·卷九》有"女子以肝为先天"之说。其次，肝主疏泄，体阴而用阳。肝可调畅气机，为全身气血调节之枢纽。肝气条达，疏泄正常，则气机调畅而任脉通，太冲脉盛，月事以时下，孕育功能正常。再者，脾主统摄、主运化，脾为后天之本，为气血化生之源；运化水谷精微，脾气健旺，化源充足，统摄有权，则经孕正常。第四，胃为水谷之海，多气多血之腑；血者，水谷之精气，和调于五脏，洒陈于六腑，女子则上为乳汁，下为月经。脾主升，胃主降，一升一降，相互协调。第五，肺主气，朝百脉而输精微，分司血的生化濡养、统摄、调节等重要作用。综上，肝肾同源，脾肾互滋，心肾互济，肺肾共司，共同调节月经和孕育。

（二）经络交会

经络主要指十二正经和奇经八脉，五脏六腑、奇恒之腑（胞宫）均有本经的经络。首先，冲为血海，妇人以血为本。脏腑经络之气血皆下注冲脉，蓄溢阴血，孕育胎儿。《医学源流论》云："冲脉任脉皆起于胞中，上循背里，为经脉之海。此皆血之所从生，而胎之所由系。明于冲任之故，则本原洞悉，而后其所生之病，千条万绪，以可知其所从起。"《女科折衷纂要》道："阴阳之气以冲任为都会也。盖冲属血海，任主胞胎，胎脉流通，经水渐盈，应时而下。"其次，冲任相资。《女科经纶》云："然冲为血海，任主胞胎，二者相资，故令有子。"再者，督为阳脉之海。督脉与任脉、冲脉同起于胞中，沟通阴阳，调摄气血，以维持胞宫正常的经、孕、产生理活动。督脉与任脉在人体一前（任）一后（督），协调人体的阴阳平衡。第四，带主约束。《血证论》记载："带脉下系于胞宫，中束人身，居身之中央。"带脉统摄冲任督三经气血，又可固摄胞胎，维系胞脉胞络的生理功能。

（三）气血相辅互资

首先，血为气母，气为血帅。其次，女子以血为本，以气为用。《圣济总录》云："妇人纯阴，以血为本，以气为用，在上为饮乳，在下为月事。"《傅青主女科》云："精满则子宫易于摄精，血足则子宫易于容物。"精血充足，才能有正常的行经和孕育功能。再者，气血来源于脏腑，又滋养脏腑。气血调和，胞宫孕育正常；气血不和，则必然影响胞宫的生理功能。《诸病源候论》指出："血结于子脏，阴阳之气不能施化，所以无子也。"

综上所述，经、孕的生理活动，是在脏腑经络功能正常、气血调和、阴平阳秘的状态下，以肾为主导，受天癸调节，冲任二脉相资，协同作用于胞宫胞膜而完成的。脏腑、经络、气血的正常活动，是经、孕的生理基础。

第二节　薄型子宫内膜的西医辨病与中医辨证相结合治疗

李丽芸教授对薄型子宫内膜的治疗，主张以益肾填精、养血活血为大法，助以健脾宁心养肝宁心，调养冲任，从而达到调经助孕的目的。

一、辨证使用经典方剂，促进内膜生长发育

李丽芸教授指出：月经过少，主要责之于肾、肝、脾三脏。其中，肾虚是治疗该病应把握的重中之重。"五脏之伤，穷必及肾，此源流之必然，即治疗之要着"。但切不可一叶障目，忽视肝、脾在此病发病中的重要作用。治疗上应当详询病史，根据月经量、色、质及全身兼症，以及舌脉综合分析，抓住主要病机及病位，明确病变脏腑，寻找治疗的切入点。临证立足肝脾肾三脏，辨证使用经典方剂，常用经典名方如下。

（一）归肾丸（《景岳全书》）

归肾丸出自《景岳全书》，由熟地黄、山茱萸、山药、茯苓、杜仲、菟丝子、枸杞子、当归组成，功能滋肾益肝，养血填精，主治肾水真阴不足，精衰血少，腰酸脚软，形容憔悴，遗泄阳衰。方中山茱萸、熟地黄、枸杞

子补肾养肝；菟丝子、杜仲补益肾气；山药、茯苓健脾调中；当归滋血养血，温经活血。全方治肾而兼疗肝脾，冲任得养，经自规律。

（二）圣愈汤（《医宗金鉴》）

圣愈汤出自《医宗金鉴》，由当归、川芎、熟地黄、白芍、人参、黄芪组成，功能益气、补血、摄血，主治月经先期而至，量多色淡，四肢乏力，体倦神衰。方中以当归、川芎补血活血，行血中之气；熟地黄、白芍养血滋阴；以黄芪、人参大补元气，补气统血。全方合用，共奏益气摄血补血之效。

（三）毓麟珠（《景岳全书》）

毓麟珠出自《景岳全书》，又名毓麟丸、调经毓麟珠、助孕八珍丸，由人参、白术、茯苓、炙甘草、熟地黄、当归、芍药、川芎、菟丝子、杜仲、鹿角霜、川椒组成。功能益气养血，补肾益精，调经种子。方中人参、白术、茯苓、炙甘草益气，当归、芍药、川芎、熟地黄补血调经，以上八味药即八珍汤，补气血以养冲任。菟丝子、杜仲、鹿角霜温肾养肝，益精养血，调补冲任。川椒温煦胞宫，暖督脉以助阳，《本草纲目》称其"补右肾命门"。综观全方，既温养先天肾气以生精，又培补后天以化血，使精充血足，冲任调摄，胎孕乃成，故方名毓麟珠。

（四）归芍地黄汤（《症因脉治》）

归芍地黄汤出自《症因脉治》，由熟地黄、山药、山茱萸、茯苓、泽泻、牡丹皮、当归、白芍组成。功能滋肝肾，补阴血，清虚热。本方由六味地黄丸加当归、白芍而成。其治乃肝肾阴亏、阴虚血少所致。方中六味地黄丸补肝肾之阴，以补肾阴为主；牡丹皮泻肝火，茯苓渗脾湿，泽泻泻肾火，是为"三泻"；当归补血活血，白芍养血敛阴，柔肝止痛。诸药合用，共奏滋肝肾、补阴血、清虚热之功效。

二、自拟经验方剂，益肾填精，养血养内膜

（一）自拟方一：益肾填精、健脾益气方

药物组成：紫河车 5g，熟地黄 20g，枸杞子 20g，淫羊藿 10g，鹿角霜

10g，菟丝子 20g，巴戟天 10g，黄芪 15g，牛膝 15g，当归 10g，川芎 5g，丹参 15g。

其中，紫河车为健康人的干燥胎盘，是将新鲜胎盘除去羊膜及脐带，反复冲洗至去净血液，蒸或置沸水中略煮后，干燥，或研制为粉。味甘、咸，性温。《本草拾遗》云："主气血羸瘦，妇人劳损。"《本草图经》云："男女虚损劳极，不能生育，下元衰惫。"西医学证实紫河车有抗感染、增强机体抵抗力、雌孕激素样作用、肾素样作用等，乃血肉有情之品，气血阴阳精俱补。用熟地黄、枸杞子以补肾阴，用淫羊藿、鹿角霜、巴戟天、菟丝子以补肾阳，此皆为性情平和之品，当归、川芎、丹参寒热并用，共奏活血化瘀、养血补血之功。诸药合用，益肾填精，健脾益气，养血活血，促进内膜生长。

（二）自拟方二：补肾健脾、疏肝活血方

药物组成：熟地黄 20g，当归 10g，白芍 15g，赤芍 15g，党参 15g，黄芪 15g，菟丝子 20g，女贞子 20g，鸡血藤 15g，丹参 15g，郁金 10g，合欢花 10g。

方中熟地黄为君药，甘温味厚，质柔润，有滋阴养血的作用；当归有补血养肝、和血调经的作用；白芍为佐药，有养血柔肝和营的作用；熟地黄、白芍为阴柔之品，与辛温之当归合用，补血而不滞血，和血而不伤血；白芍养血和营，赤芍行血活滞，白芍性收敛而以补为功，赤芍性疏散而以泻为用，二者合用，一敛一散，一补一泻，具有清热凉血、养血活血、柔肝止痛之功效；黄芪、党参配伍使用，见于《脾胃论》之"补中益气汤"，可和脾胃，促健运，益气生血。

菟丝子和女贞子均可补肾，菟丝子味甘，性温，主要有滋补肝肾、养肝明目、止泻、安胎的作用，在治疗男子阳痿、遗精方面效果非常好。女贞子甘、苦，性凉。主要用以滋阴补肾，对于肝肾功能低下引起的腰膝酸软具有明显的改善作用，女贞子可以补充身体的精血，具有乌发明目的作用。菟丝子和女贞子一个性温，一个性凉，常常一起入药，可以起到平补作用，效果更好。

鸡血藤味苦、微甘，性温，既能舒筋活络，又可行血补血，调经止痛。主治妇女月经不调、痛经、经闭。丹参味苦、微辛，性微寒，心、脾、肝、肾血分之药，具有活血祛瘀、养血安神、凉血消肿的功效。西医学研究证实，丹参具有加强心肌收缩力、扩张血管、抗血栓形成、改善血液流变学、改善微循环的作用。

郁金可行气解郁，活血清心凉血，利胆退黄。郁金是一个很好的行气药，同时它的药名中有一个"郁"字，具有非常好的祛郁作用，有助于改善人体情绪。郁金也有很好的止痛活血作用，对女性的经闭、痛经、乳房胀痛，郁金具有非常好的效果，它既能行气疏肝，也有活血作用；合欢花具有解郁安神、理气和胃、清肝明目的功效，与郁金配伍应用，主治忧郁失眠，胸闷食少，月经量少经闭等。诸药合用，可补肾健脾，疏肝活血，养膜增膜。

（三）自拟方三（温补脾肾、益气养血活血）

药物组成：熟地黄 20g，当归 10g，淫羊藿 10g，巴戟天 10g，菟丝子 20g，山药 20g，党参 15g，酒黄精 10g，丹参 15g，青皮 5g。

方中熟地黄为君药，甘温味厚，质柔润，滋阴养血。当归补血养肝，和血调经。淫羊藿、巴戟天、菟丝子是常用的补阳药物，三药合用，补肾壮阳，温肾暖宫，调经种子。党参性平，味甘，山药性甘平，黄精以根茎入药，三者合用，具有补中益气、健脾益肾养肺之功。"一味丹参饮，功同四物汤"，丹参可活血化瘀，改善血液循环，扩张血管，对于心脑血管疾病及女性痛经和闭经等有一定的效果。此外，丹参还可以抗氧化和延缓衰老，改善卵巢功能，提高卵子质量。青皮疏肝破气，消积化滞，可提升心脏作用，化痰止咳，化积散滞，提升肝胆作用，预防血栓形成等。诸药合用，可温补脾肾，益气养血活血，促进内膜血液循环，提高子宫内膜容受性，促进受精卵着床生长。

三、巧用活血化瘀药，行气活血，改善内膜微小血栓

临床对于月经量少、薄型子宫内膜、宫腔粘连的患者，李丽芸教授通

常认为其本质是瘀血内阻，临床症见经行滞涩，色紫暗，有血块；小腹胀痛，血块排出后胀痛减轻；唇色暗，舌紫暗，或瘀斑、瘀点，舌底静脉粗，脉沉弦或沉涩，常用活血化瘀、调经助孕法。李丽芸教授认为，活血化瘀药具有抗凝、促进纤溶、提高代谢、免疫调节等作用。首先可以疏通微循环，促进瘀肿胀吸收；其次，具有抗炎作用，可改善组织血液流变性，促进炎症吸收与局部组织修复再生，预防炎症粘连；同时，还具有改善神经营养的作用，使疤痕组织软化，粘连松解和坏死组织吸收，从而促进子宫内膜血管生成，改善子宫内膜血供，改善子宫内膜容受性，提高胚胎种植率，减轻血栓形成风险，发挥免疫保护与调节作用，促进内膜对胚胎的容纳接受。

对于常用活血化瘀处方的选用，李丽芸教授一如既往地发扬擅长应用经方的特点，选用经典方剂，化裁应用。常用方剂如下。

（一）热灼血瘀

热灼血瘀者用血府逐瘀汤（《医林改错》），该方由当归、赤芍、桃仁、红花、川芎、熟地黄、川牛膝、枳壳、桔梗、柴胡、甘草等组成。

方中桃仁破血行滞而润燥，红花活血化瘀以止痛，共为君药。赤芍、川芎助君药活血化瘀；牛膝长于祛瘀通脉，引瘀血下行，共为臣药。当归养血活血，祛瘀生新；生地黄凉血清热除瘀热，与当归养血润燥，使祛瘀不伤正；枳壳舒畅胸中气滞；桔梗宣肺利气，与枳壳配伍，一升一降，开胸行气，使气行血行；柴胡疏肝理气，为佐药。甘草调和诸药，为使药。本方为活血祛瘀药、行气药、养血药合用，活血而又行气，祛瘀而又生新，凉血又除瘀热。

（二）寒凝血瘀

寒凝血瘀者用少腹逐瘀汤（《医林改错》），该方由小茴香、干姜、延胡索、没药、当归、川芎、官桂、赤芍、蒲黄、五灵脂等药组成。

本方取《金匮要略》温经汤之意，合失笑散化裁而成少腹逐瘀汤。方中灵脂、蒲黄活血祛瘀，散结止痛。其中五灵脂炒用，重在止痛而不损胃气；蒲黄生用，重在活血祛瘀；共为君药。川芎、当归乃阴中之阳药，血中之气药，配合赤芍补血行气活血，散滞调经，为臣药。延胡索、没药利气散瘀，消肿定痛，小茴香、干姜、官桂温经散寒，通达下焦，共为佐药。全方有活血祛瘀、温经散寒、散结止痛之功效。现代药理研究证实，本方能调节肠蠕动，促进肠道气体排出；具有抑制红细胞和血小板凝聚功能，溶解血栓，减轻血液黏度，增强细胞吞噬功能，改善血液循环及血液的理化性质，促进炎症病灶的消退及增生性病变的软化和吸收；具有明显的镇静、止痛、解痉疗效。

（三）气滞血瘀

气滞血瘀者用膈下逐瘀汤（《医林改错》），该方由当归、川芎、赤芍、桃仁、枳壳、延胡索、五灵脂、牡丹皮、乌药、香附、甘草等药组成。

方中当归、川芎、赤芍养血活血，与逐瘀药同用，可使瘀血去而不伤阴血；牡丹皮清热凉血，活血化瘀；桃仁、红花、五灵脂破血逐瘀，以消积块；配香附、乌药、枳壳、延胡索行气止痛；尤其川芎不仅养血活血，更能行血中之气，增强逐瘀之力；甘草调和诸药。全方以逐瘀活血和行气药物居多，使气帅血行，更好地发挥其活血逐瘀、破癥消结之力。

三方均出自清代王清任《医林改错》，都有桃仁、红花、川芎、赤芍、当归，都有活血祛瘀止痛作用。不同点在于：主治部位上，血府逐瘀汤主治胸部的瘀血证；膈下逐瘀汤主治瘀血积于膈下，肝郁气滞之两胁，以及腹部胀痛有块者；少腹逐瘀汤主治血瘀少腹之积块、月经不调、痛经等。发病机制上，血府逐瘀汤证以热灼血瘀为主，少腹逐瘀汤证以寒凝血瘀为主，膈下逐瘀汤证以气滞血瘀为主。

四、针刺、艾灸等传统疗法综合应用，提高子宫内膜容受性

"一针二灸三用药"，针灸、艾灸在中医学治疗中具有举足轻重的地位。李丽芸教授非常重视针刺和艾灸在妇科疾病治疗中的应用，尤其在薄型子宫内膜不孕的治疗中。李丽芸教授认为，针刺与灸法作为中医特色治疗方式，通过针刺刺激经络上的穴位，起到疏通经络、调和脏腑、行通气血的作用，通过艾灸法可温经通络，两者联合应用，可使冲任气血调畅，进一

步将肾中精气予以激活，充盛肾精，与此同时，使得盆腔血液循环有效改善，可对子宫动脉血流起到促进作用，增加子宫内膜血流灌注，优化内膜形态，从而改善促排卵周期中薄型子宫内膜的容受性，有效提升临床妊娠率，是临床治疗薄型子宫内膜不孕的特色中医治疗方法。

在针灸选穴的过程中，李丽芸教授以任脉、冲脉、督脉、膀胱经为主取穴，灵活应用传统针灸、梅花针、子午流注针、电针等，常用穴位有关元、中极、归来、子宫、三阴交、气海、足三里、血海、太冲、肾俞、脾俞、肝俞、胃俞。雷火灸、温和灸也以任脉、督脉上的穴位为主，重点温灸肾俞、肝俞、脾俞。平衡罐和药物罐根据患者体质辨证开药，浸罐、施罐于相应穴位。耳针穴位常选用肝、脾、肾、子宫、卵巢、内分泌等穴。

此外，李丽芸教授根据患者的体质特征，给患者配制适合其体质的沐足药方，常用药物有桂枝、丹参、吴茱萸、艾叶、首乌藤、白术等，嘱患者药液浸过三阴交穴，可起到温经通络、促进血液循环、改善内膜血供、改善睡眠、缓解焦虑等作用。

李丽芸教授针对薄型子宫内膜基础疾病的不同，选用不同的保留灌肠液，给患者保留灌肠，例如，盆腔炎、输卵管炎、子宫内膜炎患者，给予复方毛冬青液保留灌肠；子宫内膜异位症、腺肌症、慢性盆腔疼痛患者，给予莪棱灌肠液保留灌肠。通过保留灌肠，可促进炎症吸收、软化瘢痕，促进盆腔粘连松解，促进子宫内膜瘢痕的软化。

五、辅以药膳，常选血肉有情之品

李丽芸教授常选用血肉有情之品，她常推荐给患者的药膳汤方有鲍鱼乌鸡汤、生蚝排骨汤、海马汤、鹌鹑蛋等。

综上所述，飞速发展的人类辅助生殖技术，给许多不孕症患者和家庭带来了新的希望，但子宫内膜过薄所致的胚胎种植、着床失败，仍是临床上亟待解决的难题。移植失败和反复流产，使患者的心理和生理健康都受到了严重影响。因此，提高临床妊娠率的关键所在，是改善子宫内膜容受性，而子宫内膜厚度是影响子宫内膜容受性的重要因素。李丽芸教授认为，本病目前虽然以西医治疗为主，治疗效果明显，但其缺点也很明显，西医治疗方法一般创伤较大，药物治疗副作用明显，患者接受度较低。而中医疗法多样化，治疗个体化，整体调控，辨证与辨病相结合，针灸与药物相结合，且治疗创伤小、副作用少，更易于被患者接受，在某种程度上弥补了西医学的不足，并且可作为辅助治疗，配合现代辅助生殖技术提高疗效，正逐渐成为提高临床妊娠率的重要助力。关于薄型子宫内膜不孕症，在治疗中发挥中西医各自优势，相互配合提高疗效，这些都有待在临床工作中积累总结，继续深入探讨和思考。

六、病案举例

（一）病案举例 1

詹某，女，35 岁，2017 年 3 月 17 日因"月经量少 2 年"来诊。患者15 岁月经初潮，既往月经尚规律，28～30 天一潮，量中等，无经行血块，无痛经。两年前开始经量逐渐减少，现经量减少至原经量的约 1/2，色暗黑，夹小血块，每日用卫生巾 1 片可，湿约 1/2。经前乳房胀痛，性情急躁易怒，2016 年患者曾于外院查妇科 B 超，提示子宫大小未见异常，左附件未见异常，右侧卵巢多囊性改变。查性激素：促卵泡生成素（FSH）3.4IU/L，促黄体生成素（LH）9.01IU/L，雌二醇（E_2）162pmol/L，催乳素（PRL）183mIU/L，睾酮（T）3.98nmol/L。外院予达英-35 治疗 3 个周期，服药期间经量无明显改善。患者虽已生育一胎，但有迫切二胎生育要求。G3P1（2011 年顺产一女）A2（行清宫术）。末次月经：3 月 11 日，量少，就诊时患者精神不振，情绪低落，月经仍未干净，色暗黑，每日 1 片护垫即可，湿表面少许，伴小腹隐痛，腰酸，少许乳房胀痛，烦躁，口干欲饮，无腹痛，眠欠佳，多梦易醒，纳可，二便调。舌淡红，苔白，脉沉弦，舌底络脉稍迂曲。西医诊断：月经不规则。中医诊断：月经量少。证型：肾虚肝郁。首诊李丽芸教授没有从大补气血着手，而是先给予疏肝解郁，处方 21 号方疏肝解郁汤如下：柴胡 10g，佛手 10g，茯苓 15g，素馨花5g，白芍 15g，当归 10g，香附 10g，郁金 15g，首乌藤 30g，益母草 30g。

共 7 剂。本方为肝血亏虚、脾失健运而设，肝气疏，则肝血得养，疏肝理气，养血调经。7 剂后，又给予 25 方养精益血汤：党参 15g，当归 15g，女贞子 15g，鸡血藤 30g，茯苓 15g，丹参 20g，郁金 15g，熟地黄 20g，白芍 15g，菟丝子 20g，黄芪 15g，嘱经后连续服用 14 天。以滋补肾精，固本培元，兼以疏肝养肝，行气活血。同时加用仙子益真胶囊和仙芪益真胶囊，隔日交替服用，均为每次 3 粒，每日 3 次，以益肾填精，平补肾之阴阳。

二诊：2017 年 4 月 20 日。患者精神明显较前好转，就诊诉末次月经：4 月 16 日，经量较前稍增多，经行第 1 天可用卫生巾 3 片，湿约 1/2，夹少许血块，经前烦躁及乳房胀痛有所减轻，月经 5 天干净。舌淡红，苔薄白，脉沉细。就诊时为患者月经干净后 1 天，守前方续服，以补肾精，调气血。

三诊：2017 年 5 月 22 日。患者来诊诉末次月经：5 月 16 日，经量中等，无经行血块，6 天干净，无经行腹痛，无腰酸，无烦躁等不适，经前无乳房胀痛。舌淡红，苔薄白，脉细。患者本次就诊时间仍为月经刚刚干净，继续给予 25 方养精益血汤：当归 12g，女贞子 20g，鸡血藤 30g，丹参 20g，郁金 15g，熟地黄 20g，白芍 15g，菟丝子 20g，黄芪 15g，党参 15g。

四诊：2017 年 6 月 25 日。患者又来就诊，心情急躁，月经推后 9 天未至，速查尿妊娠试验（＋），查人绒毛膜促性腺激素（HCG）1350IU/L，患者不禁转忧为喜，连连称呼李丽芸教授为"送子观音"！

随访至 2018 年 2 月，患者顺利喜添一女。

按语：本案患者 35 岁，高龄女性，该年龄段生育能力开始出现下降，本人有强烈的生育意愿，不幸的是该患者既往有胚胎停育清宫手术史 2 次，精神压力较大，再加上在外院治疗后月经无明显好转，更加丧失治愈疾病的信心，思想负担较重。患者年过五七，肾气渐衰，两次堕胎史更加损伤肾气，李丽芸教授认为肾虚肝郁是该患者月经过少的根本病机。对于此类患者，治疗首先要进行心理疏导，消除其焦虑、无助、沮丧的不良情绪，帮助其增强治愈疾病的信心，所以首诊时，李丽芸教授并不急于补肾填精，而是着眼于患者的情绪问题，予自拟 21 号方加减，方药以逍遥散加减，以疏肝理气，活血化瘀，理气通经，使肝气得疏，气机调畅，患者能够精神平和，心情愉悦，气血条达。李丽芸教授指出患者肝木之所以郁滞，是由精血不足、肝木不得滋养所致，按照五行相生的观点，培补肾水，以滋养肝木，补母益子，因此经后则将治疗的重点放在肾虚这一根本病机上，予自拟 25 号方养精益血汤以滋补肾精，固本培元为主，并配以疏肝养肝、行气活血之品以肝肾同治，补中有疏，疏中有养，标本兼顾。同时予仙子益真胶囊、仙芪益真胶囊同服，以增强滋补肾元、填精益髓之效，从而收到了满意的治疗效果。该病例的治疗过程也充分体现了李丽芸教授对患者的人文关怀和身心同治的治疗理念。

（二）病案举例 2

患者，女，35 岁，2015 年 3 月 2 日因"稽留流产清宫后月经量少 1 年"就诊，既往月经量正常，清宫后月经尚规律，末次月经：2 月 27 日，4 天净，量少，无需卫生巾，每日护垫可，色暗红，行经期下腹胀满不适，经前乳房胀痛、腰酸、怕冷，小便清长。与配偶同居未避孕未孕半年。外院彩超提示排卵期内膜厚 5mm，内膜及内膜下未见明显血流信号，基础性激素正常。形体偏瘦，就诊时眼中含泪。西医诊断：①月经不规则。②不良妊娠。中医诊断：月经过少。证型：肾阳虚兼肝郁血瘀。首诊处方：紫河车 10g，熟地黄 10g，菟丝子 10g，续断 10g，桑寄生 10g，当归 10g，鸡血藤 30g，赤芍 10g，香附 10g，郁金 6g。水煎服，共 10 剂，日 1 剂，以补肾填精，疏肝解郁，行气活血，嘱增加牛奶、豆浆、鸡蛋等高蛋白饮食，每天运动 1 小时。

二诊：2015 年 3 月 13 日。复查阴道彩超，内膜厚 7mm，右侧卵巢见成熟卵泡。续服上方 10 剂，嘱同房，2～3 天同房 1 次，继续高蛋白饮食及运动。

三诊：2015 年 3 月 28 日。患者自测尿妊娠试验阳性，今日抽血：提示血人绒毛膜促性腺激素（HCG）251IU/L，患者喜极而泣。

随访至 2015 年 10 月底，患者早产急产一女，现母女均身体健康。

按语：患者有宫腔操作史，既往月经正常，考虑清宫损伤部分内膜，导致内膜偏薄、月经量少。患者腰酸怕冷，小便清长，此为典型肾阳虚之证；经血色暗红，下腹胀满，为瘀血阻络、不通则痛之象；患者稽留流产痛失骨肉，加之流产后半年未孕，心理负担大，导致肝郁。此为典型的肾虚血瘀夹肝郁证型，也是大部分内膜薄致不孕症患者的常见证型。初诊李丽芸教授以紫河车、熟地黄、菟丝子、续断、桑寄生补肾阳、填肾精；当归、鸡血藤、赤芍养血活血，改善内膜血流；佐香附、郁金行气疏肝。气行则血自行，气血调和则胞脉通，肾精盛则胞宫藏泻有度。二诊内膜已增厚，且正值排卵期，加入鹿角霜血肉有情之品，佐以牛膝、紫石英进一步温肾暖宫助孕，为孕卵着床做准备，同时嘱患者高蛋白饮食，加强营养，锻炼身体，以提升正气。万事俱备，嘱氤氲之时交合，两精相搏，合而成孕。

（三）病案举例3

林某，女，33岁。2018年1月3日因"未避孕未孕4年"就诊。患者平素月经规则，28～30天一潮，3～4天干净，月经量少，经色偏暗，无痛经，行经无血块。2017年2月行宫腔镜检查及粘连松解术＋上环术。宫腔镜下见：右侧输卵管开口清晰可见，左侧宫腔边缘见少量疏松粘连。术后一直人工周期治疗，月经量仍偏少，3天干净。已婚，G3P0A3（人工流产2次，2015年稽留流产1次），有生育要求。末次月经：1月3日，现月经第1天，经血较前鲜红，无痛经，量少，日用卫生巾1～2片，睡眠欠安。舌淡，苔薄白，脉弦细。西医诊断：宫腔粘连。中医诊断：月经过少。证型：气滞血瘀证。患者正值经期，胞宫泻而不藏，以泄瘀为主，给予10号方活血通经汤加减，处方：桃仁10g，红花5g，当归10g，赤芍10g，牡丹皮10g，丹参15g，香附10g，鸡血藤20g，益母草15g，何首乌20g，牛膝15g，首乌藤20g，莪术10g。共7剂。

2018年3月13日复查宫腔镜检查：子宫左右壁见疤痕形成，右侧宫壁下段周围型粘连，术中电针切开右侧壁局部粘连，恢复宫腔形态。术后B超检测内膜及卵泡情况。子宫内膜菲薄，厚度<5mm，卵泡生长缓慢，月经周期推后。

二诊：2018年6月20日。末次月经：6月19日，现月经第2天，经量较前增多，无血块，诉近期情绪低落，夜难入睡。舌淡红，苔薄白，脉细弱。给予 25 号方养精益血汤：首乌藤 20g，当归 12g，白芍 15g，熟地黄 20g，黄芪 15g，党参 15g，女贞子 20g，菟丝子 20g，丹参 20g，郁金 5g，鸡血藤 30g，桑椹 15g，何首乌 20g。共 7 剂，以滋补肾精，固本培元，疏肝解郁，宁心安神。

2018 年 7 月至 2019 年 4 月曾行两次输卵管通水治疗，试孕未果。2019 年 8 月 7 日行宫腹腔镜联合宫腔粘连整形术，术后置 Loley 球囊。取球囊 1 个月后复查宫腔镜提示宫腔形态正常，双侧输卵管开口可见。继续动态监测子宫内膜、卵泡生长及排卵情况，中药调理，试孕半年后仍未孕。

复诊：2020 年 8 月 5 日再诊。本次月经推后 10 余天，末次月经：8 月 1 日，现月经第 5 天，月经过少，诉近期心情压抑，焦虑失眠。舌淡，苔薄白，脉细。处方：白术 15g，黄芪 15g，酸枣仁 15g，木香 5g（后下），炙甘草 10g，当归 10g，茯苓 15g，柏子仁 20g，石菖蒲 5g，首乌藤 30g，蜜远志 10g，何首乌 20g，合欢皮 15g，茯神 10g，山药 20g。共 7 剂，以健脾胃，养肝血，助睡眠。配合中药沐足活血助眠。同时给予来曲唑促排卵，促进卵泡生长发育，月经第 15 天，B 超监测排卵提示：左侧卵巢成熟卵泡 19mm×17mm，内膜厚 6.5mm，原方去合欢皮、茯神，加柴胡 10g，莪术 10g，丹参 20g，同时注射 HCG 10000U，以加强理气活血通络，促进成熟卵子排出。嘱患者隔日同房，共 3 次。排卵后在中药内服的基础上，给予口服补佳乐每日 4 粒，达芙通每日两粒，肌注 HCG 每 3 日 1 次。

患者 9 月 3 日所有药物用完复诊，查尿 HCG（+），人绒毛膜促性腺激素（HCG）385IU/L，患者激动地流下了眼泪。定期复查血人绒毛膜促性腺激素及孕酮。2020 年 9 月 20 日查 B 超：宫内孕，双绒毛双胎，其一成活，如孕 7+周，其二考虑胚胎停育，未见卵黄囊及胚胎。

随访至 2021 年 4 月初，患者孕 35-周，早产顺产一女，母女健康。

按语：本案患者因多次行人工流产，胞宫受机械因素损伤子宫内膜基底层，致胞宫虚损、气机受阻，加之肝郁气滞，血行不畅，瘀阻胞宫，因而导致经血排泄不畅，孕卵着床受阻。宫腔粘连患者由于病程长，病情反复，迁延难愈，肝郁乘脾，脾虚则无以运化，故月经量少。初诊时患者正值经期，以桃红四物汤为底，意在使月经通畅，不致瘀血内留，使子宫内膜完整脱落而改善宫腔环境，佐以香附、郁金以疏肝气，使血随气下，月经来潮顺畅。二诊时，患者宫腔镜术后，内膜及卵泡生长情况仍不理想，患者情绪低落，治以疏肝解郁，补肾活血，养心安神。本案患者行宫腔镜下粘连分解术，术后配合置入球囊，防止再次粘连，取出球囊后，积极备孕，配合中药内服，辅以宫腔入药、沐足等，改善子宫的血流灌注、血液循环，调节子宫粘连分离术后子宫内膜形态和功能的恢复。治疗后，患者子宫内膜厚度、形态较前好转，内膜和卵泡同期生长。李丽芸教授注重心脾肾同治，复诊时患者心情压抑，焦虑失眠，予归脾汤加减，方中石菖蒲、首乌藤、蜜远志、合欢皮、茯神有养心安神之效。患者子宫内膜菲薄，宫腔环境不佳，同时又卵泡发育迟缓，李丽芸教授运用中西医结合治疗，联合人工周期、宫腔镜下粘连分离、促排卵的西医治疗手段，在整个调经助孕过程中，强调胞宫胞脉经血充盛对于孕育的重要性，结合岭南湿热气候及当地人的体质，善于用中药颐养先天以滋后天，内外合治调理全身气血，使患者在心情最暗淡的时候看到了黎明的曙光，实现了自己的美好愿望。

第七章 卵巢储备功能减退、
　　　　早发性卵巢功能不全、
　　　　卵巢早衰不孕诊治特点

第一节　卵巢功能与生殖的关系

一、始基卵泡数与卵巢储备功能

卵巢的基本生殖单位是始基卵泡，卵巢中所有的始基卵泡均在胚胎期形成，女性胚胎期原始的卵细胞数目决定了女性一生的卵巢储备功能，始基卵泡越多，提示卵巢的储备功能越好。胚胎 20 周时，始基卵泡达 700 万个，以后发生退化闭锁始基卵泡逐渐减少，新生儿出生时卵泡总数降至 200万个。至青春期卵泡只剩 30 万～50 万个。进入青春期后，卵泡发育成熟的过程依赖促性腺激素的刺激。性成熟期每月发育一批卵泡，只有一个优势卵泡完全成熟并排出卵子，其余卵泡自行退化称卵泡闭锁。妇女一生中只有 400～500 个卵泡发育成熟并排卵。卵巢储备指卵巢皮质区内卵泡生长、发育、形成可受精的卵母细胞的能力，可间接反映卵巢的功能。可以认为，女性卵子储备在胎儿时期即已成定局，出生后便不再增多。

二、卵巢储备功能的评价

女性最佳受孕年龄为 18～31 岁，这一时期卵巢内的卵泡数最多；31 岁以后卵泡数量开始减少，生育能力下降的第一个阶段是 30 岁，37～45 岁卵泡数量的下降速度开始加快；可见正常生理状态下的卵巢功能呈现下降态势，表现为自然周期内的自然妊娠率下降，不孕症的发病率升高，妊娠后，流产率和生育畸形胎儿的概率也会升高。

（一）基础雌激素（E₂）、促卵泡生成素（FSH）水平

月经周期第 3 天的基础雌激素（E_2）、促卵泡生成素（FSH）水平能够较好地评价卵巢储备功能。

基础雌激素（Estrogen，E_2）＞50～80pg/mL 时，提示卵巢储备功能下降。

基础促卵泡生成素（follicle-stimulating hormone，FSH）：一般认为 FSH 水平＞10IU/L，预示着卵巢储备降低（diminished ovarian reserve，DOR）。促卵泡生成素水平越高，卵巢储备功能越差。

（二）抗缪勒管激素

抗缪勒管激素（anti mullerian hormone，AMH）是转化生长因子 β 超家族的成员之一，由 Pro. Alfred Jost 于 1947 年首先发现，在卵巢中卵泡的颗粒细胞中表达，起到招募原始卵泡的作用。在窦前和小窦卵泡（＜4mm）的表达最强，随着卵泡增大逐渐消失，当卵泡＞8mm 时，表达基本消失，可用于 25 岁以上女性卵巢储备功能的评价。与基础 E_2、FSH 相比，AMH 可更早更准确反映年龄相关卵巢储备功能的下降，在不同的周期保持稳定，因此可在周期任何时间抽血检查。

AMH 的正常值界于 2～6.8ng/mL。当 AMH＜2ng/mL，提示卵巢储备功能不良。一般情况下，低反应患者的 AMH 水平＜0.5～1.1ng/mL；正常反应的 AMH 水平高于 1～1.4ng/mL，低于 3.5～4ng/mL。

（三）超声检查

基础窦卵泡数目（antral follicle count，AFC）：一般指月经 2～5 天阴道超声下观察到的窦卵泡数目，在 IVF 治疗中，AFC 与获卵数、妊娠率和活产率密切相关，也是预测卵巢低反应或者卵巢高反应的重要指标。如果双侧 AFC 为 3～6 个，则预示 IVF 周期卵巢低反应及较低的获卵率，其预测价值与 AMH 相当，是评估卵巢储备功能和反应性的最佳指标，可作为卵

巢储备和反应性评价的首选指标。AFC 和 AMH 对 ART 治疗中卵巢反应性的预测性优于基础 FSH 水平和生理年龄。

三、卵巢储备功能减退、早发性卵巢功能不全与卵巢早衰

卵巢功能减退是一个逐渐进展和波动发展的过程，其发病机制目前仍未明确。根据其临床表现及严重程度，可将其分为卵巢储备功能减退（diminished ovarian reserve，DOR）、早发性卵巢功能减退（premature ovarian insufficiency，POI）、卵巢早衰（premature ovarian failure，POF）等阶段。

卵巢储备功能减退（diminished ovarian reserve，DOR）又称卵巢储备功能下降或卵巢储备功能低下，是指女性月经来潮后至 40 岁以前，卵巢内存留的可募集的卵泡数量减少和（或）卵泡质量下降，继而出现月经稀发、经量减少、排卵障碍、阴道干涩、性欲淡漠、不孕症、闭经等一系列临床表现。

卵巢储备功能减退具有高度异质、发病隐匿、病因复杂性及临床表现多态性等特点，实际上是 POI 的前驱阶段。DOR 的诊断标准一直都是妇科内分泌专家争论的问题，目前国内外尚未有统一的卵巢储备功能减退的诊断标准，目前普遍采用 2011 年由欧洲人类生殖与胚胎协会（ESHRE）及美国生殖学会（ASRM）共同修订即博洛尼亚共识：满足卵巢储备功能试验异常：AFC<5～7 个或抗缪勒管激素（AMH）<0.5～1.1μg/L，即可认为是卵巢储备功能减退。结合我国 2015 版《卵巢低反应专家共识》、2016 版《早发性卵巢功能不全的激素补充治疗专家共识》、2017 版《早发性卵巢功能不全的临床诊疗中国专家共识》和《妇产科学》（第 8 版）总结出 DOR 相关诊断标准：符合以下 3 项中的任意 1 项：①抗缪勒管激素，AMH<1.1ng/mL。②基础窦卵泡数目，AFC<6 个。③至少两次在月经周期的第 2～4 天检测基础促卵泡生成素，FSH 为 10～25IU/L，两次检测至少间隔 4 周以上。据报道，DOR 的发病率在一般人群中占 0.9%～3%，其中占我国不孕症发病率约 10%，并且发病率有明显增加及年轻化趋势。

现有研究表明，DOR 时卵巢功能属于可逆性状态，从 DOR 到卵巢早衰是一个渐进的过程，但若不尽早干预，任其发展，将进一步向 POI、POF 发展，此时卵巢功能为不可逆性衰竭，需要 1～6 年。

卵巢早衰（premature ovarian failure，POF）是指 40 岁以下女性，排除妊娠后出现闭经超过 4 个月，间隔 1 个月检查促性腺激素水平至少 2 次升高（FSH>40IU/L），雌激素水平降低，并伴随出现不同程度的围绝经期症状，如潮热盗汗、性欲减退、阴道干涩、月经紊乱（月经减少、月经稀发、闭经）、不孕症等。卵巢早衰在 1% 的女性中存在，其中在 40 岁之前的发病率为 1%，在 30 岁之前的发病率为 0.1%。有研究报道，孕期不良母体环境（如孕期外源有害物或易成瘾物的暴露、母体营养紊乱与疾病等）会编程子代生殖发育，引起子代成年后生殖能力早衰（如卵巢早衰）等卵巢功能异常，即胎源性 POF。

随着对卵巢早衰认识的不断深入，目前已认识到卵巢功能衰竭是一种临床表现多样、病因复杂、进行性发展的疾病，大约 50% 的患者仍有间歇性排卵，5%～10% 的患者在确诊多年以后，还有机会自然受孕，因此 POF 概念存在局限性，无法体现疾病的进展性和多样性，仅代表卵巢功能衰竭的终末阶段。2008 年，美国生殖医学会（ASRM）提出用原发性卵巢功能不全（primary ovarian insufficiency，POI）代替 POF 的倡议。2015 年，欧洲人类生殖与胚胎学会（ESHRE）起草的 POI 指南中，POI 被重新定义为早发性卵巢功能不全（premature ovarian insufficiency，POI）。同年，欧洲人类生殖与胚胎学会（ESHRE）及美国妇产科医师学会（ACOG）等权威学会发表指南，提出应用"早发性卵巢功能不全"或"原发性卵巢功能不全"代替既往"卵巢早衰"的诊断，旨在早期发现卵巢功能不全的女性，以达到早期诊断、早期治疗的目的。

早发性卵巢功能不全是指女性 40 岁以前出现卵巢功能减退，主要表现为月经异常（闭经、月经稀发或频发）、促性腺激素水平升高（FSH>25IU/L）、雌激素水平波动下降。根据是否出现自发月经，将 POI 分为原发性 POI 和继发性 POI，其患病率为 1%～3%，严重影响了女性正常的身心健康及生活质量。

卵巢储备功能减退、早发性卵巢功能不全、卵巢早衰，三者均表示女性 40 岁之前卵巢功能减退的不同阶段及功能下降程度。随着社会和生活压力的日益增加，女性卵巢功能减退的发生率逐年增加，因此，及早发现并提前干预，对于卵巢功能及女性生育能力的保护起着至关重要的作用。

卵巢储备功能减退、早发性卵巢功能不全、卵巢早衰的确切病因和发病机制尚不十分清楚，常见病因包括遗传因素、医源性因素、免疫因素、环境因素等，生活、学习、工作造成的长期精神紧张、压力，也是因素之一。半数以上的早发性卵巢功能不全患者病因不明确，称为特发性 POI，占高促性腺激素闭经的 81%。原因不明的早发性卵巢功能不全，可能与自身免疫功能失调造成的卵巢功能损伤有关。

不孕是卵巢储备功能减退、早发性卵巢功能不全、卵巢早衰最显著的临床表现，现代生殖医学尚无有效的方法恢复其卵巢功能。治疗主要采用雌孕激素序贯疗法（HRT）、口服避孕药、促性腺激素释放激素抑制剂（GnRH - a）、辅酶 Q10、脱氢表雄酮（DHEA）等，期待捕捉发育卵泡，结合微刺激或自然周期取卵，再行 IVF - ET。但这些疗法的总体疗效并不理想，多数医生给 POI 不孕症患者的第一建议仍是采用赠卵 IVF - ET技术。

第二节　卵巢储备功能减退、早发性卵巢功能不全、卵巢早衰的中医病因病机

子宫在中医学中叫胞宫，卵巢和输卵管属于"胞脉""胞络"的范畴。古代医家未能明晰卵巢的具体解剖位置，但他们早已观察到卵巢储备功能降低的各种临床表现。因此，在古代医籍中，"月经过少""月经先期""月经后期""月经先后不定期""闭经""不孕""血枯""绝经前后诸症""年未老经水断"等，都可能与卵巢功能降低有关。

《素问·上古天真论》云："女子七岁，肾气盛，齿更发长；二七而天

癸至，任脉通，太冲脉盛，月事以时下，故有子……七七任脉虚，太冲脉衰少，天癸竭；地道不通，故形坏而无子也。"月经产生的条件是肾气盛，天癸至，任通冲盛。七七则任脉虚，太冲脉衰少，天癸竭而绝经。卵巢早衰的临床特点是未至七七，但已出现任脉虚，太冲脉衰少，天癸竭，即"天癸早枯"。

一、肾虚是主要病机

"经水出诸肾"。肾藏精，主生殖；肾精化气生血，精血同源。《黄帝内经》云："肾者主蛰，封藏之本，精之处也。"肾为天癸之源，肾为冲任之本，胞脉系于肾，肾气的盛衰主宰着天癸的至与竭，肾主宰着胞宫的定期藏泻。《脉经》曰："肾脉微涩，为不月。"肾有阴阳之分，肾阳气不足，不能温化肾精以生天癸，冲任气血不通，胞宫失养，月水难至；肾阴不足，精亏血少，天癸不足，冲任血虚，胞脉失于濡养，经水间断；肾精不足，天癸难充，冲任失畅，胞宫失养，月经化源匮乏。可见，该病是肾阴阳精血亏虚，冲任虚损，天癸早衰或早竭的结果。

二、肝心脾肺是重要的影响因素

肾与脏腑相关。肾脑相通：肾藏精，精生髓，脑为髓之海。肝肾同源：肾藏精，肝藏血，精血同源，相互滋生。肝主疏泄，肾主闭合，使血海定时蓄溢。脾肾相资：肾藏精，为先天之本；脾统血、化血为后天之本，即先天滋后天，后天养先天。心肾互济：肾主水，心属火，心主脉，水火互济，心肾相交。肺肾共司脉气（经气）：呼吸大自然之气；血脉精微所生之营气；命门所生之肾间动气。肾精充沛，肾气旺盛则煦脾、系胞、济心、主骨、生髓通脑、纳肺、养肝，故任通冲盛，月水如常，顺意有子。

肾气不足，肾精匮乏，精血不足，冲任虚衰，是卵巢储备功能下降发生的主要原因。肾精亏虚，肾气不足，则肝肾阴虚，脾肾阳虚，心肾不交，筋骨痿弱，肝郁肾虚，肾虚血瘀，肾虚痰湿，肾不纳气，肺肾阴虚。脾失健运，肝郁不疏，肺肾阴虚，心血不足，导致肾虚冲任失调；脾为气血生化之源，脾虚失运，则血海空虚；肝郁气滞，疏泄失常；"心者，五脏六腑之大主也"。心主神明，主血脉，为君主之官，定魂魄，主血属君火，系胞宫脉络，相交于肾。《傅青主女科》云："胞胎上系于心包，下系于命门。"若心火旺盛，心肾不交，则施化无权，胞宫失养，经水不调。肺主气，主宣发肃降，肺朝百脉通调水道，气为血之帅，《素问·评热病论》曰："月事不来者，胞脉闭也，胞脉者属心，而络于胞中，今气上迫肺，心气不得下通，故月事不来也。"故肾精亏虚、肾气不足，则诸脏腑功能失常，经脉（冲任督带）失调。脾虚肝郁，气血虚弱，痰瘀蕴结，心血不足，肺气虚弱，均可引起肾气亏损，导致卵巢储备功能下降，月事不调，经水早断。

三、疾病或金刃损伤累

疾病或金刃损伤，导致子宫腺肌病、巧克力囊肿、盆腔内异症等疾病的发生，可直接破坏卵巢组织或影响卵巢的血供，使卵巢功能受损。卵巢囊肿或畸胎瘤或巧克力囊肿剥除、一侧卵巢切除、宫外孕、输卵管整形、输卵管结扎、盆腔粘连分离、盆腔内异症电灼等腹腔镜和开腹手术，均可不同程度破坏卵巢组织或影响卵巢血供，使卵巢功能受损。卵巢手术后卵巢功能的变化源于手术对卵巢皮质的损伤，从而使卵巢内存留对促性腺激素有反应的卵泡数减少，导致卵巢功能降低。输卵管切除术后会影响同侧卵巢的血液供应，使卵巢储备功能下降，故对于输卵管积水的处理，优先选择输卵管阻断术或输卵管近端结扎术。此外，一些对性腺有刺激性作用的药物，如火把根、雷公藤等有可能损伤卵巢功能，引起卵巢功能下降、减退或衰竭。

第三节　卵巢储备功能减退、早发性卵巢功能不全、卵巢早衰诊治经验

女性如花，从含苞待放到绚丽盛开，至凋零败落，其盛衰规律尤为明显，故女人需精心打理，使花常开常艳。对于卵巢储备功能减退的患者，

李丽芸教授提倡"治未病"，强调预防为主，未病先防，已病防变；治养结合，以养为先；主张中西医结合治疗，中医治本，西医治标，中西医结合标本兼治，优势互补。

　　卵巢早衰，从名词意义上来看，意味着卵巢永久性地衰退。过去认为是不可逆的疾病，但随后证实卵巢早衰并不是完全绝经，这些患者体内尚有一定存量的卵泡，一部分患者出现间歇性排卵，一些患者确诊后仍能自然妊娠。卵巢功能的下降一般分为卵巢功能减退、卵巢早衰隐匿期和卵巢早衰三个渐进的阶段，临床上卵巢早衰常常是有先兆的，在发病前多出现月经减少、月经稀发或频发、闭经等变化过程，因此，李丽芸教授主张要重视月经改变。有些女性粗心大意，或者毫不重视，甚至认为月经不来都无所谓，直至出现严重后果，才开始着急。及早发现及治疗，可以延缓卵巢衰退的进展过程，改善生育结局。从中医治未病的理念出发，我们要把更多的精力放在卵巢功能减退、卵巢低反应、卵巢功能不全等方面，旨在早诊断、早发现、早干预、早治疗。

一、药养育泡

　　根据病因病机，李丽芸教授结合多年临床经验，治疗卵巢储备功能减退、早发性卵巢功能不全、卵巢早衰以补肾填精为大法，滋养肾阴，调理气血，调理冲任；肾阳虚者温补肾阳，温肾暖宫，健固督带，以滋养、唤醒体内残存的卵泡，发挥调经孕育的作用。

　　李丽芸教授常用补阴方有二至丸、养精种玉汤、寿胎丸、六味地黄丸、知柏八味丸；常用补阳方有右归丸、右归饮、附桂八味丸、肾气丸、归肾丸、二仙汤；常用调理气血方有四物汤、四君子汤、八珍汤、十全大补汤、毓麟珠、当归补血汤；常用肾阴肾阳互补方为滋肾育胎丸。

　　李丽芸教授常用补阳药有熟附子、补骨脂、淫羊藿、仙茅、肉苁蓉、鹿角霜、巴戟天、锁阳、核桃；常用补阴药有山茱萸、女贞子、覆盆子、续断、菟丝子、枸杞子、熟地黄、紫河车、黄精、黑芝麻、桑椹；常用调理气血药有何首乌、党参、黄芪、龙眼肉、丹参、赤芍、当归、川芎、白术、鸡血藤。

李丽芸教授临床善用紫河车、阿胶、鹿角胶、鹿角霜等血肉有情之品。血肉有情之品大多甘、温、咸、寒，其中性味咸者，功效重在壮阳助火；甘寒者，功效重在滋阴生津。其中紫河车性温，味甘咸，归心、肺、肾经，功能温肾补精，益气养血，用于肾气不足、精血衰少所致的不孕症，或阳痿、遗精、腰酸、头晕、耳鸣等。本品有补肝肾益精血的功效，兼有补阳之功。阿胶味甘，性平，归肺、肝、肾经，功能补血止血，滋阴润肺。阿胶为良好的补血药，适用于血虚诸证，多与党参、黄芪、当归、熟地黄等补气养血药同用，配伍菟丝子、桑寄生、续断等药补肾养血安胎。阿胶又为止血要药，单用即有效，多配伍复方，如胶艾汤以本品配伍生地黄、白芍、艾叶炭等，治妇女崩漏、月经过多、妊娠下血、小产后下血不止等。阿胶不仅补血，且可滋阴，如黄连阿胶汤，以本品配伍黄连、白芍、鸡子黄，治热病伤阴，心烦失眠等。鹿角胶是鹿角熬制浓缩形成的一种胶状药材，性温，归肝、肾经，有补益肝肾、益精养血的作用，用于治疗肾阳不足、精血亏虚所致的腰膝酸软，阳痿早泄，畏寒肢冷，宫冷不孕，头晕耳鸣，精神疲倦等。鹿角霜是鹿角熬制鹿角胶后剩余的骨渣，味咸、涩，性温，归肝、肾两经，功效温肾助阳，收敛止血，主治脾肾阳虚，白带过多，遗尿，尿频，崩漏下血，疮疡不敛等。

李丽芸教授在治疗 DOR、POI、POF 时，重在益肾填精，养血活血，同时兼以理气疏肝、健脾宁心之药。自拟经验方：卵巢早衰方，药物组成：紫河车、熟地黄、枸杞子、淫羊藿、鹿角霜、巴戟天、菟丝子、当归、川芎、丹参、黄芪、大黄、牛膝。紫河车为君中之君，用熟地黄、枸杞子以补肾阴，用淫羊藿、鹿角霜、巴戟天、菟丝子以补肾阳，此等皆为性情平和之品，当归、川芎、丹参寒热并用，共奏活血养血补血之功。黄芪气味俱轻，性味俱浮，纯属于气分，既能调理气机，又能补气生血，且与牛膝相配，一升一降，使此方更加活灵活现。此方功用在于填补肾精，用于肾精亏虚及肾之阴阳皆虚者。

二、针养醒泡

针灸疗法具有调冲任、补肝肾、安神志、行气活血、通络化痰、调经助孕等功效，李丽芸教授针对卵巢功能减退、卵巢早衰选穴，主穴以太溪、肾俞补肾精，以中脘、天枢、关元、大赫、卵巢、次髎、三阴交调冲任，以百会、神庭、本神、太冲安神志。全套穴位可以唤醒卵巢中沉睡的卵泡，改善患者的卵巢功能，提高生殖功能和生育能力，调节内分泌，延缓衰老，同时能起到改善潮热汗出、性欲下降、性器官萎缩等临床症状的作用。

三、药膳养巢

中医学素有"药食同源"之说，药膳"寓医于食"，既可将药物作为食物，又可将食物赋以药用，药借食力，食助药威。对于卵巢功能减退或早衰的患者，李丽芸教授提倡药食并补，可以帮助卵巢功能的恢复，延缓卵巢早衰，起到事半功倍的效果。

(一) 海马乌鸡汤

食材：中等大小海马，雌雄各 1 只，乌鸡半只，枸杞子 20g，生姜 3 片。

做法：将海马、乌鸡、枸杞子、生姜一起放入瓦锅内，加清水适量，武火煮沸后，文火煮 1 小时，调味即可食用。

功效：每周 1 次，可达补肾助阳、益脾养阴、调经养巢之功效。

(二) 土茯苓蝎子煲龟

食材：蝎子 20g，土茯苓 40g，草龟 1 只，猪瘦肉 50g，生姜 3 片。

做法：将蝎子用塑料袋盛装，倒入开水烫后，去除肠杂和刺，洗净；土茯苓洗净；草龟洗净；猪瘦肉洗净，将所有材料一起与生姜放入瓦煲中，加入清水 2000mL，武火煲沸后，改为文火煲 2 小时，调入食盐便可。

功效：每周 1 次，土茯苓健脾胃祛湿，蝎子活血解毒，乌龟滋肾阴壮阳。

（三）当归黑枣鸡蛋茶

食材：当归 10g，黑枣 15g（去核）。

做法：用清水浸泡 15 分钟，加一鸡蛋同煮 20 分钟，食枣吃蛋饮药汁。

功效：每隔 2～3 日 1 次，可达健脾益气、养血活血、调经护巢之功效。

四、热水泡脚赛人参，免费养肾护阳根

俗话说："要想身体好，经常泡泡脚。"中医学认为"脚为精气之根"，双足乃全身阴精阳气的汇聚之处，人体十二经脉有一半起、止于双足，共 60 多个穴位。在浸泡过程中除了水的浮力作用、水的静压力作用等，主要是水的温热作用、药物的外治作用和足反射区作用。三者作用可以互相影响，药物趁热易于从皮肤吸收，发挥药物的治疗作用。沐足可作为内病外治的疗法，借助药力和热力，疏通经络，调和气血，以达到改善卵巢血运、提高卵巢储备、恢复卵巢功能的作用。李丽芸教授常用的沐足药物有艾叶、桂枝、黄芪、丹参、首乌藤、白术、吴茱萸等。

五、病案举例

（一）病案举例 1

凌某，女，28 岁。2019 年 7 月 4 日因"经期延长伴月经后期 1 年余，阴道不规则出血近 1 个月"来诊。患者平素月经 40 天一潮，7～21 天干净，经量少。末次月经：6 月 12 日，至今未干净，曾服益母膏，止血效果不佳。前次月经：5 月 5 日至 5 月 22 日，经量少。就诊当日查妇科彩超：窦卵泡数（AFC）1 个；性激素：促卵泡生成素（FSH）10.79IU/L，促黄体生成素（LH）3.31IU/L；抗缪勒管激素（AMH）0.444ng/mL。全血分析：血红蛋白 85g/L。患者已婚未孕，有生育要求。妇科检查：宫颈下唇炎症增生突起明显，其余未见异常。现症见疲倦乏力，面色蜡黄，纳眠可，二便调。舌质淡暗，苔薄白，脉细。西医诊断：①异常子宫出血。②卵巢功能减退症。中医诊断：①崩漏。②虚劳。证型：脾肾两虚夹瘀。首诊拟方：太子参 15g，白术 15g，茯苓 15g，炙甘草 10g，女贞子 20g，紫珠草 30g，岗稔

根 30g，血余炭 10g，海螵蛸 10g，益母草 15g，金樱子 20g，仙鹤草 20g，苏铁贯众炭 10g。共 7 剂，水煎服，以健脾补肾，收涩止血。

二诊：2019 年 7 月 14 日。服上方后，阴道出血曾干净 5 天，但于 7 月 11 日又出现阴道出血，现阴道出血第 4 天，量不多，每日用卫生巾 3 片。中药守上方，连服 7 剂，继续健脾补肾，固冲止血。配以沐足粉水疗。

三诊：2019 年 7 月 25 日。服上方后，阴道出血第 9 天基本干净。现睡眠差，易醒，舌脉同前。拟方：白术 15g，黄芪 15g，酸枣仁 15g，木香 5g（后下），炙甘草 15g，当归 10g，制远志 10g，党参 15g，茯苓 15g，柏子仁 20g，石菖蒲 5g，首乌藤 30g，制首乌 20g，炒稻芽 10g，黄芩 10g，山药 20g。共 7 剂，水煎服，以健脾补肾，养心安神。

四诊：2019 年 8 月 29 日。服上方后，月经 10 天干净。现症见口干，眠差，易醒，舌质红，少苔，脉弦细。拟方：珍珠母 20g（先煎），首乌藤 20g，酸枣仁 15g，玉竹 10g，女贞子 20g，山萸肉 10g，山药 20g，白术 15g，丹参 20g，菟丝子 20g。共 7 剂，水煎服，以滋肾阴养肝，宁心安神。

五诊：2019 年 10 月 11 日。末次月经：10 月 8 日，现月经第 4 天，近几月经过中药调治，经血已能自止，月经周期恢复较规律，睡眠较前改善。就诊当日妇科彩超：窦卵泡数（AFC）1+2 个。中药予墨旱莲 15g，女贞子 15g，熟地黄 20g，生地黄 20g，当归 10g，白芍 15g，枸杞子 15g，麦冬 15g，砂仁 5g，山萸肉 10g，山药 20g，淫羊藿 15g。共 7 剂，水煎服，以滋肾填精，养血活血，促进卵泡生长发育。

2019 年 10 月 B 超监测排卵，10 月 21 日见优势卵泡 13mm×12mm，内膜厚 12mm，持续监测，本周期有排卵未孕。此次排卵后，加切脉针灸温经通络，活血祛瘀，调经助孕。月经于 11 月 5 日来潮。2019 年 11 月 15 日妇科彩超提示：右侧卵巢优势卵泡（ROF）10mm×11mm。继给予 10 月 11 日卵泡期方，并配以二至益真胶囊滋肾填精，养血活血，促进卵泡生长发育，继续监测排卵，指导同房。

2019 年 12 月 19 日再诊：停经 45 天，少量阴道出血。末次月经：11 月 5 日。2019 年 12 月 5 日查人绒毛膜促性腺激素（HCG）94.1IU/L，孕酮

（P）142.5nmol/L。12月10日复查人绒毛膜促性腺激素（HCG）1033IU/L，孕酮（P）119.4nmol/L。予积极保胎治疗。

随诊2020年8月4日剖宫产一胎，母子平安。

按语：初诊时结合症状、舌脉，中医辨为崩漏，属脾肾两虚夹血瘀证，西医属于异常子宫出血、卵巢功能减退。治以健脾益气摄血，补肾收涩止血。初诊时出血近1个月，当以"塞流"为主，中药以血余炭、海螵蛸、苏铁贯众炭摄血止血。气虚无以推动血流，故血滞留经脉，当以补气健脾，活血祛瘀。虚是崩漏的病机所在，肾气虚，胞宫固摄不足，脾气虚而不能统摄血液，故补应以补脾肾为主。血止后调节月经周期以助孕。三诊到四诊，患者正值经后期，血海空虚，冲任不足，予归脾汤加减补肾健脾安神、自拟14方滋肾养肝，宁心安神，药选太子参、黄芪、白术、茯苓、山药等补益脾肾，眠差兼加远志、酸枣仁、珍珠母、首乌藤养心安神，交通心肾。五诊患者月经将净，予自拟2号方滋肾养阴，滋养卵泡生长发育，调经种子。本案患者性激素FSH升高，初诊时B超窦卵泡数仅为1个，提示卵巢功能减退（DOR），经过中药补肾健脾，化瘀止血，调冲固经，辅以针灸调理全身气血，治疗后窦卵泡数增多，恢复正常月经周期，睡眠改善，成功妊娠分娩。本案患者虚为本，瘀为标，李丽芸教授标本兼治，寄消于补，补而不滞，共奏调经助孕之效。

（二）病案举例2

梁某，女，24岁。2018年1月26日因"不规则阴道出血数月"就诊。患者平时月经30天一潮，5天干净。近两月出现阴道出血淋沥不净，曾用达英-35、妈富隆治疗，服药期间不能完全止血。已婚未孕，有生育要求，有地中海贫血病史。现症见疲倦，少许乏力，舌质淡红，苔白，脉沉细。既往曾查性激素六项：促卵泡生成素（FSH）10.50IU/L；抗缪勒管激素（AMH）0.18ng/mL。西医诊断：①异常子宫出血。②卵巢功能减退症。中医诊断：崩漏。证型：肝肾不足。首诊拟方：太子参15g，白术15g，茯苓15g，炙甘草10g，女贞子20g，紫珠草30g，岗稔根30g，血余炭10g，海螵蛸10g，益母草15g，苏铁贯众炭10g，金樱子30g，仙鹤草15g。共7

剂，以健脾补肾，收涩止血。同时嘱患者监测基础体温，以了解排卵情况及黄体功能。

二诊：2018 年 3 月 2 日。末次月经：2 月 25 日，现月经第 6 天，经血基本正常，夹少许血块，有轻度痛经。诉眠差，夜难入寐，舌质偏红，苔少，脉细。以 14 号方宁心养胞饮加减组方：珍珠母 20g（先煎），首乌藤20g，蜜远志 10g，玉竹 10g，女贞子 20g，茯苓 15g，白芍 20g，山药 20g，白术 15g，炙甘草 10g，菟丝子 20g，桑寄生 10g，淫羊藿 10g，续断 10g，泽泻 5g，牡丹皮 5g，丹参 10g。共 7 剂，以滋肾健脾，活血化瘀，宁心安神。

三诊：2018 年 4 月 25 日。末次月经：4 月 20 日，现月经第 5 天，诉睡眠较前改善，少许口干，手心发热。2018 年 4 月 24 日查：促卵泡生成素（FSH）9.96IU/L，促黄体生成素（LH）2.9IU/L，抗缪勒管激素（AMH）0.285ng/mL。以 2 号方滋肾养元汤加减拟方：墨旱莲 15g，女贞子 15g，熟地黄 20g，当归 10g，白芍 15g，枸杞子 15g，麦冬 15g，稻芽10g，山茱萸 10g，山药 20g，淫羊藿 10g，柴胡 10g，黄芩 10g。共 7 剂，以滋补肾阴，滋阴清热。

四诊：2018 年 9 月 12 日。末次月经：9 月 9 日，仅见少量阴道出血，有下坠感。眠差好转，少许乏力气短，余无异常。方用当归 10g，枸杞子15g，菟丝子 20g，川芎 5g，牛膝 15g，淫羊藿 10g，熟地黄 20g，黄芪 15g，紫河车 5g，丹参 20g，巴戟天 10g，玄参 10g，麦冬 10g。共 7 剂，以补肾填精，益气活血。

五诊：2019 年 1 月 3 日。末次月经：11 月 16 日，7 天干净。现月经尚未来潮，双侧乳房无明显胀痛，下腹部轻微坠胀感，近期眠差，余无异常。拟方：菟丝子 20g，白芍 15g，当归 10g，山药 20g，茯苓 20g，柴胡 10g，黄柏 5g，知母 10g，枸杞子 20g，牛膝 20g，益母草 20g，桃仁 10g，红花5g，鸭脚艾 15g，何首乌 20g，首乌藤 20g，黄芩 10g。共 5 剂，以补肾疏肝健脾，活血通经。

六诊：2019 年 1 月 18 日。服上方 1 剂，月经来潮。末次月经：1 月 3

日，夹血块，现月经第 16 天仍量少未止。少许乏力，纳欠佳，睡眠较前明显好转，无腹痛等不适。以 20 号方理冲止血饮加减拟方：岗稔根 30g，紫珠草 20g，党参 15g，白术 15g，茯苓 15g，炙甘草 15g，山药 30g，黄精 15g，炒稻芽 10g，五指毛桃 20g，黄芪 20g，金樱子 20g，升麻 10g。共 7 剂，以补肾益气健脾，固冲止血。

七诊：2019 年 3 月 6 日。诉停经 34 天。人绒毛膜促性腺激素检测结果提示妊娠。孕安口服液口服及 8 号方孕育宝加减拟方，以补肾疏肝健脾，固冲安胎，积极保胎治疗。2019 年 3 月 13 日妇科彩超提示：宫内早孕，隐约见胎心搏动。人绒毛膜促性腺激素（HCG）47769IU/L，孕酮（P）78.95nmol/L。2019 年 3 月 22 日，妇科彩超：宫内早孕，7+周，双活胎。之后保胎效果不理想，患者诉 2019 年 4 月 2 日药流，4 月 4 日无痛清宫。

2019 年 7 月 10 日妇科彩超：双侧窦卵泡数：1+2 个。

八诊：2019 年 11 月 20 日。妇科彩超提示：右侧卵巢已排卵。拟方：桃仁 5g，红花 10g，当归 10g，赤芍 10g，牡丹皮 10g，丹参 15g，郁金 10g，香附 10g，鸡血藤 20g，牛膝 15g，益母草 20g。共 5 剂，水煎服。服上方后患者月经自然来潮，如期 7 天干净，1 个月后自然妊娠。2020 年 11 月 13 日诉剖宫产产一胎，现产后 3 月，又来门诊要求调理。

按语：肝藏血，肾藏精，肝肾同源，肝肾亏损，冲任不固，因而漏下不止。本案以滋养肝肾为主。"见肝之病，知肝传脾，当先实脾"，选用党参、茯苓、白芍、山药、白术健脾，若脾不健运，后天无以滋养先天，经不调，安能求子？患者年龄 24 岁，虽然原始卵泡数所剩无几，但是在《黄帝内经》所云"三七"至"四七"之间，是女性最佳的生育年龄，此时是女性一生中"肾气平均……身体盛壮"之际，虽然卵泡数量储备不多，但如有剩余，质量未必差，也就为成功受孕提供了契机。结合西医学检查，患者抗缪勒管激素降低，促卵泡生成素升高，窦卵泡数减少，诊断为卵巢功能减退症，属中医肝肾不足，肾精亏虚，主要表现在肾阴阳俱虚。三诊至四诊为经期即将结束，血海空虚，冲任不足，应补肾阴、益肾精，方选自拟 2 号方滋肾养元汤，药选用墨旱莲、女贞子、熟地黄、山茱萸滋补肝肾之阴。肾中阳气亏虚，无以鼓动卵泡成熟排出，当选淫羊藿、菟丝子、巴戟天温肾阳。紫河车为血肉有情之品，大补五脏气血，起到补益肾精的作用。五诊和八诊为经前期，方选自拟 10 号方活血通经汤，此方意在使月经通畅，不致瘀血内留。药选桃仁、红花、益母草、鸭脚艾等活血通经药。经过辨证论治，整体调治后，患者卵巢储备较前升高，激素水平改善，月经周期规律。本案以改善卵巢功能、调经助孕为目标，病程较长，当仔细辨证处方用药，但应始终坚守滋养肝肾，方能大获全胜。

（三）病案举例 3

邱某，女，34 岁。2019 年 1 月 15 日因"月经量少 1 年余"来诊。患者平时月经 28 天一潮，7 天干净。2017 年顺产一胎，11 月暂停哺乳，曾连续 3 月未行经，现有二胎要求。末次月经：1 月 7 日，经量极少，5 天干净，少许下腹疼痛。近 3 月行促排卵治疗，未孕。2018 年 12 月行宫腔镜＋子宫输卵管造影，未发现明显异常。舌质淡暗，边有齿印，苔白，脉弦细。西医诊断：①月经不规则。②卵巢功能减退症。中医诊断：月经过少。证型：肝郁脾虚。首诊拟方：鹿角霜 15g，当归 10g，枸杞子 15g，菟丝子 20g，川芎 5g，牛膝 15g，淫羊藿 10g，熟地黄 20g，黄芪 15g，紫河车 5g，丹参 20g，巴戟天 10g，延胡索 15g，乌药 10g。共 7 剂，以温肾阳，补肾精，活血行气止痛。

二诊：2019 年 2 月 12 日。末次月经：2 月 8 日，经血颜色正常，量较前增多，症见头痛，怕风。舌暗红，苔白，脉弦细。拟方：墨旱莲 15g，女贞子 15g，熟地黄 20g，生地黄 20g，当归 10g，白芍 15g，枸杞子 15g，麦冬 15g，山茱萸 10g，山药 30g，淫羊藿 15g，白芷 10g，藁本 10g，刺蒺藜 10g。共 7 剂，以补肾调经，养血祛风，通络止痛。

三诊：2019 年 3 月 10 日。末次月经：3 月 2 日，3 天干净。舌质淡，边有齿印，苔白，脉弦细。诉近期眠差，余无明显不适。拟方：白术 15g，黄芪 15g，酸枣仁 10g，木香 5g（后下），炙甘草 15g，当归 10g，远志 10g，党参 15g，茯苓 15g，柏子仁 20g，首乌藤 30g，何首乌 20g，百合 10g。共 10 剂，以健脾益气，养心安神。

四诊：2019年4月5日。末次月经：4月3日，现月经第3天，月经量少，伴有少量血块，腰酸。就诊当日查：促卵泡生成素（FSH）11.77IU/L，促黄体生成素（LH）6.31IU/L。拟方：金樱子20g，菟丝子20g，党参20g，熟地黄20g，桑寄生20g，何首乌30g，淫羊藿10g，枸杞子20g，炒稻芽10g，续断15g，丹参20g，赤芍15g，牡丹皮15g。共10剂，以补肾健脾和胃，固冲调经。

2019年5月至6月症见头晕加重，经期用药守二诊方序贯治疗，同时坚持切脉针灸全身调理。

五诊：2019年7月17日。末次月经：7月16日，经量正常，无下腹痛，患者自觉眠差，潮热，汗出多。当日妇科彩超：双侧窦卵泡数：1+0个，双侧卵巢功能下降。守一诊方减延胡索、乌药，以平补肾之阴阳，加浮小麦30g，鳖甲15g（先煎），以养阴潜阳敛汗。

复诊：2019年11月29日。末次月经：11月26日，量少，2天干净。下腹部怕冷，手脚冰凉，口干，舌脉基本同前。拟方：首乌藤20g，淫羊藿10g，炙甘草15g，巴戟天10g，白芍20g，仙茅15g，菟丝子30g，当归15g，知母10g，麦冬10g，黑枣15g，枸杞子30，炒稻芽10g，肉苁蓉10g，肉桂3g，丹参20g。共7剂，以阴阳双补，滋阴潜阳。

2019年12月28日自测尿妊娠试验阳性。2020年1月3日查：人绒毛膜促性腺激素（HCG）16636IU/L，孕酮（P）89.13nmol/L。确认妊娠，予地屈孕酮片、孕宝口服液和滋肾育胎丸积极保胎治疗。

按语：子宫的藏泻受肾之封藏、肝之疏泄的支配。在肾气充盛的基础上，脾化生气血，肝藏血并主疏泄，故月经定期来潮。本案患者经量过少，卵巢储备功能下降，说明肾阴不足。肾阴是月经的主要化源，治疗当以滋养肾阴为主，优选鹿角霜和紫河车。傅青主言："经水出诸肾，而肝为肾之子，肝郁则肾亦郁矣。"在滋肾养血之中，需佐以疏肝解郁行气之品。头为精明之府，肾精亏虚，肝失所养，肝阴不足，肝阳上亢，故清窍受扰，出现头晕、头痛的症状。二诊中，在用墨旱莲、女贞子、熟地黄、山茱萸滋养肾阴时，佐以白芍柔肝、枸杞子养肝阴，加白芷、藁本、刺蒺藜引经治头痛。又因木旺土虚，在调养肝肾时，要注意固护脾胃。三诊方有归脾汤之意，以健脾益气。"善补阴者，必于阳中求阴，则阴得阳升而泉源不竭"。偏于肾阳虚者，可加温肾壮阳的药物，如巴戟天、淫羊藿、肉桂。四五诊患者性激素、B超结果及失眠、汗出、潮热症状，提示患者卵巢功能衰退，更应抓紧机会，于是运用针药结合调理全身，确有奇效。有研究显示，针灸联合中药能够有效调节下丘脑-垂体-卵巢轴，调节血清性激素水平，提高卵巢功能；针药结合发挥补肾益气、活血调经之功，从而推动精血化生，阴阳调和，冲任通盛，则经调有子，应在临床上加以推广。

（四）病案举例 4

患者黄某，女，39 岁。2018 年 5 月 10 日因"清宫术后阴道不规则出血半年"来诊。患者于 2017 年 12 月 24 日孕 11 周稽留流产，行清宫术，未行胎儿绒毛检测，术后阴道出血不止，既往服用桂枝茯苓丸，效果不佳，仍有褐色分泌物，偶有下腹疼痛，余无其他不适。G1P0A1（2017 年稽留流产），有生育要求。末次月经：4 月 18 日，经血量多。抗缪勒管激素（AMH）1.91ng/mL。月经期查妇科彩超提示：双侧窦卵泡数（AFC）2+3 个。舌质淡暗，苔白微腻，脉弦细。西医诊断：①月经不规则。②卵巢功能减退症。中医诊断：崩漏。证型：肝郁脾虚，湿瘀互结。首诊以 3 号方益肾填精汤加减组方：当归 10g，枸杞子 15g，菟丝子 20g，川芎 5g，牛膝 15g，淫羊藿 10g，熟地黄 20g，黄芪 15g，紫河车 5g，丹参 15g，山药 20g，白术 15g，有瓜石斛 10g，夏枯草 15g。共 7 剂，以益肾填精，祛湿化瘀，调理冲任。

2018 年 5 月 16 日经期查性激素：促黄体生成素（LH）3.7IU/L，促卵泡生成素（FSH）9.56IU/L。查妇科彩超：双侧窦卵泡数：2+5 个。

二诊：2018 年 6 月 6 日。末次月经：5 月 14 日，8 天干净。诉眠差，咽部不适，口干不欲饮水，纳可，二便调，舌淡暗，边有齿印，苔白微腻，脉沉细。以 14 号方宁心养胞饮加减拟方：珍珠母 20g（先煎），首乌藤 20g，玉竹 10g，女贞子 20g，茯苓 15g，白芍 10g，山茱萸 10g，山药 20g，白术 15g，茵陈 10g，布渣叶 10g，枸杞子 20g，何首乌 20g，射干 10g。共 7 剂，以育阴潜阳，养血宁神，益肾固精。

三诊：2018 年 7 月 11 日。末次月经：7 月 8 日，经血不多，夹血块，日用 2 片卫生巾，下腹部轻微坠胀。因患者上周期经期 8 天干净，经期仍偏长，故以 9 号方益气固冲汤加减：太子参 15g，白术 15g，茯苓 15g，炙甘草 10g，女贞子 20g，紫珠草 30g，岗稔根 30g，血余炭 10g，海螵蛸 10g，益母草 30g，续断 15g，苏铁贯众炭 15g，金樱子 30g，仙鹤草 15g。共 5 剂，以健脾补肾，固摄止血，促进经血按时干净。服药期间配艾灸，切脉针灸调理。

2018 年 8 月监测排卵，8 月 15 日 B 超提示右侧卵巢已排卵，指导同房，未孕。之后患者自行试孕两个月。

2018 年 10 月 17 日再诊：停经 50 天。2018 年 10 月 14 日妇科 B 超提示：宫内活胎，如孕 6＋周。人绒毛膜促性腺激素（HCG）143145.00IU/L。确认妊娠，予地屈孕酮片和孕安口服液保胎。

今年电话随访得知，患者已于 2019 年 5 月产一胎。

按语：本案患者年龄较高，已过"五七"之际，肾气衰退。著名的 Faddy 曲线显示 37～45 岁卵泡数急剧下降，卵巢储备功能下降，生育能力减退，流产率增高。患者曾稽留流产，考虑可能与卵泡质量相关，B 超提示窦卵泡数减少，故此类患者调经助孕，应精心养育卵泡，故给予 3 号方益肾填精养泡。患者曾行清宫术，有下腹疼痛，月经量多，舌淡暗，苔白腻，属肝郁脾虚，湿瘀互结。患者高龄求子心切，思想负担较重，治宜疏肝解郁。木克土，脾气虚则统摄无能，加之五七肾气虚，脾肾失司，冲任不固，而致经血妄行，经量过多，经期延长。脾虚水湿邪留胞宫，宫腔手术操作致使瘀血滞留，湿瘀阻遏阳气，故在补肾时当佐以茯苓、白术、茵陈、布渣叶等健脾祛湿，丹参、夏枯草、益母草等消癥化瘀，祛瘀不伤正。虚实错杂之证，在补虚的同时，不忘祛邪，祛邪应遵循中病即止的原则，对于高龄不良妊娠史有生育要求的患者，仍应以固护肾之阴阳，培补后天脾胃，疏肝柔肝养肝为主，细心呵护，方能唤醒残存的卵泡，使之茁壮生长发育，成功受精成孕。

第八章　多囊卵巢综合征不孕诊治特点

第一节　多囊卵巢综合征的病理生理特点

多囊卵巢综合征（polycystic ovary syndrome，PCOS）以雄激素水平增高、持续性无排卵及胰岛素抵抗为临床特征，是一种涉及多学科、多领域的复杂内分泌代谢疾病，不仅严重影响育龄期女性的生殖功能，而且容易合并代谢相关疾病、心血管疾病，影响远期健康，雌激素依赖的肿瘤发生率也增加。世界范围内 8%～13% 育龄期妇女患有多囊卵巢综合征，我国育龄妇女患病率约为 5.6%。

多囊卵巢综合征具有高度异质性，其临床表现涉及生殖（月经失调、多毛、不孕以及妊娠并发症）、代谢（胰岛素抵抗、糖耐量受损、Ⅱ型糖尿病、心血管疾病的危险因素增加以及潜在的患病率增加）、心理障碍（生活质量恶化、焦虑、抑郁增加、因形体改变而失去信心）等多方面。

2003 年 ESHRE/ASMR 发起的鹿特丹多囊卵巢综合征专题会议，制订了多囊卵巢综合征鹿特丹标准：①高雄激素的临床表现和（或）高雄激素血症。②稀发排卵或无排卵。③卵巢多囊样改变（同一个切面上 2～9mm 的卵泡数≥12 个）或卵巢体积≥10mL（卵巢体积＝0.5×长×宽×厚）。3 个条件中满足 2 个，并排除其他引起排卵障碍或高雄激素生化/临床表现的疾病。2018 年 ESHRE/ASMR 发布了评估和管理多囊卵巢综合征的国际循证指南的建议，该建议仍使用鹿特丹标准作为多囊卵巢综合征的诊断标准。

2018 年，由中国医师协会内分泌代谢医师分会制订的《多囊卵巢综合征诊治内分泌专家共识》及中华医学会妇产科学分会内分泌学组制订的《多囊卵巢综合征中国诊疗指南》，均采用 2011 年多囊卵巢综合征诊治的中国诊断标准，针对中国女性的患病特点，该标准将月经稀发或闭经或不规则子宫出血作为中国多囊卵巢综合征诊断的必要条件。同时符合以下条件之一的，即可诊断为疑似多囊卵巢综合征：①高雄激素临床表现或高雄激素血症。②超声表现为卵巢多囊性改变。在排除其他可能引起高雄激素的疾病和引起排卵障碍的疾病后，可确诊为多囊卵巢综合征。

关于青春期多囊卵巢综合征的诊断，2018 年 ESHRE/ASMR 关于多囊卵巢综合征的临床共识，强烈推荐对月经不规律的青少年诊断多囊卵巢综合征需慎重，更加重视高雄激素临床表现包括痤疮、脱发和多毛，以及多毛或脱发可能产生负面心理社会影响。2018 年《多囊卵巢综合征中国诊疗指南》中强调：对青春期多囊卵巢综合征推荐更严格的诊断标准，需要同时满足高雄激素血症、超声下卵巢多囊性改变和不规则月经周期，同时排除其他疾病。

多囊卵巢综合征属于排卵障碍 WHO 分型中 Ⅱ 型下丘脑垂体功能失调性排卵障碍，是临床上公认的导致女性排卵障碍性不孕的主要原因，无排卵、稀发排卵是多囊卵巢综合征患者最常见的表现，按中国中华医学会妇产科分会妇科内分泌学组 2018 年制订的多囊卵巢综合征诊治指南标准，多囊卵巢综合征及其相关不孕的治疗包括一线治疗生活方式干预，尤其是超重和肥胖的多囊卵巢综合征不孕症患者；促排卵药物的使用，如来曲唑、克罗米芬、促性腺激素类药物；胰岛素增敏剂的应用；以及人工辅助生殖技术的运用等。经过治疗，部分多囊卵巢综合征患者可以获得妊娠，但由于异常的激素环境影响卵子质量、子宫内膜容受性，甚至胚胎的早期发育，研究显示多囊卵巢综合征患者发生先兆流产、GDM（妊娠糖尿病）、PDH（妊娠期高血压疾病）等妊娠并发症高于正常孕妇。研究表明，多囊卵巢综合征患者先兆流产率高达 25%～37%，早期先兆流产发生率为 20%～41%，为正常人群的 3 倍。受孕率和活产率依然不尽人意，远期并发症仍未能得到很好的控制。

第二节　多囊卵巢综合征的中医病因病机

李丽芸教授认为，多囊卵巢综合征是一种以内分泌紊乱为主，多种代谢异常导致的临床综合征。病程长，病因复杂，治疗难度大，见效缓慢，属于中医学的常见病、多发病、疑难病，属中医学"月经后期""闭经""月经过少""不孕"等范畴。李丽芸教授遵循《景岳全书·妇人规》理论：经血乃"生化于脾，总统于心，藏受于肝，宣布于肺，施泄于肾"，认为该病是以肝、脾、肾、心、肺五脏功能失调为主的脏腑功能失调而导致的虚实错杂证，以肾、肝、脾虚损为主，兼损及心、肺。虚、实、湿、痰、瘀、滞既可表现在某一阶段，也可以贯穿于疾病始终，立足于肾虚、肝郁、脾虚、肺热、心火，从而导致痰湿内蕴、瘀血阻滞，为其发病之病机关键。

一、肾虚痰湿证

李丽芸教授认为，多囊卵巢综合征的患者以肾虚为本，而在肾虚之中，更多的是以肾阳不足为主。肾阳虚，气化失司，水液代谢失常，湿聚成痰，痰湿脂膜下注，壅塞冲任，气血运行受阻，血海不能按时满溢，遂致月经后期，甚至闭经；或冲任失司，躯脂满溢，闭塞胞宫，而致不孕；或痰湿脂膜积聚体内蕴结，而致体胖多毛。肾阳虚衰，无力启动氤氲之气，则卵子发育迟缓，无卵泡发育及优势卵泡形成和排卵。症见：婚久不孕，月经后期或闭经，月经量少，带下清稀，腰膝酸痛，畏寒，困倦乏力，面色黧黑，形体虚胖或羸瘦，或面浮肢肿，夜尿，便秘。舌质淡，苔白，脉沉细。

二、脾虚痰湿证

李丽芸教授认为，脾居中州，为后天之本，主运化，素体脾虚或饮食不节，损伤脾阳，脾阳不振，则运化失职，水液失于输布，停留体内，日久凝聚成痰，痰湿壅滞冲任、胞宫，出现月经后期、闭经、不孕；痰涎壅盛，膏脂充溢，则见形体肥胖；痰湿气血互结而为癥积，故卵巢呈多囊性增大。症见：婚久不孕，形体肥胖，胸闷泛恶，月经初潮晚，月经后期或月经稀发、量少，甚或闭经，经色淡，带下量多、质稀。头晕乏力，少气懒言，心悸气短。舌淡胖或边有齿印，苔白或白厚腻，脉沉滑。

三、肝经湿热证

肝主疏泄，藏精血，性喜条达。若素性忧郁，情志不畅或郁怒伤肝，肝气郁结，疏泄失常，肝郁化热，横克脾土，脾失健运，水湿内生，湿热蕴结，阻滞冲任；或郁久化火，湿热互结，阻滞气机，气血不和，冲任失调，导致月经失调，不孕或痤疮多毛等。症见：婚久不孕，月经失调或痤疮多毛，带下黄浊或伴气臭，情志不畅，急躁易怒，经前乳房胀痛，大便秘结，舌红，苔黄或黄腻，脉弦或弦数。

四、肺经郁热证

李丽芸教授强调肺主皮毛，宣降气化，颜面部归属肺经，面部痤疮为肺经湿热所致，究其原因："脾为生痰之源，肺为贮痰之器。"由于脾胃湿热，导致湿热弥漫上焦。肺乃娇脏，被湿热所困，气机失调，不能正常宣发和肃降，湿热之邪外泛肌肤而成痤疮。脾失运化，肺失宣降，痰湿渐生，日久出现体多肥胖、闭经、不孕症。

五、痰瘀互结证

形体肥胖，多痰多湿，或喜食肥甘厚味，酿生痰湿，气机不畅，胞脉受阻；体内水液代谢失常，湿聚成痰，痰湿脂膜下注，壅塞冲任，气血运行受阻，久病必瘀，痰瘀互结。痰乃津液之变，瘀乃血液凝滞，由于津血同源，所以痰瘀不仅互相渗透，而且可以互相转化，或因痰致瘀，或因瘀而成痰，或因痰瘀互相兼夹，瘀血和痰湿既是病理性产物，又是致病因子。痰湿、瘀血之邪壅阻胞宫脉络，经络闭阻，冲任不通，月事不调，故不能摄精成孕。症见婚久不孕，形体肥胖，月经后期，经量少，渐至闭经，时或经行不畅，夹有血块，面色晦暗、痤疮，脸上或有黑斑。舌质紫暗或舌边有瘀点，或舌下静脉曲张，苔腻，脉弦细。

第三节　多囊卵巢综合征不孕诊治经验

李丽芸教授认为，对于多囊卵巢综合征的治疗，应遵循阶段性、个体化、效益最大化的原则。阶段性既根据年龄、临床表现是否有肥胖、胰岛素抵抗、是否有生育要求等，确定现阶段治疗目标；个体化，即根据患者的病史、病程、体质、既往治疗情况、对药物的反应等，设计合理的治疗方案；效益最大化，即根据卫生经济学原则，首先选择简单的治疗方法，能够饮食运动调节控制，可以不用药物治疗，药物治疗能中不西，中西医结合。临床治疗以化痰为主，顺应月经周期，进行辨证分型施治。

一、从"痰"论

顽病、怪病、疑难病多痰，李丽芸教授认为多囊卵巢综合征是妇科的一种症候群复杂、治疗时间长、见效缓慢、难以彻底治愈的顽病、怪病、疑难病，治疗从治痰入手，常常获得意想不到的效果。

古人云："肥人多痰湿。"朱丹溪在《丹溪心法》中指出："痰多，占住血海地位，因而下多者，目必渐昏，肥人如此，用南星、苍术、川芎、香附……躯脂满经闭者，以导痰汤加黄连、川芎，不可服地黄，泥膈故也……肥胖饮食过度之人，而经水不调者，乃是痰湿，宜苍术、半夏、滑石、茯苓、白术、香附、川芎、当归。"其在《丹溪先生金匮钩玄》云："肥盛妇人，不能孕育者，以其身中脂膜闭塞子宫，而致经事不能行，可用导痰汤之类。"可见，肥人的月经失调及不孕症，其病机多为痰湿占住血海或闭塞子宫，治法以燥湿化痰。

李丽芸教授善用导痰汤之类，自拟导痰种子方也是遵丹溪之意，为启宫丸合苍附导痰丸加减而成。启宫丸来源于《医方集解》，主治妇人体肥痰盛，子宫脂满，不能孕育者。方中组成有川芎、白术、甘草、茯苓、香附、神曲、半夏、橘红。苍附导痰丸来源《叶氏女科》卷一，主治形盛多痰，气虚，至数月而经始行；形肥痰盛经闭；肥人气虚生痰多下白带。方中苍术、茯苓、胆南星、生姜汁运脾燥湿利湿；陈皮、香附、枳壳解痰郁；神曲消食导滞。李丽芸教授自拟导痰种子方，由茯苓、白术、川厚朴、苍术、薏苡仁、郁金、青皮、丹参、布渣叶、制南星组成。其中用茯苓、白术益气健脾，除湿益燥；苍术属芳香化湿类中药，燥湿理气。加薏苡仁，取其利水而不伤正，补脾而不滋腻。用郁金、青皮代替陈皮、香附、枳壳，以解肝经之痰郁，布渣叶清暑、消食、化痰，制南星燥湿化痰、祛风止痉。又加丹参，使经水得利。全方共奏化痰除湿、理气通络、健脾调经之功。对于卵巢增大、包膜增厚，卵巢变硬，间质纤维化者，促进卵巢包膜变软和变薄，以利于卵泡的排出。

二、分型论治

（一）肾虚痰湿型

肾虚为本，痰实为标，治以补肾调经，化痰祛湿。痰湿脂聚证，当以温药和之，运脾化脂，温阳消脂。拟右归丸合二仙汤加减。处方：以仙茅、淫羊藿、当归、附子、肉桂、熟地黄、山药、山茱萸、鹿角胶、枸杞子、菟丝子、杜仲、胆南星、苍术、陈皮。其中，仙茅、淫羊藿温肾阳，补肾精，助命门而调冲任；当归养血柔肝而充血海，以助二仙汤，熟地黄、山药、山茱萸三者相须为用，共收养阴益精补肾之功，熟地黄、山药、山茱萸、鹿角胶、枸杞子、菟丝子是左归丸加减，滋肾补阴，以达"善补阳者，必于阴中求阳"之目的。

（二）脾虚痰湿型

脾虚痰湿型治以健脾理气通络，化痰除湿。痰、湿、脂同出一源，俱为津液不归正化，停积而为病。痰多厚浊，湿性黏滞，脂多停聚，无处不到，变化多端。方选自拟双芪汤合二陈汤加减，处方：黄芪、五指毛桃、党参、白术、升麻、柴胡、佛手、茯苓、山药、陈皮、法半夏、炙甘草，正所谓"善治者治其生痰之源""唯能使之不生，方是补天之手"。

（三）肝经湿热型

湿邪是妇科常见致病因素，主要侵入途径为泌尿生殖系统，直犯胞宫、胞络。而肥胖型多囊卵巢综合征患者多喜食肥甘厚腻，平素情志不畅，肝气郁结，郁久化热，湿从热化而为湿热。《傅青主女科》云："夫带下俱是湿证。"常见带下异常不孕，多与湿邪有关。李丽芸教授认为，助孕必治带，根据湿邪化热之病机，治以疏肝解郁、化湿清热解毒为法。处方：以茵陈、茯苓、佩兰、川厚朴、布渣叶、金银花、白花蛇舌草、黄柏、柴胡、佛手、素馨花、白芍、当归、香附、郁金、首乌藤为基础方随症加减。肝郁化火者，加栀子、黄柏以清热；经前乳房胀痛明显者，加枳壳、猫爪草、全瓜蒌行气通络。

（四）痰瘀互结型

此型患者的治法应在健脾祛湿化痰基础上，加入活血祛瘀之品，共奏祛湿化痰、祛瘀通经之效。处方：以布渣叶、草决明、泽泻、当归、炒薏苡仁、丹参、茯苓、青皮、枳实、山楂为基础方随症加减。若偏于脾虚湿盛者，加白术、苍术、川厚朴等；若偏于阳虚者，加淫羊藿、巴戟天、杜仲、续断等；偏于肾虚者，加墨旱莲、生地黄、山茱萸、枸杞子等；肾阴阳俱虚者，加熟附子、巴戟天、补骨脂、益智仁以阴阳双补；若偏于气滞瘀重者，加郁金、赤芍、三棱、莪术等。痰瘀互结成癥者，加昆布、海藻、三棱、莪术，以软坚化痰消癥。

三、分年龄阶段论治

多囊卵巢综合征的治疗，应当分为青春期和育龄期两个阶段，结合临床四诊、B超、性激素检查等结果，综合分析，拟定合理的治疗方案。青春期重在调节卵泡发育，调理月经，以经调、经顺为目标，恢复月经周期为本，闭经者，虚者补而通之，实则泻而通之；育龄期患者，以调经、促孕为目标，意在调经以种子。孕后应早介治，早安胎，以安胎、养胎为目标。

四、分肥瘦论治

李丽芸教授治疗多囊卵巢综合征经验独到，临证时按照肥瘦两种证型施治，每每获得良好的临床疗效。

（一）肥证

60%以上的多囊卵巢综合征患者超重或肥胖，辨证属肾虚痰湿证、脾虚痰湿证或痰瘀互结证。临床以党参、黄芪、白术、泽泻、泽兰、苍术、土贝母、土茯苓、薏苡仁、赤小豆、覆盆子、大腹皮、甘草为基本药物组方，常用处方有双芪汤、平胃散。其中党参健脾益肺，养血生津；黄芪补气升阳，生津养血；白术健脾益气，燥湿利水；三药皆归脾经，合用健脾益气养血；泽泻利水渗湿，泄热，化浊降脂，配合泽兰活血调经，祛瘀消痛，利水消肿，两者合用，走冲任而活血利水，疗血水之结，血瘀之结得散，卵泡发育迟缓、经闭、痛经自然得解；苍术燥湿健脾，土贝母解毒、散结、消肿，与土茯苓解毒、除湿合用，对于多囊卵巢综合征之顽痰湿证效果显著；大腹皮归脾、胃、大肠、小肠经，行气宽中，利水消肿，与薏苡仁及赤小豆三药同用，利水渗湿消肿有奇效，共奏消脂减肥之功。甘草补脾益气，调和诸药。

（二）瘦证

瘦证多辨证属于肾阴虚、肝郁气滞或肝郁化火证；临床常以柴胡、牡丹皮、生栀子、莲子心、黄柏、知母、石斛、山茱萸、鸡血藤、泽泻、香附、百合、枳壳、当归为基本药物组方。常用方剂有柴胡疏肝散，自拟疏肝养肝、行气化滞汤，滋补肝肾、清热燥湿方。其中柴胡归肝、胆、肺经，疏肝解郁；牡丹皮苦、辛，归心肝肾经，清热凉血，活血祛瘀；生栀子苦、寒，归心、肺、三焦经，泻火除烦，清热利湿；莲子心苦寒，归心肾经，清心安神，交通心肾。知母苦、甘、寒，归肺胃肾经，清热泻火，滋阴润燥；黄柏归肾、膀胱经，清热燥湿，泻火除蒸；牡丹皮、生栀子与莲子心清热凉血，清心泻火，有对抗雄激素亢奋的作用，可用于治疗肝火旺盛、面部痤疮；知母和黄柏清热泻火，西医学研究发现同样有对抗雄激素的作用，共同治疗痤疮、多毛等；石斛益胃生津，滋阴清热；山茱萸补益肝肾，收涩固脱；当归、鸡血藤活血补血，调经止痛；香附疏肝解郁，理气宽中，调经止痛，乃气病之总司，女科之主帅。诸药调和，滋阴降火，疏肝理气，同时补益肝肾，补血活血，血海充盈，肝气条达，则冲任血脉通畅，卵子顺利生长排出，经血顺势而下。

五、分期论治

李丽芸教授根据多囊卵巢综合征的病因病机特点，将本病分为两个阶段分期分型治疗。一为孕前调理阶段，按辨证分型，遣方论治，所谓谨守病机，调经以种子；二为计划妊娠阶段，根据排卵前后月经周期特点用药。

月经失调是多囊卵巢综合征不孕症患者最主要的症状之一，或月经先期、频发、量少或过多；或月经后期、量少，甚至闭经；或月经先后无定期；严重者甚至出现崩漏。多囊卵巢综合征不孕多与月经不调有关。《济阴纲目》云："每见妇人之无子者，其经必或前或后，或多或少，或将行作痛，或行后作痛，或紫或黑或淡，或凝而不调。不调，则血气乖争，不能成孕矣。"指出不孕症妇人，多有月经不调，或经期、周期不准，或经色经量异常，或伴有一系列症状。因此，助孕第一步必须先调经，使月经周期恢复正常，从而氤氲有时，方能按时排卵受精而成孕。调经是孕育的先决条件，调经是治疗多囊卵巢综合征不孕的关键。

（一）月经期（周期第1～7天）

经期为新的卵泡发育之始，经期调治对整个中期调理都很有利。此期血室正开，宜活血调经，因势利导，促进经血的顺利排泄。常用柴胡、当归、赤芍、川芎、桃仁、红花、益母草、牛膝、泽兰、泽泻、香附等，以益气活血化瘀，引血下行。若经闭日久，或经少，舌紫暗，瘀阻较重时，可加虫类破血之品，如水蛭、土鳖虫、地龙等。

（二）经后期，即卵泡期（周期第7～14天，经后至排卵期前）

此期为冲任、胞宫气血复常之时，是肾中阴阳由阴转阳时期，治宜滋养肾阴为主，稍佐温肾补气之品，肾阴充实则能发挥肾阳功能。常用经验方滋肾种子汤（由山茱萸、生地黄、女贞子、墨旱莲、紫河车、当归、白芍等组成），或用左归丸（由熟地黄、山药、山茱萸、枸杞子、川牛膝、菟丝子、鹿角胶、龟甲胶等组成），使天癸充盛，促使卵泡发育成熟。

（三）排卵期

在即将发生阴阳转化之时，可在补肾阴的基础上温肾活血，治以滋阴养血活血、温肾育卵为主，促进卵泡进一步发育成熟并破裂排出，李丽芸教授多用经验方温肾育卵汤。处方：淫羊藿、巴戟天、黄芪、紫河车、当归、熟地黄、川芎、牛膝、鹿角霜、枸杞子、丹参、菟丝子、柴胡。尤其重用温阳益气活血之淫羊藿、巴戟天、柴胡、丹参等。

（四）排卵后，即黄体期（周期第16天至经前，排卵期后至月经前期）

此期为阳长期，阴充阳长，子宫内膜充血增厚，肾阳之气暂旺，治宜平补阴阳，暖宫待孕，常用经验方温肾种子汤（由淫羊藿、鹿角霜、续断、菟丝子、桑寄生、熟地黄、当归、党参、白术、紫河车等组成），或用经验方补肾健脾助孕汤（处方：桑寄生、续断、墨旱莲、菟丝子、白芍、砂仁、太子参、熟地黄），补肾健脾，益气养血，使肾得封藏，促进黄体成熟，为胎孕或下次月经来潮奠定基础，有利于受精卵着床孕育。

通过上述周期法调治，顺应生理变化，促使月经周期正常演变，可使肾精充盈，胞脉冲盛，血海由满而溢，卵泡有序依时生长排出，则易受孕且胎壮而安。

六、针对病机，研制中成药

李丽芸教授治疗多囊卵巢综合征，除予中药煎煮成汤药内服外，同时服用灵术颗粒和芪苓胶囊序贯治疗。李丽芸教授认为，多囊卵巢综合征在确诊后，应该根据辨证结果，坚守基本方，病机证型不变，则基本方不变。正是基于这种理念，结合自己多年治疗多囊卵巢综合征的经验，以经验方导痰种子方为基础，制成灵术颗粒和芪苓胶囊两种医院制剂，尤其适用于青春期，或白领女性，工作繁忙、煎煮不便的多囊卵巢综合征患者。

灵术颗粒由淫羊藿、仙茅、黄芪、当归、川芎、鸡血藤、茯苓、白术、胆南星等药组成，功能补肾健脾，活血化瘀，理气导痰，促进卵泡发育及排卵。其中主药淫羊藿、仙茅温肾壮阳，现代药理研究表明，淫羊藿能提高机体免疫功能，特别是对肾虚患者的免疫功能低下有改善作用。仙茅可增加大鼠垂体前叶、卵巢和子宫等重量，同时可增加下丘脑-垂体-卵巢促黄体功能。方中当归养血活血，具有双向调节作用。前期临床研究表明，灵术颗粒具有调整患者体内性激素水平，降低 LH、LH/FSH、T 值，调整月经周期，促进卵泡发育排卵的作用，同时可调节神经肽（NPY）和肥胖基因（OB）mRNA 的表达，从而发挥减肥和促排卵作用，可在中枢和外周水平协调发挥作用，调整能量失衡和性腺功能低下。

芪苓胶囊由菟丝子、黄芪、怀山药、党参、当归、鸡血藤、丹参、泽泻、白术、茯苓等药组成，全方共奏健脾益气、活血养血之功。其中主药菟丝子具有补肾益精、养肝明目、安胎的功效，既可补肾阴，又可补肾阳，具有温而不燥、补而不峻的特点。现代研究表明，菟丝子可增加下丘脑-垂体-卵巢促黄体功能，提高垂体对黄体生成激素释放激素及卵巢对 LH 的反应性。临床研究表明，灵术颗粒和芪苓胶囊序贯治疗多囊卵巢综合征不孕，是通过调整下丘脑-垂体-卵巢轴，改善 LH/FSH 比例，降低 T 水平，排卵日宫颈黏液评分升高，降低患者的体重指数，从而促使多囊卵巢综合征患者恢复排卵，成功妊娠。

七、针药结合

多囊卵巢以月经紊乱、毛发旺盛、不孕症、痤疮等为主要表现，且大多数患者合并肥胖，肥胖是多囊卵巢综合征发生的重要因素，而减轻体质量是改善多囊卵巢综合征临床症状的有效方法，目前西医治疗肥胖型多囊卵巢综合征主要通过控制饮食及服用西药对症治疗，但长期服用药物会有一定副反应。临床上，李丽芸教授除了辨证用药以外，对多囊卵巢综合征及其不孕症患者常常给予针灸治疗。李丽芸教授通过多年的临床观察发现，针灸作为一种安全的治疗手段，在减轻体重方面具有良好的临床疗效，且针刺治疗对提高多囊卵巢综合征患者的胰岛素敏感性，改善排卵率和月经有一定疗效，针灸治疗肥胖型多囊卵巢综合征及其不孕症具有显著优势。

针灸治疗多囊卵巢综合征的机制尚未明确，研究发现，针刺治疗肥胖型多囊卵巢综合征涉及的机理主要有调节下丘脑-垂体-卵巢轴功能，改善排卵障碍及机体代谢水平，以及改善子宫内膜容受性等。从中医学角度来看，李丽芸教授认为其发病与痰瘀、湿热、肝郁、肾虚、脾虚等有关，而肥胖型多囊卵巢综合征多责之于痰湿、肾虚，所以针灸治疗以补肾培元、健脾化痰祛湿为主，针刺多选用任脉、足阳明胃经及足太阴脾经穴位，取穴主要取任脉腧穴上脘、中脘、下脘、气海、关元、中极，足阳明胃经腧穴梁门、天枢、丰隆，足太阴脾经腧穴三阴交、阴陵泉，足太阳膀胱经腧穴肾俞、次髎，经外奇穴子宫穴等。临床或单独针灸治疗，或针、灸结合，或针、药、灸三者结合，"一针二灸三药"，齐头并进，灵活应用，有效地提高了多囊卵巢综合征患者的排卵率、临床妊娠率，改善了患者的临床症状，提高了多囊卵巢综合征患者的生活质量。

八、衷中参西，中西医结合

多囊卵巢综合征病情复杂多变，一法一方难以获效，多囊卵巢综合征的防治是一个艰辛而漫长的过程，在充分发挥中医药调经助孕的优势基础上，还应将中西医结合起来，以中医辨证论治为主，结合西医学的理论与检测手段，从不同角度和层面进行更为深入的研究，以取长补短，优化组合，防治并重。

中医药治疗多囊卵巢综合征，在调整月经周期、消除症状方面具有优势。西医学对于多囊卵巢综合征不孕症的治疗，目前临床上主要采用药物促排卵治疗，而由于多囊卵巢综合征对药物反应的特殊性，易出现不反应或高反应及卵泡不破裂黄素化综合征，或药物不敏感。或虽有排卵，但内膜较薄，此时结合采用中药或针药结合治疗，可取得较好的疗效。然而，促排卵方面，中医药治疗往往取效较慢，虽有优势卵泡，但卵泡发育迟缓，卵泡期长，或小卵泡排卵，可酌情配合来曲唑或克罗米芬促排卵。经中西医保守治疗无效时，亦可行腹腔镜微创手术。最后还可选择辅助生育。多囊卵巢综合征患者受孕后，常有黄体功能不全的现象，主要是孕酮水平偏低，容易出现胎漏、胎动不安。上工治未病，应尽早进行补肾健脾保胎治疗。

　　总之，对于多囊卵巢综合征的治疗，本病病情复杂，病程长，治疗周期相对较长，医者及患者均要有耐心、恒心、匠心。

九、病案举例

（一）病案举例1

　　毛某，女，29岁，2007年11月30日因"未避孕未孕2年余"来诊。患者平时月经35～60天一潮，5～6天干净，量中，色暗红。用达英-35调整月经周期，及多个周期克罗米芬促排卵治疗，仍未孕。2006年6月查内分泌：促黄体生成素（LH）15.17IU/L，促卵泡生成素（FSH）7.10IU/L，睾酮（T）4.93nmol/L。患者形体肥胖，现症见纳差，疲倦，腰酸，舌暗，苔薄白，脉沉滑。妇科检查示：外阴阴毛浓密，阴道通畅，宫颈轻度炎症，纳氏囊肿。子宫前位、常大、欠活动，轻压痛，双附件未扪及明显异常。西医诊断：①原发性不孕。②多囊卵巢综合征。中医诊断：不孕症。证型：脾虚痰湿。首诊以16号方健脾化脂饮加减组方：茯苓15g，白术15g，布渣叶15g，厚朴15g，苍术15g，胆南星15g，郁金15g，丹参15g，薏苡仁15g，青皮10g，炙甘草5g。共7剂，以健脾燥湿，行气化痰。

　　二诊：2007年12月28日。服药后月经来潮，末次月经：2007年12月21日，5天干净。腰痛，怕冷，纳眠差，舌暗红，苔薄黄，脉细弱。此时为排卵前（卵泡发育期），计划怀孕。先予序贯疗法，灵术颗粒口服，每次1袋，每天3次，以补肾健脾，活血化瘀，理气导痰；月经第14天后给予参芪胶囊每次4粒，每天3次，以健脾补肾益气，活血养血。同时予3号方益肾填精育卵汤加减，以滋阴养血活血，温肾育卵，促进卵泡发育。处方：淫羊藿10g，巴戟天10g，当归10g，黄芪15g，牛膝15g，鹿角霜15g，枸杞子 15g，丹参 15g，熟地黄 20g，菟丝子 20g，紫河车 5g，川芎 5g。共 7 剂。

三诊：2008 年 1 月 18 日。患者诉腰酸，口干，纳眠差，舌尖红，苔薄白，脉细滑。此为排卵后（黄体期），治以补肾健脾，益气养血，为胎孕做准备。以 8 号方孕育宝加减处方：桑寄生 15g，续断 15g，墨旱莲 15g，菟丝子 15g，太子参 15g，白芍 10g，麦冬 10g，熟地黄 20g，砂仁 5g（后下）。共 7 剂。

按此法治疗两个月经周期。

四诊：2008 年 3 月 13 日。患者心烦，易发脾气，疲倦乏力，腰酸，舌红边有齿印，苔薄白，脉细。末次月经：2008 年 3 月 10 日。复查内分泌：促黄体生成素（LH）10.08IU/L，促卵泡生成素（FSH）6.82IU/L，睾酮（T）2.19nmol/L。BBT 双相。中药予温肾育卵汤酌加柴胡、白芍、郁金等疏肝理气之品，以疏肝解郁除烦。

五诊：2008 年 4 月 11 日。患者停经 41 天。4 月 10 日查人绒毛膜促性腺激素（HCG）182.4IU/L，孕酮（P）69.9nmol/L，确认妊娠，4 月 28 日 B 超提示：早孕，宫内双活胎。

按语：从此多囊卵巢综合征不孕性患者的诊治过程，可看出李丽芸教授分期诊治、序贯疗法及从痰论治的特点。首先第一阶段，先进行孕前调理，标实为痰湿，治法当以祛痰湿为主，予自拟导痰种子方加减治疗，以共奏化痰除湿、理气通络、健脾调经之功效。本虚为脾胃虚弱，运化水湿功能不足，故在祛痰的同时不忘健脾运湿，健脾燥湿，注重调理中焦脾胃的功能。第二阶段就诊，患者月经来潮后，计划怀孕，拟根据排卵前后月经周期特点用药，健脾的同时不忘补肾。在月经（或撤血）第 5～14 天服用灵术颗粒，补肾健脾，活血化瘀，理气导痰，疏通胞脉，使经脉自通，排卵顺畅，月经第 14 天后或排卵后服芪苓胶囊，以健脾益气，活血养血。同时予温肾育卵汤以滋阴养血活血，温肾育卵，促进卵泡发育。三诊排卵后（黄体期），补肾健脾的同时，不忘疏肝。治以补肾健脾，疏肝养肝，益气养血，稍佐化湿之品，促进黄体功能，为胎孕做准备。

（二）病案举例 2

黄某，女，25 岁，2007 年 8 月 22 日因"月经稀发 10 年余，未避孕未孕 3 年"就诊。患者 13 岁初潮，平素月经欠规律，6～12 月一潮，7 天干净。带下不多，色黄，无异味，时有阴痒。纳眠可，二便调。已婚未育，男方精液常规检查正常。女方外院 B 超及性激素检查诊断多囊卵巢综合征，已服达英-35 共 5 个月。末次月经：2007 年 8 月 12 日，为服达英-35 后来潮，色暗，量中，血块（＋），无痛经。患者形体肥胖，现觉乏力、烦躁、口干口苦，面色晦暗，可见黑斑，时有腰酸，易醒梦多。舌淡暗，舌底络脉瘀曲，苔白微腻，脉弦细。妇科检查：外阴阴道正常，宫颈光滑，子宫前位，大小正常，活动可，无压痛，双附件未及异常。西医诊断：①多囊卵巢综合征。②原发性不孕症。中医诊断：①月经稀发。②不孕症。证型：肾阴虚夹痰夹瘀。首诊处方：墨旱莲 15g，生地黄 15g，山茱萸 15g，熟地黄 30g，枸杞子 15g，当归 10g，白芍 15g，泽泻 15g，牡丹皮 10g，知母 10g，黄柏 15g，菟丝子 20g，甘草 5g。共 7 剂，以滋肾养阴，清热燥湿化痰。另嘱运动、控制饮食，合理膳食，减肥。

二诊：2007 年 9 月 19 日。患者自觉阴痒，白带量少。末次月经：9 月 9 日，4 天干净，量中等，色偏暗，无血块及痛经，纳眠可，二便调。舌暗苔薄，脉弦。查肝功能谷丙转氨酶（ALT）87.4U/L，谷草转氨酶（AST）48U/L，胰岛素（INS）44pmol/L，血脂异常。考虑为口服达英-35 后出现肝功能异常，予护肝片、肝泰乐口服护肝。中药汤剂仍以补肾填精为主，方用桑寄生、菟丝子、黄精、淫羊藿、山茱萸等，酌加当归、柴胡、白芍等行气疏肝，养血止痒。

三诊：2007 年 10 月 10 日。月经未潮，阴痒好转，余症基本同前。舌淡红，苔薄白，脉弦细。BBT 单相。方用桃红四物汤加减，拟方：熟地黄 30g，白芍 30g，川芎 15g，白术 15g，柴胡 5g，五味子 5g，续断 15g，肉桂 5g，牛膝 15g，桃仁 10g，红花 5g，鸡血藤 25g。共 7 剂，以补肾活血通经。

四诊：2007 年 10 月 17 日。月经仍未潮，BBT 仍单相，现下腹坠胀，腰酸，二便可，纳眠好，口干欲饮，舌淡，苔薄白，脉弦滑。患者自觉下腹坠胀，为精血渐复、冲任胞脉充盈之象，故用药上改为以活血祛瘀、化痰通络为法，另继续予当归、川芎、鸡血藤、牛膝等行气活血通经，因势利导，引血下行，以期月经顺势而至。拟方：布渣叶 15g，决明子 20g，泽泻 15g，当归 15g，炒薏苡仁 20g，丹参 20g，茯苓 15g，青皮 10g，枳实 15g，山楂 15g，当归 10g，川芎 10g，鸡血藤 30g，牛膝 15g，共 7 剂，以化痰祛湿、化瘀通络为主。

五诊：2007 年 12 月 5 日。末次月经：11 月 24 日，患者无明显不适，此期为卵泡期，是冲任、胞宫气血复常之时，治宜滋养肾阴为主，稍佐温肾补气之品。上方去川芎、鸡血藤、牛膝，加淫羊藿 10g，巴戟天 10g，黄芪 15g。

后体重较前减轻 8kg，复查血脂及肝功能均恢复正常，每 1～2 个月月经可自然来潮，BBT 提示双向，3 个月经周期后自然妊娠，并成功分娩。

按语：本例为多囊卵巢综合征患者，以月经稀发为临床表现，从本病例可看出中医调经的两个特点：第一，精血为本。中医学认为，月经的产生，是肾气、天癸、脏腑气血协调作用于子宫，使之定期藏泻的结果。在月经产生的过程中，肝肾起到了主要作用，肾气盛，则天癸至，精血充足为月经来潮的物质基础。肝主疏泄，肝肾同源，故对于月经稀发的患者，在治疗初期当以补肾疏肝、养血益精为法。方拟养精种玉汤加减。而且在补肾过程中，利用阴阳互用互补的特点，灵活用药，以达阴阳调和。四诊时患者月经未能如期而至，此时当以补肾养阴、行气活血调经为法，方中大剂量运用熟地黄、白芍以补肝肾，填精血，并不因为月经未潮而一味运用行气活血化瘀之品。第二，因势利导，灵活用药。中医调经，讲究的是因势利导，灵活用药，根据月经不同时期，用药也有不同。五诊时，患者自觉下腹坠胀，可看作是患者经前四诊治疗后精血渐复，乃冲任胞脉充盈之象，因物质基础已打好，另结合患者形态肥胖、血脂偏高等实际情况，考虑为痰瘀互结，蕴阻胞宫，致月经难潮，故在治法上改用活血祛瘀，化痰通络，另继续予当归、川芎、鸡血藤、牛膝等行气活血通经，因势利导，引血下行。综上，调经当先补后攻，见治疗奏效时，应效守原法，适时补攻，交替进行，巩固疗效，方能长久。"种子之要，必先调经"，本例患者经过治疗后月经周期基本规律，排卵恢复正常，怀孕亦是水到渠成。

（三）病案举例 3

郑某，女，26 岁，2012 年 5 月 21 日因"未避孕未孕 2 年余"来诊。患者 13 岁初潮，平时月经周期 30 天～6 个月不等，需黄体酮催经。末次月经：4 月 25 日，5 天干净，量少，经血色暗，无痛经。前次月经：2011 年年底。G0P0，有生育要求。现症见：精神紧张，疲倦乏力，纳眠可，大便溏，舌暗红，苔白，脉弦。曾查性激素：促卵泡生成素（FSH）6.46IU/L，促黄体生成素（LH）20.68IU/L，催乳素（PRL）745.24mIU/L。输卵管造影提示：双侧输卵管通畅。丈夫精液常规未见明显异常。西医诊断：①原发性不孕症。②多囊卵巢综合征。中医诊断：①不孕症。②月经后期。证型：肝郁痰湿。首诊予灵术颗粒冲服，每次 1 袋，每日 3 次，以补肾健脾，活血化瘀，理气导痰。患者精神紧张，肝气不舒，中药处方：柴胡 10g，香附 10g，白术 15g，茯苓 10g，川楝子 5g，当归 10g，川芎 10g，丹参 20g，牡丹皮 15g，郁金 15g，麦芽 30g，合欢皮 10g，远志 10g，甘草 5g，女贞子 15g，共 7 剂，以疏肝解郁，行气活血。

二诊：2012 年 6 月 4 日。末次月经：4 月 25 日，至今未至，BBT 呈低温相，舌暗，苔白，脉弦细。予芪苓胶囊，每次 4 粒，每日 3 次，健脾益气，活血养血。拟方：牛膝 15g，制首乌 30g，鸡血藤 20g，三棱 10g，莪术 10g，当归 10g，川芎 10g，杜仲 30g，枳壳 15g，厚朴花 10g，延胡索 15g，大黄 5g，刘寄奴 30g，熟附子 10g（先煎），共 7 剂，以补肾活血，化瘀通络行经。

三诊：2012 年 6 月 11 日。月经仍未来潮，BBT 呈低温相，舌淡，苔白，脉弦细滑。现服用地屈孕酮催经，每次 20mg，每日 1 次，共 7 天。同时予法地兰（枸橼酸氯米芬片），嘱月经周期第 5 天开始服药，每次 50mg，每日 1 次，共 5 天，促排卵；中药予陈皮 10g，柴胡 10g，川芎 10g，香附 10g，枳壳 15g，白芍 15g，炙甘草 15g，牛膝 15g，杜仲 15g，益母草 15g，桃仁 15g，红花 10g，炒麦芽 15g，共 7 剂，以疏肝理气，活血化瘀通经。

四诊：2012年7月2日。末次月经：6月21日，现月经第12天，B超检测排卵提示：左侧优势卵泡大小（LOF）为19mm×18mm×18mm，子宫内膜厚6mm，宫颈黏液评分2分。患者精神疲倦，纳眠差，为心脾两虚之证，治以养血安神、补益心脾为法，方选归脾汤加减，中药处方：白术15g，黄芪15g，巴戟天10g，木香10g（后下），炙甘草15g，当归10g，远志10g，党参30g，茯苓15g，布渣叶15g，茵陈10g，莪术10g，共7剂，配合梅花针敲任督二脉，烫熨砭石及频谱治疗以温经通络活血。

五诊：2012年8月21日。7月30日患者自测尿妊娠试验（+）。现停经62天，无腹痛、阴道出血等不适，舌淡，苔白，脉弦滑。就诊当日查人绒毛促性腺激素（HCG）163731.8IU/L，孕酮（P）68.71nmol/L，B超提示：宫内孕，活胎，如孕8+周。

按语：治疗肝郁气滞之闭经，李丽芸教授喜欢加入疏肝解郁、条达气机之香附。香附一药，味辛，微苦、甘，性平，入肝、三焦二经，具有理气解郁、调经止痛的作用，可治疗月经不调，气郁不舒，胸腹胀痛等。香附为理气调经的圣药，诸凡肝郁气滞所致月经不调者，必用此药，生用则通血，炒用为理气佳品，在经前期、行经期尤为多用。而情志与不孕关系密切。《妇人规》指出："产育由于血气，血气由于情怀，情怀不畅则冲任不充，冲任不充则胎孕不受。"肝失条达，气滞而不能行血，冲任不通，故见经水不得畅行。《医宗金鉴·妇科心法要诀》提到妇人"病多忧忿郁伤情"。忧郁寡欢，情怀不畅，以致冲任不能相资，不能摄精成孕；且肝郁必克脾土，肝肾子母相互影响，肾脾伤不能通任脉而达带脉，任、带损伤，胎孕不受。故常用逍遥散、柴胡疏肝散和归脾汤三方，体现了调经先识本之治则，本为肝气郁结，实者用逍遥散加减，虚者伤及气血，用归脾汤加减治之。四诊时患者精神疲倦，一派虚象，故予归脾汤加减。临床上，闭经一证，不能见闭则活血通泄，需抓住病之本源，辨证论治；同时配合心理调整，正如明代《万氏妇人科》中所云："故求子之道，男子贵清心寡欲以养其精，女子贵平心定意以养其血。"男女齐调，方能药及病所，方简效验。李丽芸教授还指出，对于这类肝郁气滞、情绪化明显的患者，要尽快解决患者的生育问题，减少她们焦虑的时间，从有利的方面给予积极引导。本案患者结合西医黄体酮诱导月经后，即刻给予克罗米芬促排卵，虽然亦有雌激素偏低、宫颈黏液评分低、内膜偏薄的情况，但李丽芸教授并没有给患者过多解释这些不利情况，以免加重患者的焦虑情绪，而是顺应卵泡的发育情况，给予中药归脾丸健脾养血，以弥补雌激素不足和内膜缺陷，鼓励患者积极试孕，一举获得成功。

（四）病案举例4

赵某，女，32岁，2012年5月9日，因"月经稀发10余年，未避孕未孕5年"来诊。患者已婚，平素月经一月至数月一潮，常需药物催经，经量偏少，色红，夹血块，痛经，带下正常。末次月经：2012年3月10日。BBT呈单相。曾查性激素，促黄体生成素（LH）/促卵泡生成素（FSH）＞3.5，B超提示双侧卵巢多囊性改变。诊断为多囊卵巢综合征。曾服用达英-35以及克罗米芬促排卵治疗均未孕。长年面色晦暗，痤疮明显，形体壮实，易口干口苦，舌暗瘀，舌底静脉曲张，脉弦。查体偏胖，身高155cm，体重61kg。西医诊断：①原发性不孕症。②多囊卵巢综合征。中医诊断：①不孕症。②月经后期。证型：痰瘀互结。予灵术颗粒冲服，每日3次，每个月经周期第5天开始服用，连服两周。首诊以26号方化痰消脂方加减：布渣叶15g，决明子20g，泽泻15g，当归15g，炒薏苡仁20g，丹参20g，茯苓15g，青皮10g，枳实15g，山楂15g，三棱10g，莪术10g。共7剂，每两天服1剂（翻渣再煎，再煎药第2天服），水煎服，以清热祛湿，化痰消脂减肥。

二诊：2012年6月10日。痤疮明显，月经仍未来潮，查B超提示内膜厚约13mm，在化湿祛痰的基础上，加大行气活血之品，促进月经来潮。予上方去青皮，加红花10g，郁金15g，桃仁5g，共7剂，服法同上。

三诊：2012年6月30日。末次月经：6月29日，现月经第2天，量偏少，色红，痛经。舌暗红，舌底静脉曲张，脉弦。此时正值经期，宜重疏肝行气，因势利导，促进正常行经。以21方疏肝解郁汤加减：柴胡10g，佛手10g，茯苓15g，素馨花5g，白芍15g，当归10g，香附10g，郁金15g，首乌藤 20g，三棱 10g，莪术 10g，益母草 20g，共 7 剂，服法同上，以疏肝解郁，理气活血止痛。

四诊：2012 年 8 月 10 日。末次月经：7 月 31 日，6 天净，量较既往多，色红，无血块，痛经稍缓解。痤疮改善，上月监测基础体温（BBT）可见双相，高温相持续 12 天。患者瘀阻胞宫之象稍减，有排卵征象。继续以祛痰化湿为法，改善其闭阻胞脉之象。中药守一诊方，去三棱、莪术，共 7 剂。服药后月经一直未潮，2012 年 9 月 10 日患者电话告知，测尿妊娠试验阳性，B 超可见宫内孕囊，已住院安胎，2013 年 4 月产一女，母子平安。

按语：本例患者面部痤疮明显，形体偏胖，舌暗瘀，舌底静脉曲张，痰湿瘀之象明显，属于多囊卵巢综合征痰瘀互结证。形体肥胖，多痰多湿，气机不畅，胞脉受阻，久病必瘀，痰瘀互结。痰瘀不仅互相渗透，又可互相转化，或因痰致瘀，或因瘀而成痰，或因痰瘀互相兼夹，痰湿、瘀血之邪壅阻胞宫脉络，经络闭阻，冲任不通，月事不调，故不能摄精成孕。故治疗先从祛湿豁痰、活血化瘀入手，使痰湿去，瘀血通。但 26 方重在清热祛湿，化痰消脂减肥，行气活血之力欠佳，月经将至未至，故调整方药，酌加当归、三棱、莪术、红花、桃仁、郁金等行气活血破血之品后，月经如期而至。经期之时再以疏肝行气，因势利导，促进正常行经，排尽应泄之经血，化瘀生新。痰瘀阻滞胞宫胞脉之象缓解后，阴阳平衡，气血和利，氤氲时自然能交合受孕。

本例患者 5 年不孕之顽疾，经过李丽芸教授的中医综合调治，即成功受孕分娩，李丽芸教授并未过多关注患者生化指标之变异，而更多注重患者痰瘀互结之辨证，用中医理论指导临床治疗，无不体现李丽芸教授辨证准确、用药得当之功力。

第九章　输卵管性不孕
多途径综合治疗

第一节　输卵管与不孕症的关系

一、输卵管解剖、生理功能

输卵管是女性生殖器官的重要组成部分。由黏膜和环状平滑肌组成，内侧与子宫角部相连，外侧游离，长 8～14cm，分间质部、峡部、壶腹部和伞部，具有拾卵、运送卵子、精子及受精卵，以及精子储存、获能、顶体反应和精卵受精场所等生理功能。正常的妊娠，需要首先输卵管是通畅的，其次是输卵管伞端拾卵、平滑肌蠕动、纤毛摆动的功能正常。

二、输卵管性不孕的发病因素及西医治疗进展

输卵管作为精卵相遇及早期发育的场所，不仅是输送配子的通道，还能够合成分泌营养物质，为配子成熟、受精和早期胚胎发育提供合适的微环境。输卵管畅通及功能正常是妊娠的必要条件。输卵管性不孕（tubal factor infertility，TFI）是由各种因素引起的管壁肌肉收缩及上皮纤毛蠕动减弱而影响拾卵、运卵功能障碍，造成受孕困难的妇科疾病，是因输卵管结构与功能损伤引起的妊娠障碍。研究表明，TFI 在女性不孕中占 25%～49%，是造成女性不孕症的首要疾病。本病发病因素多样，如急慢性输卵管炎、盆腔感染、人工流产、性生活不洁、异位妊娠等疾病，均可导引起输

卵管粘连、扭曲、僵硬、积液、积脓、梗阻，最终导致输卵管性不孕。此外，非感染性因素，如先天性输卵管发育异常、子宫内膜异位症、子宫肌瘤也可引起输卵管阻塞，导致不孕症的发生。根据诊疗共识，针对患者不同的年龄、卵巢功能及梗阻情况，制订出个性化的治疗方案。本病的西医学治疗目前多采用：抗生素控制感染；腹腔镜下盆腔粘连分解术；宫腔镜下输卵管插管通液术，对于输卵管完全阻塞患者，行体外受精-胚胎移植术（IVF-ET）等。近年来，微创技术逐渐受到患者的青睐。宫腔镜手术、腹腔镜手术等微创手术可行盆腔粘连松解、输卵管逆行插管术、远端造口术等，恢复输卵管的解剖结构。然而，腹腔镜手术并未解决引起输卵管阻塞的根本原因，这些物理机械性处理，输卵管病变术后复发率较高，大部分患者会再次形成粘连，其拾卵及蠕动生理功能也未能得到完全改善。对于接受 IVF 治疗的患者，如果存在输卵管积水、子宫内膜慢性炎症等，会同样影响胚胎的着床率和临床妊娠率。故认为预防输卵管粘连、阻塞、积水再次形成，调节输卵管微环境，恢复输卵管的良好功能，形成个体化的治疗方案，仍是目前研究和探索的主要目标。

第二节　输卵管性不孕的中医病因病机

李丽芸教授结合古代医家与西医学的探索，对输卵管性不孕的病因病机有自成体系的认知，认为输卵管在中医学脏腑系统中属于奇恒之腑——胞脉胞络范围，西医学所定义的输卵管阻塞，与古代医家所谓"胞络闭阻"，在病位、病性上有共通之处，《素问》中提出"胞络者系于肾"。《格致余论》提出了两歧的概念："阴阳交媾，胎孕乃凝，所藏之处，名曰子宫。一系在下，上有两歧，中分为二，形如合钵，一达于左，一达于右。"李丽芸教授认为以上古籍中所述"胞络"与"两歧"虽然不是解剖学词汇，但是具体定位和现代解剖学定义的输卵管吻合。中医学理论中孕育的三要素：男精壮，女经调，胞络通。李丽芸教授认为"胞络"应涵盖整个盆腔环境。"胞络通"指子宫、输卵管、卵巢结构及功能的正常，故输卵管性不孕属于"胞络不通"的范畴。

胞络不通常见于"妇人腹痛""带下病""癥瘕""断续"等疾病中，是一种经久不愈而反复发作的妇科常见病、多发病，具有病程长、发病率高的特点。其病因除由先天禀赋不足、畸形，输卵管缺如或发育不良外，根据自身多年临床经验，结合岭南地域气候特点，李丽芸教授认为，湿、瘀是胞络胞脉阻滞不孕的主要病因病机。

一、输卵管性不孕与湿浊

《傅青主女科·带下》云："夫带下俱是湿症。""夫黄带乃任脉之湿热也。"湿邪是妇科常见的致病因素之一，李丽芸教授临证注重湿浊与输卵管性不孕的关系。认为湿邪是六淫邪气之一，包括外湿与内湿，外湿是指湿邪由外而入，妇女湿邪致病的途径主要是从泌尿生殖道侵入，直犯胞宫胞络。内湿是指脏腑功能失常，尤其是肝、脾、肾。无论是外湿或内湿，均可导致不孕症。内湿既是病因，又是水液代谢的病理产物，两者互为因果，互相影响。

湿为阴邪，其性重浊黏滞趋下，阻遏气机，易袭阴位，易伤阳气。病程缠绵，迁延难愈，或时起时伏，变化多端，湿邪可单独致病，也可与其他疾病合并致病。感受寒热之邪时，多夹有湿邪；湿浊蕴结下焦日久，湿从热化为湿热，从寒化为寒湿；湿郁日久可成痰湿；湿与瘀结可成湿瘀。因而辨证时应根据其证候特征，分为湿浊、湿热、湿毒、寒湿、痰湿、湿瘀等不同证型，其中湿毒、痰湿、湿瘀致输卵管性不孕最为常见。

湿邪导致输卵管性不孕的临床证候有：小腹、少腹绵绵作痛或隐痛、胀痛、坠痛等，湿毒壅盛时，疼痛会加剧；可伴有发热和腹部包块；腰痛或腰部重着；带下量多，色质异常，或质稀如水，或浑浊，或黄白相间，或黄绿如脓，或质黏如涕，或伴赤带，气臭异常。一般色白为脾虚，清稀如水为肾虚，浑浊为湿蕴，带色黄为湿热，黄如脓、气臭为湿毒，黏稠为痰湿。临床望诊常可见面色㿠白无华，或晦暗或黄滞，舌质淡胖有齿印或淡暗，苔白腻或黄厚腻浊，脉濡或缓或细。可伴有月经失调、闭经、经行浮肿、癥瘕、带下病、阴痒、阴肿、阴疮等。

二、输卵管性不孕与血瘀

李丽芸教授认为血瘀证是输卵管性不孕的病理核心。外感六淫邪气、内伤七情、劳逸失常、饮食不洁、房劳伤产、手术不当、跌仆闪挫等，均可导致血瘀。《神农本草经》有云："无子者多系冲任瘀血，瘀血去自能有子也。"《医宗金鉴》记载："因宿血积于胞中，新血不能成孕。"故李丽芸教授认为输卵管性不孕的机理在于旧血留滞胞宫，冲任受阻，旧血不去，新血难成，这与血瘀证病理特征相一致，阐明了血瘀导致不孕的机理。《石室秘录》提出："任督之间，倘有疝瘕之症，则精不能施，因外有所障也。"《沈氏女科辑要》云："若子宫受病，子管闭塞……皆不受孕。"李丽芸教授认为输卵管作为拾卵、转运卵子的空腔脏器，若瘀血阻滞其中，胞脉胞络瘀阻、瘀结，阻挡精卵结合，则无法正常受孕，与现代输卵管粘连阻塞导致不孕的观点不谋而合。此外，李丽芸教授认为："久病入络为瘀。""瘀血内蓄可使久病缠绵不愈。"血瘀不仅是输卵管性不孕的病理核心，而且是疾病久治不愈的病理产物。

血瘀导致输卵管性不孕的主要证候有：下腹疼痛，包括痛经、慢性盆腔疼痛、性交疼痛等；腹部包块，如肿胀积水的输卵管或盆腔包裹性积液等；不规则阴道出血，表现为月经淋沥不断，或量多，或血块多，或非月经时出血，经色多为紫暗褐色。舌质暗，有瘀点或瘀斑，舌底静脉曲张，脉弦数或弦细数。

第三节　内服外用、辨证论治输卵管性不孕

一、内服中药，辨证细致入微

李丽芸教授以辨证论治、整体观念理论为指导，运用因证立法、随法选方、据方施治的辨证思路，根据患者的素体禀赋、临床表现，从整体观念出发，拟定治则方药。对输卵管性不孕之"湿""瘀"辨证细致入微，体

现了大家风范。

(一) 祛湿法在输卵管性不孕中的应用

中国幅员辽阔，海岸线长，南方地区气压低，空气流通性差，各种微生物容易滋生、繁殖、传播，湿邪致病率高。李丽芸教授擅长根据湿邪转化寒热虚实之不同，化湿除浊，扶正祛邪，临床应用清化、湿化、泻实、补虚等治法，通过化湿、燥湿、渗湿、利湿，或升阳温通，或豁痰逐瘀等，调补脏腑，调理冲任，健固督带，从而达到改善输卵管功能、提高妊娠率的目的。李丽芸教授临床常用治法及方药如下。

1. 化湿除浊法

化湿除浊法用于湿浊蕴结下焦，浸渍胞宫胞络之不孕症。方剂可选用萆薢渗湿汤加减化裁，或茵陈四苓汤等。

①萆薢渗湿汤：粉萆薢、薏苡仁、赤茯苓、黄柏、牡丹皮、泽泻、滑石、通草。②茵陈四苓汤：茵陈、茯苓、猪苓、泽泻、白术。③常用药物可选用粉萆薢、车前草、薏苡仁、猪苓、鸡蛋花、泽泻、通草、茵陈、佩兰、土茯苓、布渣叶、白蔻仁、川厚朴等。

2. 清热利湿法

清热利湿法用于湿蕴化热、湿热下注之不孕症，方剂可选用止带汤（《世补斋·不谢方》）。若以肝经湿热为主者，则应清泻肝火，选用龙胆泻肝汤（《医方集解》）。

①止带汤：黄柏、苍术、樗根皮、茯苓、山药、泽泻、使君子、乌梅、胡黄连、刺猬皮、川椒。②龙胆泻肝汤：龙胆草、黄芩、栀子、泽泻、木通、车前子、当归、柴胡、甘草、生地黄。③常用药物可选用：金银花、鱼腥草、薏苡仁、通草、车前草、茵陈、黄芩、黄柏等。

3. 化湿解毒法

化湿解毒法用于湿邪和热邪合并，或湿郁化热，湿毒壅盛，带下如脓或伴赤带气臭，或伴发热等引起的不孕症。方药可用黄连解毒汤（《外台秘要》）、五味消毒饮（《医宗金鉴》）等。

①黄连解毒汤：黄连、黄芩、黄柏、栀子。②五味消毒饮：金银花、

野菊花、蒲公英、紫花地丁、紫背天葵。③常用药物有蒲公英、牡丹皮、白花蛇舌草、败酱草、板蓝根、黄芩、黄连、大黄、金银花、连翘、鱼腥草、龙胆草、栀子等。

4. 升阳除湿法

升阳除湿法用于脾气虚弱，脾阳不振，湿浊内生，带脉失约之带下病所致不孕症。方剂可用完带汤（《傅青主女科》）或参苓白术散（《太平惠民和剂局方》）加减。

①完带汤：白术、山药、人参、白芍、车前子、苍术、甘草、陈皮、黑芥穗、柴胡。②参苓白术散：白扁豆、白术、茯苓、甘草、桔梗、莲子、人参、砂仁、山药、薏苡仁。③常用药物可选择：茯苓、白术、山药、芡实、莲子、黄芪、薏苡仁。

5. 温阳化湿法

温阳化湿法用于肾阳虚、气化失常、水湿停聚致宫寒不孕症。方剂可选用右归丸（《景岳全书》）、内补丸（《女科切要》）、二陈汤（《太平惠民和剂局方》）、香砂六君汤（《太平惠民和剂局方》）、真武汤（《伤寒论》）等加减化裁。

①右归丸：熟地黄、山茱萸、山药、枸杞子、菟丝子、鹿角胶、龟甲胶、牛膝。②内补丸：黄连、当归、干姜、阿胶。③二陈汤：陈皮、法半夏、茯苓、炙甘草。④香砂六君汤：人参、白术、茯苓、甘草、陈皮、半夏、砂仁、木香、生姜。⑤真武汤：茯苓、芍药、生姜、附子、白术。⑥药物选用有熟附子、巴戟天、补骨脂、鹿角霜、白术、黄芪、茯苓、肉苁蓉、当归等。

6. 化湿豁痰法

化湿豁痰法用于痰湿壅盛、躯脂闭塞之不孕症。方剂选用苍附导痰丸（《叶天士女科》）、二陈汤（《太平惠民和剂局方》）、香砂六君汤（《太平惠民和剂局方》）等。

①苍附导痰丸：苍术、香附、陈皮、胆南星（炮）、枳壳（麸炒）、半夏、川芎、白茯、炒神曲。②二陈汤：陈皮、法半夏、茯苓、炙甘草。③

香砂六君汤：人参、白术、茯苓、甘草、陈皮、半夏、砂仁、木香、生姜。

（二）活血化瘀法在输卵管性不孕中的应用

解剖学认为，女性盆腔静脉丛的特点是静脉壁薄，中小静脉缺乏静脉筋膜及静脉瓣，静脉数量多于同名动脉，许多吻合支形成网状静脉丛，故血流减慢，容易导致血流的浓、黏、凝、聚。

中医学认为，妇人少腹部和小腹部经脉丛集，当病邪蕴结时可造成胞脉胞络瘀滞，活血化瘀药物的作用是使气血调和，经脉通畅。因而活血化瘀法是治疗输卵管性不孕的重要治则之一。

结合西医学，李丽芸教授认为活血化瘀的主要作用为：疏通微循环，使红细胞解聚；有抗炎作用，促进了炎症组织的吸收，促进局部组织的修复和再生。活血化瘀药与清热解毒药同用，有加强抑菌和减少细菌毒素的作用，预防炎症粘连。活血化瘀中药对肿瘤细胞生长具有抑制作用；改善神经营养作用，粘连松解，促使机体把陈旧的、瘀滞的、阻塞的物质去除。综上所述，活血化瘀法对抗凝、纤溶、代谢、免疫等均有作用，李丽芸教授常用治法及方药如下。

1. 行气祛瘀法

行气祛瘀法用于气滞血瘀型输卵管阻塞性不孕，功能活血化瘀，理气行滞。代表方药：膈下逐瘀汤（《医林改错》）加减。药物组成为五灵脂、当归、川芎、桃仁、牡丹皮、赤芍、乌药、延胡索、甘草、香附、红花、枳壳等。

2. 益气祛瘀法

益气祛瘀法用于瘀去日久、正虚邪实之气虚血瘀不孕，功能活血化瘀，扶正固本。代表方药四君汤加丹参、当归、赤芍、五指毛桃，或当归芍药散加黄芪、五指毛桃。

3. 养血和血祛瘀法

活血祛瘀药配以养血药，可起到扶正祛邪作用，常用于血虚夹瘀型输卵管阻塞性不孕。可选用桃红四物汤（当归、川芎、赤芍、熟地黄、桃仁、红花），或四物汤加丹参、鸡血藤、桃仁、泽兰。

4. 温通化瘀法

温通化瘀法以活血化瘀药配伍温经散寒、温通经脉药物，用于阳虚寒凝型输卵管阻塞性不孕。如温经汤（《金匮要略》）、少腹逐瘀汤（《医林改错》）：四物汤去地黄加失笑散、小茴香、干姜、延胡索、没药、肉桂、当归、川芎、何首乌、五灵脂、蒲黄。

5. 清热化瘀法

清热化瘀法以清热凉血药与活血化瘀药同用，用于治疗热灼瘀阻证或血瘀证，如血瘀合并感染者，治宜清热解毒，化瘀通络。可选用血府逐瘀汤：桃红四物汤加枳壳、柴胡、甘草、桔梗、牛膝；大黄牡丹汤加减：大黄、牡丹、桃仁、冬瓜仁；解毒活血汤：桃红四物去生地黄，加连翘、柴胡、葛根、枳壳、甘草。

6. 化痰逐瘀法

化痰逐瘀法以豁痰导滞和化瘀药同用，治疗痰瘀互结之盆腔包块、无排卵、不孕症等，以豁痰导滞，通络化瘀。可选用：苍附导痰丸加减（出自《叶天士女科》：苍术、香附、陈皮、茯苓、半夏、胆南星、枳壳、生姜、鸡血藤、丹参、石菖蒲、白术。启宫丸（经验方）：半夏、白术、陈皮、香附、苍术、神曲、茯苓、川芎、郁金。若痰瘀互结成癥者，加三棱、莪术、穿破石、桂枝等。

（三）李丽芸教授自创通管助孕汤

李丽芸教授治疗输卵管性不孕经验独到，根据其发病机制，强调细致入微地辨证，集多年临床经验，拟定以下自拟方，并根据合并或气虚，或血虚，或阳虚，或阴虚，或瘀结成块，或痰瘀互结，或肝气郁结等，加减配伍，每获良效。固定方加减，同样体现了李丽芸教授凡诊病必辨证细致入微，同时又不忘整体观念的中医学术思想。

自拟方药通管助孕汤：路路通 15g，威灵仙 10g，忍冬藤 20g，络石藤 15g，丹参 15g，郁金 15g，当归 10g，茯苓 15g，毛冬青 15g，川牛膝 15g，泽泻 15g。其中路路通、威灵仙祛风湿，通经络，消痰涎，散癖积；忍冬藤清热解毒通络；络石藤祛风通络，止血消瘀，清热解毒；丹参活血祛瘀，调经止痛，除烦安神，凉血消痈；郁金清热凉血，活血止痛，清心开窍，行气解郁，疏肝利胆；当归具有补血、活血、调经止痛、润燥滑肠的作用；茯苓可以利水渗湿，健脾补中，宁心安神；毛冬青具有镇咳祛痰的作用，同时还有抗菌作用，对于细菌或病毒感染所致的丹毒疗效确切，还可以清热解毒，活血通络，用于治疗血栓闭塞性脉管炎、冠心病、脑血管所致的偏瘫，活血化瘀之力强；川牛膝可以活血通经，祛风湿；泽泻具有利水消肿、渗湿泄热的作用。纵观全方，可以清热祛湿，解毒抑菌，利水通络，活血消瘀，适用于输卵管炎、通而不畅、输卵管积水或慢性盆腔炎、盆腔粘连、盆腔包裹性积液等原因引起的不孕症。原方基础加减：气虚加黄芪、五指毛桃、白术；血虚加当归、鸡血藤；阳虚加熟附子、桂枝；阴虚加墨旱莲、女贞子、鳖甲；瘀块明显加三棱、莪术、枳实；痰瘀互结加陈皮、青皮、茯苓、法半夏；肝气郁结加柴胡、郁金、枳壳、玫瑰花等。

二、外治途径多样，药力直达病所

中医外治法具有渗透力强、直达病所的特点，配合内治法治疗以祛除病邪，扶正固本，在恢复输卵管功能、治疗输卵管性不孕等方面疗效显著。李丽芸教授对输卵管性不孕常用的外治法有中药保留灌肠、药物外敷、微波理疗等，具有操作简单、效果明显等特点。

（一）手术治疗

手术治疗包括介入手术（用于输卵管近端阻塞再通）、宫腔镜下输卵管插管通液术、宫腹腔镜联合治疗术等。其中宫腹腔镜联合手术先在腹腔镜下观察盆腔，分离盆腔或输卵管、卵巢粘连，根据情况行输卵管粘连松解术、输卵管整形术、伞端成形或造口、腹腔镜下输卵管吻合术等治疗；然后宫腔镜检查宫腔，有粘连则予以分离，有息肉则予以切除，对通而不畅或者不通者，使用抗生素溶液加压，或使用输卵管导管疏通粘连或狭窄。宫腹腔镜联合可同时诊治宫腔、输卵管、盆腔三处异常，解决一般治疗方法不能解决的问题。

（二）中药保留灌肠

药物保留灌肠：输卵管病变部位与直肠相邻，直肠黏膜血管丰富，使中药通过肠黏膜、淋巴和静脉丛直接吸收，作用于盆腔，促进粘连组织软化、吸收，改善血液循环，提高药物治疗效果。同时，37℃左右的中药使盆腔及输卵管处于温热理疗状态，增加盆腔血液循环，有利于炎症的消除。对于慢性盆腔炎性疾病后遗症、输卵管炎、盆腔粘连，李丽芸教授常组方复方毛冬青灌肠液（黄芪、莪术、大黄、毛冬青等）。如果是子宫腺肌症、盆腔子宫内膜异位症、卵巢巧克力囊肿或术后，李丽芸教授常组方莪棱灌肠液（三棱、莪术、丹参、大黄等）。煎药 100mL 保留灌肠，灌肠前排便，将药液加温至 36～37℃，用一次性灌肠袋。将灌肠管插入肛门 10～15cm，缓缓输入药液 100mL，保留 30 分钟，隔日 1 次，经期停用。药物保留灌肠，可使药物直接从直肠黏膜吸收到达病所，提高局部血药浓度，促进输卵管蠕动，疗效确切。

（三）药物外敷

1. 药渣外敷

辨证用药，辨证论治，体现了因人而异的灵活性和客观性。输卵管性不孕一般从湿热血瘀、寒凝血瘀、气滞血瘀、肾虚血瘀四型进行论治，总的来说离不开一个"瘀"字，近年来中医药在治疗上多以活血化瘀为主，辨证配伍清热利湿、温经、理气、补肾等药物，取得了较好疗效。留取口服中药第二煎的药渣，拌入适量透骨颗粒，毛巾包裹，热敷小腹两侧 30 分钟左右，每日 2～3 次，以热而不烫为度。热敷的药物作用及热效应，可使盆腔局部血管扩张，血液循环加速，更有利于炎症的消散与吸收。

2. 李丽芸教授常用外敷药包

①药散水蜜糖调敷：四黄水蜜外敷下腹部；双柏散水蜜外敷下腹部。
②热罨包或吴茱萸包外敷下腹部。

（四）中药离子导入

常用中药离子导入部位为：双侧下腹部和腰骶部。患者取平卧位或俯卧位，取纱布两块，叠成约 8cm×7cm，共 4 层，浸入药液约 50mL，药垫以不滴水为宜，将药垫置于双侧下腹部或腰骶部皮肤，双附件区体表位置投影区，药垫上放置导入电极，并用沙袋加压固定好。每日1次，每次30分钟，8天为1个疗程，连续治疗3个疗程。离子导入可使药力从皮肤直接渗透输卵管和盆腔病变组织，加强炎症部位对药物的吸收，较好地提高输卵管的再通率。常用药物：丹参、桂枝、当归、川芎、透骨草、穿破石。

（五）针刺及艾灸疗法

针灸疗法依据中医学特有的经络学说施以治疗，循经辨证取穴，能起到补精益肾、调理气血的功效。针灸在不孕症治疗中表现出良好优势，尤其是针对排卵障碍所致不孕、输卵管性不孕。常用穴位有关元、气海、子宫、中极、血海、足三里、三阴交、照海、太溪、复溜、脾俞、肾俞、肝俞、腰阳关、次髎等。临床随症加减，艾灸多选用督脉、膀胱经，从八髎至带脉；冲任经穴起点至带脉等部位的穴位，同时配合电磁波治疗仪（TDP）灯照射。经前期选穴气海、关元、太冲、阳陵泉；经期选穴命门、十七椎，并于起针后行刺络拔罐；经后期选穴太溪、肾俞、膈俞、三阴交；排卵期选穴气海、关元、子宫、复溜、足三里，补法施针，每周两次，3个月为1个疗程。

针刺和艾灸可温经通络，活血化瘀，益气利水，促进输卵管的蠕动，促进炎症渗出积水的吸收。此法与手术相比，对人体损伤小，操作简便，副反应小，效果明显，患者容易接受，妊娠率高。

针刺手法可根据医生的针灸流派，选用薄氏腹针、切脉针灸、子午流注电针治疗等不同方法，效果基本相同。

（六）拔罐

可以选用火罐或药物竹罐，选取督脉、膀胱经，从八髎至带脉，冲任经穴起点至带脉进行走罐治疗。李丽芸教授常根据患者体质辨证开出药方，煎煮后将竹罐浸入，浸泡10分钟左右，然后在相应穴位施罐，引药物直接到达相应经络脏腑。

（七）宫腔入药配合中药内服

李丽芸教授通常在服用化瘀通络内服方的同时，结合子宫输卵管通液术及宫腔内入药，疗效显著，值得推广应用。常选用的宫腔内注射药物是复方丹参注射液，药液能直接接触病灶，有助于疏通输卵管管腔，并可防止其出现再度粘连，有效改善盆腔等局部的微血液循环，并软化周围组织粘连，提升机体免疫功能，增强内分泌功能，提高妊娠率，适用于造影提示输卵管通而不畅，输卵管炎症堵塞的介入术后，宫腹腔镜输卵管再通造口术后等。

（八）中药沐足

中药沐足是将中药煎汤后，置于沐足器或木盆、木桶中，直接作用于双足，并不断按摩足趾、足心，以促进血液循环，刺激神经末梢及穴位，以防病治病，在妇科常适用于月经失调、痛经、子宫内膜异位症、不孕症、薄型子宫内膜、卵巢功能减退、卵巢早衰、更年期综合征、失眠、抑郁等病症。

李丽芸教授的中药沐足与普通沐足的不同之处，同样体现在她对每个患者的辨证细致入微，对每个患者进行整体辨证论治，进行个体化沐足处方，对不同患者的不同病、证论治，通过个体化中药煎煮取汁，以泡脚沐足，使其有效中药成分在热水的热力帮助下，渗透皮肤，被足部毛细血管吸收，进入人体血液循环，直达病所。李丽芸教授常用的沐足处方有：

健脾养血沐足方：桑寄生、白术、茯苓、鸡血藤、五指毛桃、首乌藤等。

疏肝养血沐足方：青皮、白芍、茯苓、郁金、首乌藤、合欢皮等。

养心安神沐足方：首乌藤、茯苓、柏子仁、炙甘草等。

通络化脂沐足方：决明子、石菖蒲、丹参、布渣叶、荷叶、首乌藤等。

温经暖宫散沐足方：艾叶、桂枝、当归、五指毛桃、续断、首乌藤等。

散结化瘀散沐足方：当归、赤芍、肿节风、首乌藤等。

沐足方法：上药煎药取汁 200mL，加大半盆开水稀释，水温为 38～40℃，水量以覆盖三阴交为度，沐足至全身微微汗出为度，时间 20～30 分钟，沐足完毕，应洗净双足，拭干。建议隔日沐足 1 次。

综上所述，西医手术治疗疗效明确，在一定程度上能够恢复输卵管的通畅性，但不能有效改善因长期炎症刺激引起的输卵管僵硬，或充血水肿而导致的功能障碍。另外，在手术过程中受到机械损伤、化学刺激，易引起输卵管出血水肿、结痂等，且存在术后复黏率高等缺点。李丽芸教授认为，中医药治疗对减少和预防输卵管粘连、梗阻，改善机体环境，效果较西医手术显著，但起效慢、耗时长。因此，采用多途径综合疗方法以防止术后输卵管再粘连梗阻，提高宫内妊娠率，仍需不断探索和研究。目前，中西医结合治疗具有较好的发展前景，内治与外治、全身与局部结合治疗，对预防术后粘连、减轻不良反应有较好的效果，明显优于单纯西医或中医治疗，值得临床推广。

第四节　输卵管性不孕的预防

胞脉胞络因其解剖特殊性，其连接胞宫阴道，与体外相通，易被不洁之物污染，导致邪毒侵袭，特别是在人体正气不足的情况下。胞络因其生理的特殊性，在女性生长发育的各阶段皆需要注意防护。胚胎期：应注意药物的胎毒作用。婴幼儿期：注意外阴的清洁。青春期：注意自我保护，注意卫生，均衡营养，适量运动；完善性教育，不宜过早性交、滥交；有性生活者应注意避孕，若不慎怀孕，需行人工流产术，应至正规医院就诊。育龄期：妊娠前注意健康保健，戒烟酒，注意舒畅情志，生活规律，劳逸结合，作息有时，重视妊娠前下生殖道炎症防治，主要是黏液脓性宫颈炎的治疗。急性盆腔炎要寻找病原体敏感的抗生素，治疗要彻底。结核性盆腔炎、输卵管炎要规范治疗。

一、病案举例 1

李某，女，32 岁，因"清宫术后未避孕未孕两年余"就诊。患者月经初潮 14 岁，周期 30 天，经期 5 天，量中，色暗红，有血块。孕 4 产 0 流产 4 次，2007 年 5 月孕 7 - 周胚胎停育药流一次，2008 年 7 月孕 6 + 周自然流产一次。2009 年初在外院行子宫输卵管造影术，提示双侧输卵管伞端粘连

（见极少量造影剂溢出）。2009年在外院行体外受精联合胚胎移植术，孕35天，胚胎停止发育，完全流产，未清宫。2010年2月在外院再次行胚胎移植术，孕40天，胚胎停止发育，行清宫术。因已无剩余胚胎，亦无心再接受辅助生殖治疗。抗精子抗体、抗子宫内膜抗体、抗心磷脂抗体及封闭抗体结果均正常。末次月经：2012年10月7日，3天干净，量少，经血色暗，痛经（＋）。现症见下腹部隐痛不适，带下量多，色黄，无异味，腰酸，时自觉乏力，纳呆，二便调。舌红边有瘀斑，苔黄腻，脉细弦。妇科检查：外阴发育正常，阴道通畅，宫颈重度糜烂，分泌物量多，色黄，子宫后位，常大，活动受限，质中，无压痛，双附件区未扪及异常。西医诊断：①继发性不孕症。②习惯性流产。中医诊断：不孕症。证型：湿热瘀阻兼脾肾两虚。首诊处方：路路通15g，当归10g，牛膝15g，威灵仙10g，忍冬藤20g，络石藤15g，丹参15g，茯苓15g，泽泻15g，郁金15g，毛冬青15g，党参20g，桑寄生15g。水煎服，日1次，以补肾活血通络，疏肝健脾运湿。同时，予外用阴道灌洗加冰硼散，涂于子宫颈糜烂面上，隔日1次，以化瘀生肌；另用四黄散100g，水蜜调，热敷下腹部，每日1次，以活血化瘀，软坚散结。嘱患者行运动疗法：踢毽子运动，早晚两次，每次15分钟，加强盆腔局部血液循环，促进输卵管蠕动。并告知患者治疗期间可以不避孕，顺其自然，耐心调治3个月经周期。

二诊：2012年11月5日。患者末次月经为2012年11月3日，现经行第3天，量偏少，色暗红。纳眠可，二便调，舌暗红，边有瘀斑，苔薄黄，脉细弦。处理：此次月经来潮量偏少，在内服中药方中加益母草20g，川牛膝15g，以活血化瘀，引血下行。其余诊疗方案基本同上诊。

后三四诊治疗原则及方案同一诊，坚持内外合治，辅以运动疗法。

五诊：2013年2月13日。患者停经40天，晨起少许恶心欲呕3天。自测尿妊娠试验（＋），测人绒毛膜促性腺激素（HCG）2378IU/L，1周后检查妇科B超提示：宫内孕，孕囊3.6cm×2.2cm×1.0cm，胚芽长径7mm，可见胎心搏动。

随访患者，患者定期产检，2013年10月6日顺产一男婴，健康。

按语：本例患者病程较长，药流 1 次、自然流产 2 次、清宫 1 次，IVF-ET 新鲜周期移植一次，加冷冻周期移植一次，多次宫腔操作，致湿热之邪乘虚侵入胞宫胞脉胞络，湿热停留日久，集结成瘀，湿热瘀邪阻于胞宫胞脉胞络，致胞宫胞脉胞络不通，精卵不能相遇结合，发为不孕。患者屡孕屡堕，损伤肾气，湿热瘀久，阻碍脾胃运化功能，故见腰酸，时自觉乏力，纳呆。需要注意的是：患者双侧输卵管重度粘连，有行辅助生殖技术治疗的指征，但患者多次移植未孕，精神焦虑，不知所措。患者在李丽芸教授这里接受中医综合调治，并给予一定程度的心理疏导，经过内服中药清热解毒、健脾利湿、活血化瘀通络治疗；外敷四黄散清热祛湿，活血化瘀，软坚散结，宫颈外涂冰硼散化瘀生肌；配合踢毽子等运动促进盆腔局部血液循环，促进输卵管蠕动；使胞宫胞脉胞络畅通，精卵得以结合，致使成功受孕。

二、病案举例 2

王某，女，30 岁，2013 年 4 月 10 日因"人工流产术后未避孕未孕 2 年余"就诊，患者平素月经 6～7 天/30～32 天，经量中等，有小血块，痛经（+-），2010 年元旦结婚，婚后于 2010 年 5 月孕 50 天无痛人工流产 1 次，术后避孕 3 月，2010 年 8 月开始未避孕至今未孕。孕 1 产 0 流产 1 次。平素带下稍多，时有下腹部绵绵作痛，行经时腹痛略有加重。2011 年 6 月行子宫输卵管造影提示：双侧输卵管通而不畅，双侧输卵管轻度积水，盆腔粘连。末次月经：3 月 27 日～4 月 3 日。现症见：带下稍多，下腹隐痛不适，纳欠佳，大便质稀，小便调。舌质淡红，苔厚白腻，脉濡。妇科检查：外阴、阴道正常，宫颈光滑，子宫体后位，大小正常，活动可，轻压痛，双侧附件增粗，轻压痛。白带常规未发现致病菌，白细胞（+++），清洁度Ⅲ度。男方精液常规检查未见异常。西医诊断：继发性不孕症。中医诊断：①不孕症。②带下病。证型：湿浊蕴结。首诊处方：忍冬藤 20g，茵陈 15g，布渣叶 15g，泽泻 15g，粉萆薢 12g，厚朴 12g，佩兰 9g，白豆蔻 15g，茯苓 15g，薏苡仁 20g。复渣翻煎，日服两次，连服两周，以化湿祛浊，利水化瘀通络。配合中药包外敷，栀子 30g，黄柏 30g，忍冬藤 30g，装入布袋浸湿蒸热，外敷两侧少腹部，每次 20 分钟，每日 1 次，药包可连用两周，以清下焦湿热，化瘀通络散结。嘱患者晚饭后散步慢走半小时，以促进全身经脉经络通畅，促进输卵管蠕动。

二诊：2013 年 5 月 6 日。服药后，患者腹痛减轻，现月经干净第 3 天，带下明显减少，纳眠及二便均正常。妇科检查未触及双附件增粗及压痛，舌质淡红，苔薄白，脉弦细。病证相参，湿浊已除。2013 年 4 月行输卵管通液术提示输卵管通畅。辨证处方，上方去白豆蔻、佩兰，加当归 9g，白术 12g，以养血活血，健脾运湿。中药包改用当归 30g，桂枝 30g，丹参 30g，吴茱萸 20g，以加强温经活血通络，减轻清热祛湿之力。

三诊：2013 年 6 月 2 日。患者末次月经：5 月 26 日，无腹痛，带下明显减少，妇检双侧附件正常，告之在排卵期同房。

四诊：2013 年 7 月 4 日。停经 37 天，基础体温持续高温相，查尿妊娠试验（+）。

按语：综观全症，此例不孕当责之于湿浊为患。患者曾行人工流产手术，若人工流产术血室正开，术中操作不慎，或术后护理不当，又或余血未尽而交合，皆可导致湿浊之邪直犯胞宫。湿浊下迫冲任，胞脉闭塞，故无以摄精成孕；湿邪下注，带脉失约，故带下量多质稀；湿邪留恋，经脉不通，故小腹绵绵作痛，经期阴血骤下，气机紊乱，可见腹痛加剧。起病初期，邪实为主，治以化湿除浊为法，方用忍冬藤、茵陈、布渣叶以清热利湿；泽泻、粉萆薢以利水渗湿；厚朴行气化湿；佩兰、豆蔻燥湿化浊；茯苓、薏苡仁健脾渗湿，又以栀子、黄柏、忍冬藤外敷于少腹部，以增强清热祛湿、化瘀通络散结之功。二诊见腹痛减轻，妇科检查附件增粗，压痛已愈，行通液术提示输卵管通畅，舌诊见白厚腻苔已去，表明湿浊渐去，此阶段病情邪实已去，可在单纯祛邪的基础上，加强扶正之功。故减上方白豆蔻、佩兰，加当归、白术以益气养血活血，通畅气血。外敷药物也一改清热祛湿之法，改为温经活血通络。湿热去，气血和，经络通，则毓麟可期。

三、病案举例 3

徐某，女，32 岁，2017 年 11 月 26 日因"未避孕未孕 7 年"就诊。患者已婚 7 年未孕，从未采用任何避孕方法，配偶检查正常，月经 12 岁初潮，周期 30～40 天，经期 5 天，经量偏多，色淡暗，末次月经 11 月 25 日，现行经第 2 天，痛经（＋），平素白带多，色白质黏，无臭气。婚后体重增加 5kg，基础体温单相，曾多次服用克罗米芬促排卵，或卵泡不能发育成熟，或内膜偏薄。2017 年 8 月行输卵管造影检查，显示双侧输卵通畅，但左侧输卵管上举，右侧输卵管粗细不均，提示双侧输卵管炎。妇科检查：外阴、阴道正常，宫颈光滑，子宫体前位，大小正常，轻压痛，双侧附件增粗压痛。现食纳差，便溏，舌质淡胖，苔白腻，脉滑，形体肥伴，体重 65kg，体重指数（BMI）27.2。西医诊断：①原发性不孕症。②月经不规则。中医诊断：①不孕症。②月经过多。证型：脾肾气虚兼痰湿型。首诊处方：益母草 30g，党参 15g，白术 15g，甘草 6g，陈皮 6g，香附 9g，岗稔根 30g。水煎服，每日 1 剂，共 7 剂，以健脾补肾，燥湿化痰，行气活血。嘱患者加强运动，控制饮食，减轻体重，并接受每日饮食、运动、减肥指导。

二诊：2018 年 2 月 18 日。末次月经：2 月 1 日，经量适中，白带仍多，色白质黏，大便可成形，舌脉同上。基础体温单相。经过近 3 个月的饮食、运动、减重指导，体重减轻约 5kg。但仍显脾肾两虚，痰湿内阻。中药处方改为：菟丝子 15g，紫河车 9g，山药 15g，黄芪 15g，党参 15g，当归 9g，茯苓 15g，白术 10g，丹参 15g，胆南星 9g，陈皮 3g，泽泻 15g。复渣翻煎，日服两次，连服两周，以补肾填精，益气健脾，祛湿化痰。配合中药热罨包外敷，将吴茱萸 30g，桂枝 30g，当归 20g，丹参 30g，装入小布袋浸湿蒸热，外敷少腹部两侧，每日 1 次，以温通化湿，活血通络。

三诊：2018 年 3 月 20 日。月经于 3 月 16 日来潮，量中，上次月经干净后白带已明显减少，质清，舌质淡，苔薄，脉沉细。但基础体温仍呈单相，没有排卵，仍以补肾健脾，化痰化湿。继续服上方，同时配合给予克罗米芬，嘱其月经第 5 天开始，每日两粒，每日 1 次，连服 5 天，促排卵。

四诊：2018 年 4 月 21 日。月经逾期不来，基础体温呈高温相第 19 天，妊娠试验阳性反应。随防至分娩，顺产一女，母女健康。

按语：综观诸症，此例不孕症当责之于痰湿为患。患者素体肥胖，痰湿内生，阻塞胞络，以致气机不畅，冲任阻滞，卵子发育障碍，痰湿阻络，胞宫胞络不通，精卵无以结合。"元室之户不开""血海之波不流"，则无以摄精成孕。按《女科切要》曰："肥白妇人，经闭而不通者。必是湿痰与脂膜壅塞之故也。"痰湿乃黏腻、重浊之阴邪，非温化不能取功。肾主水，脾主湿，痰之本在肾而源于脾，治疗痰湿须着眼于脾肾。正如《女科要旨·种子》曰："经水既调，身无他病，而亦不孕者，一则身体过于肥盛，脂满子宫而不纳精也。"痰湿成因，关乎脾肾两脏。脾肾两虚，运化失调，水精不能四布，反化为饮，聚而成痰，故痰湿为病，其本在脾肾，治宜补脾胃以资血之源，养肾气以安血之室，兼以化痰利湿。李丽芸教授用菟丝子、紫河车补肾阳益精血，使得阴长阳生；黄芪、山药、党参、白术、茯苓、当归之属健脾益气养血，以绝生痰之源；又加胆南星、陈皮、泽泻以助化痰利湿之功；丹参一味，活血调经，使全方补而不滞。如此则脾胃既旺，痰湿自化，又加补精之味，"随遇皆是生机，安得不受育哉"。

四、病案举例 4

胡某，女，27 岁，2012 年 12 月 12 日因"未避孕未孕 1 年余"就诊。患者已婚，既往月经 26～27 天一潮，月经量偏多，痛经（＋），血块（＋），经行腰酸（＋），经前乳胀（＋）。平时白带量中，色白，无阴痒及异味。末次月经：12 月 10 日，现月经第 3 天，量色质如常，痛经（＋），血块（＋）。患者诉同房时阴道干涩感，平素四肢偏冷，纳可，眠欠佳，多梦，大便调，夜尿 3～4 次/晚。舌红，苔白厚稍腻，脉细。妇检：外阴正常，阴道通畅，宫颈光滑，宫体前位，大小正常，质软，活动欠，后壁可及触痛结节，双附件未及异常。10 月 29 日输卵管造影示：双侧输卵管通而不畅，左侧为甚。西医诊断：原发性不孕。中医诊断：不孕症。证型：肾虚肝郁血瘀。首诊处方：路路通 20g，当归 10g，牛膝 15g，丹参 15g，威灵仙 10g，忍冬藤 20g，络石藤 15g，泽泻 15g，茯苓 15g，郁金 15g，毛冬青 15g，淫羊藿 10g，水煎内服，共 7 剂，以补肾活血，健脾化湿，利水通络，配合中药封包外用，将桂枝 20g，吴茱萸 20g，当归 15g，川芎 20g，丹参 20g，艾叶 15g，装入小布袋浸湿蒸热，外敷两侧少腹部，每次 20 分钟，每日 1 次，以加强温经活血通络、软坚散结除湿之功。

二诊：2013 年 1 月 10 日。末次月经：1 月 6 日，现月经第 5 天，月经未净，量可，经行腹痛，夹血块，经行腰酸，经前乳胀。纳可，眠欠佳，夜梦多，二便调。舌淡红，苔薄白，脉细滑。中药改菟丝子 20g，桑寄生 15g，白术 15g，白芍 15g，党参 15g，陈皮 10g，山药 15g，首乌藤 20g，以健脾补肾，养血安神。继续配合上诊中药封包外敷。

三诊：2013 年 1 月 28 日。末次月经：1 月 6 日，患者今晨查孕酮（PRG）22.92nmol/L，HCG＜2.0IU/L。基础体温持续高温相。现乳房胀，纳可，眠欠佳，夜梦多，二便调。舌淡红，苔薄白，脉细。从基础体温和 HCG 值来看，该患者有可能本周期生化妊娠，随着孕酮的逐渐减低，月经即将来潮。故中药予当归 10g，三棱 10g，莪术 10g，红花 10g，郁金 15g，枳实 10g，丹参 15g，桃仁 5g，浙贝母 15g，鸡血藤 30g，牛膝 15g，以因势利导，引血下行，活血化瘀通经。

四诊：2014 年 2 月 12 日。患者服上药后月经推迟 4 天来潮，时值月经第 4 天，经量多，夹小血块，轻度痛经，纳可，二便调，睡眠明显好转。舌淡红，苔白，脉细。嘱咐患者月经后继服一诊方药，改方如下：路路通 20g，当归 10g，牛膝 15g，丹参 15g，威灵仙 10g，忍冬藤 20g，络石藤 15g，泽泻 15g，茯苓 15g，郁金 15g，毛冬青 15g，淫羊藿 10g，桑寄生 15g，菟丝子 20g，7 剂，在补肾活血化瘀的基础上，进一步坚强补肾填精，促进卵泡发育之力。同时配合中药封包外敷下腹部。

五诊：2014 年 3 月 15 日。患者末次月经：2 月 9 日，本次 3 月 15 日月经延迟未至，自测妊娠试验阳性，检测人绒毛膜促性腺激素（HCG）1540IUl/L，孕酮（P）95nmol，喜获妊娠。

随访至分娩，剖宫产一子，母子健康。

李丽芸论嗣育

按语：李丽芸教授多将此方用于由炎症引起的输卵管阻塞或通而不畅者，或输卵管介入术、造口术后。此方功能化湿利水，通络健脾。路路通味辛苦，可祛风通络利水；络石藤苦泄走窜，微寒清热，能祛风通络，凉血消肿；忍冬藤味甘性寒，清热解毒，疏风通络；威灵仙辛散咸软温通，能祛风通络，消痰水。当归、郁金、丹参入肝经血分而疏通经络，使肝血得养，肝气得疏。茯苓、泽泻合用，加强利湿之功。毛冬青活血祛瘀，清热解毒；牛膝引诸药下行。对于输卵管通而不畅患者，李丽芸教授喜用中药包外敷，药用温经化瘀通络之品。用法如下：先用纱布或棉布剪裁成12cm×15cm大小的口袋（或应用煲汤的鱼骨袋），把中药放入袋内封口，用冷水浸泡1分钟，然后放入锅内蒸发热透，以皮肤耐受的温度敷于下腹两侧，每日1次，每次敷20分钟（表面加热水袋保温更佳）。每次敷完后用冷水冲洗药包表面，阴干，或放入冰箱，下次用时蒸热5分钟，外敷20分钟。每个中药包可连用12天，不用换药。内治法结合外治法，内外合治，攻克不孕难关。

第十章 子宫内膜异位症性不孕

第一节 子宫内膜异位症与不孕症的关系

子宫内膜异位症（简称"内异症"）指具有生长能力的子宫内膜组织在子宫腔外种植生长，引起痛经、盆腔疼痛、不孕症和盆腔结节及包块等临床表现的雌激素依赖性疾病，分为腹膜型、卵巢型、深部浸润型和其他部位的内异症，以盆腔内异症最为常见，累及10%～15%的育龄期妇女。内异症病变广泛，形态多样，极具侵袭和复发性，被视为"良性癌""难治之症"。尤其是内异症发病机制不清、诊断不确切、治疗不满意，成为妇科研究之焦点。

40%～50%的内异症患者合并不孕症，严重影响育龄期妇女的生殖健康和生存质量。内异症可能通过影响妊娠的各个环节而引起不孕症或自然流产，反之不孕症也是内异症的危险因素之一，在不孕症的原因之中，子宫内膜异位症占30%左右，二者密不可分。

内异症影响不孕症的确切发病机制至今尚未阐明，但其发病与多方面、细微的异常变化有关，可能通过免疫因素、遗传因素、激素调节等影响垂体-卵巢反馈、卵泡形成、排卵、卵母细胞、胚胎发育、胚胎着床等各个环节所致。目前对子宫内膜异位症性不孕的发病机制，主要有以下几种学说：盆腔内组织粘连引起排卵障碍，影响输卵管运送卵子，进而影响受精过程；腹腔液中炎性细胞因子导致精子功能受损，并且影响其受精；内异症患者的内分泌异常可影响卵母细胞及胚胎质量；内异症可影响卵巢功能；内异症在位内膜的种植相关因子异常等。

对于子宫内膜异位症性不孕的治疗，目前主要有手术治疗、药物治疗和 IVF‐ET。近 10 年来，尽管得益于腹腔镜手术和外科手术技术的进展，但内异症保守性手术后的复发依然是困扰患者术后的最大问题。无论是疼痛的复发，还是卵巢子宫内膜异位囊肿的复发，2 年的复发率在 20% 左右，5 年的复发率更是高达 40%～50%。在所有卵巢囊肿剥除手术之中，对卵巢影响最大的就是巧克力囊肿。女性的卵泡是不可再生的，出生时已决定了卵泡的储备，巧克力囊肿手术之后，卵巢功能会提前衰退，严重的甚至会引起卵巢早衰，生育能力会出现明显乃至急剧下降。内异症对试管婴儿的进行也有影响，如取卵过程中容易发生感染、获卵数下降、影响卵子质量、胚胎质量、子宫内膜容受性差等。

第二节　子宫内膜异位症性不孕的中医病因病机

内异症，中医古籍中并无具体病名记载，根据其主要临床表现，可归属于"痛经""不孕""癥瘕"等疾病范畴。《女科证治准绳》中记载："血瘕者……为血瘕之聚，令人腰痛不可以俯仰……小腹里急苦痛，背脊疼，深达腰腹，下挛……月水不时，乍来乍不来，此病令人无子。"此论与内异症的症状一致，异位的内膜反复性、周期性的出血，蓄积于局部，并引起其周围组织纤维化，此为"离经之血"，称蓄血或瘀血，其病位主要在下焦，在胞宫、胞络。瘀血阻滞冲任，冲任不能相资，或瘀血阻滞冲任胞宫，两精不能相合，则不能摄精成孕。李丽芸教授认为，子宫内膜异位症性不孕主要病机在于血瘀，"离经之血"聚而成瘀，瘀阻冲任胞宫，停蓄体内，新血不得归经而致月经不调。瘀血内停，阻滞冲任胞宫，气血运行不畅，不通则痛，故见经行腹痛或持续性下腹痛；瘀血留滞，日久渐成癥瘕；留滞胞中，积瘀化热，故见经行发热。

血瘀证是本病的常见证候，瘀血为子宫内膜异位症性不孕的基本病机，血瘀更是贯穿此病全过程的病理变化。瘀血的形成又与脏腑功能失常、气血失调及感受外邪有关，依据致瘀的病因病机不同，可分为五个证型：气滞血瘀、寒凝血瘀、气虚血瘀、痰瘀互结及肾虚血瘀型。临证时应根据全身症状及舌脉，综合辨其寒热虚实。

一、气滞血瘀

李丽芸教授认为，女子素性抑郁，或恚怒伤肝，木失条达，气机不畅，血行迟滞，瘀血内阻胞宫、冲任，发为内异症。血液黏、浓、稠、聚、凝，形成血瘀而胞脉运行不畅，冲任不通盛，因而不能摄精成孕。症见婚后不孕或流产后不再受孕，可兼有月经失调，痛经，或非经期疼痛之疾。平时小腹疼痛，带下增多，或行经时下腹剧痛，肛门坠胀，血块多，经血紫暗有块，块去痛减，腹中积块，固定不移，伴胸闷乳胀。舌紫暗有瘀点，苔薄白，脉弦涩。

二、寒凝血瘀

经期、产后胞脉空虚，摄生不慎，或感受寒邪，或冒雨涉水，或久居阴冷湿地，或为生冷所伤，寒凝血瘀，阻滞胞宫、冲任为病，因而难以受孕。症见婚后不孕或流产后不再受孕，经前或经行小腹冷痛，喜温畏寒，疼痛拒按，得热痛减，经量少，色紫暗，下腹结块，形寒肢冷，面色苍白。舌紫暗，苔薄白，脉沉紧。

三、气虚血瘀

素体脾虚或因饮食劳倦、忧愁思虑所伤，或大病久病耗气失血，气虚运化无力，血行迟滞致瘀，瘀阻胞宫、冲任，难以受孕。症见婚后不孕或流产后不再受孕，经前或经后腹痛，喜按喜温，经色淡质稀，或婚久不孕，面色少华，神疲乏力，大便不实，盆腔结节包块。舌淡暗边有齿痕，苔薄白，脉细无力。

四、痰瘀互结

素体脾虚，脾失健运，湿浊内生，聚而成痰，或过食肥甘厚味，酿生痰湿，或劳倦过度，思虑过极，损伤脾气，脾虚生湿，湿聚成痰，痰湿下注冲任胞脉，阻碍血行，导致痰瘀互结，发为不孕。瘀血、痰饮既是病理产物，又是新的致病因素，二者可以相互作用，互为因果。症见婚久不孕，下腹结块，经前或经期小腹掣痛，疼痛剧烈、拒按，形体肥胖，头晕沉重，胸闷纳呆，呕恶痰多，带下量多，色白质黏，无味。舌暗，或舌边尖有瘀斑、瘀点，苔白滑或白腻，脉细。

五、肾虚血瘀

肾主藏生殖之精，肾虚精血不足，血行缓慢易成瘀阻，瘀阻致痛；或因禀赋不足，或因房劳多产，或为人工流产手术所伤，肾气亏损，阳气不足，温煦失职，血行迟滞，瘀血阻滞胞宫、冲任而见血瘀。肾气亏损，则生殖之精不健，天癸不能如期而至，或未能定期排卵，或黄体功能不全，不能摄精成孕。症见婚后不孕，经行或经后腹痛，痛引腰骶，月经先后不定期，经行量少，经血色淡暗质稀，或有血块，伴头晕耳鸣，腰膝酸软。舌暗滞，或有瘀点，苔薄白，脉沉细而涩。

第三节　子宫内膜异位症性不孕诊治经验

肾为先天之本，藏精之脏，既藏先天之精，又藏后天之精，为生殖发育之源。先天肾气不足，冲任、胞脉则易滞涩致瘀；抑或后天人工流产、堕胎，致胞宫、冲任瘀血留滞。《景岳全书·妇人规》曰："瘀血留滞作癥，唯妇人有之，其证则或由经期，或由产后，凡内伤生冷，或外感风寒，或恚怒伤肝，气逆而血留，或忧思伤脾，气虚而血滞，或积劳积弱，气弱而不行，总由血动之时，余血未净，而一有所逆，则留滞日积而渐以成癥矣……妇人久癥宿痞，脾肾必亏，邪正相搏，牢固不动，气联于子脏则不孕。"气为血之帅，血瘀日久，必然影响气机，导致气滞，气滞反过来又会加重血瘀，气不通，血不行，如此往复循环，气血互结，又与寒、热、湿等多种病理机制相互影响，相互转化，令此病缠绵难愈。

李丽芸教授认为，子宫内膜异位症性不孕发生发展的根本病机为"肾虚血瘀"，"宿瘀内结"为病理基础。瘀血宿积体内，久病穷及肾，肾阴肾阳亏虚，卵子无肾阴之滋润、肾阳之温煦，无以生发，优势卵泡不能形成，卵泡发生闭锁、黄素化，因而不能受孕；瘀血停留，络道受阻，两精不能相搏，亦不能摄精成孕；瘀血阻滞，扰乱经水正常的盈泄，使得经水暴下不止或淋沥不尽，错失受孕时机，也导致了不孕症的发生。因此，对子宫内膜异位症性不孕患者必须采取标本兼顾，以补肾活血化瘀为大法，并强调应循月经周期，因时、因证制宜。

一、分证论治

基于以上病机认识，李丽芸教授强调在治疗上需辨证分型遣方用药，同时还提出以下治疗要点。

（一）以肾为本

李丽芸教授认为，妇女有经、带、胎、产、乳等特殊生理特点，胞宫、胞脉、胞络均系于肾，肾气充盛，天癸泌至，冲任二脉功能协调，是妇女生理活动正常的根本。妇女在生长发育过程中，肾气充盛，天癸泌至，冲任通盛，月经始能来潮，而后方可孕育子嗣。而内异症引起不孕症的根本原因，在于瘀血阻塞胞脉及脉络，然肾为天癸之源、冲任之本，主藏精和生殖，肾气盛则天癸至，天癸能使任脉通，太冲脉盛，月事以时下，阴阳和而能有子。故李丽芸教授主张以肾为本，调理肾、肝、脾，同时注意调理气血。常用治法有补肾益精、调冲疏肝、养肝健脾、调理气血、温化痰湿等。

（二）重视调理气血

由于血液运行有赖于气的推行温煦，气行则血行，气滞则血瘀，血得温则行，得寒则凝，故在子宫内膜异位症性不孕的治疗上，李丽芸教授注重调理气血。凡证属气滞血瘀者，治宜理气活血，化瘀种子，方用行滞化瘀种子方（由当归、川芎、赤芍、桃仁、红花、丹参、香附、郁金等组成）；证属寒凝血瘀者，治宜温经通络，化瘀种子，方用温经化瘀种子方（由小茴香、干姜、当归、川芎、肉桂、延胡索、蒲黄、艾叶、吴茱萸等组成）；证属气虚血瘀者，治宜活血化瘀，益气种子，方用益气化瘀种子方（由党参、黄芪、白术、当归、川芎、鸡血藤、丹参、赤芍等组成），气血调和，孕育乃成。

（三）调和情志

内异症主要临床表现之一为痛经。痛脉多弦，弦脉属肝，肝藏魂，与血脉密切相关，若肝不能藏血以支持血海，肝主疏泄失司，肝气疏泄不利，又将形成肝郁气滞，冲任经血之排泄必将受到影响，从而有促进血瘀形成和发展之可能，而更为重要的是，肝郁气滞会阻碍阳气的生发活动，从而影响气化，影响脾肾功能，不仅致瘀，而且对水湿、痰脂之代谢不利，血瘀必将更甚，故在补肾助阳的同时，不可忽视疏肝的重要性。肝气条达则血脉流畅，经候正常；肝气郁结则血脉失畅，月经失调则影响孕育。若情志不畅，肝气郁结，疏泄失常，气血不和，冲任不能相资，可致不孕。肝体阴而用阳，肝气郁结，肝失条达而不孕者常有之。李丽芸教授在治疗不孕症时，重视肝郁之病机，宜疏肝气，解肝郁，养肝阴。强调种子必先调经，调经肝为先，疏肝经自调。调肝不先理气，非其治也。女子以肝为先天，冲脉隶于阳阴，通于厥阴，肾藏精，肝藏血，精血同源互生，是冲脉血海的物质基础；肝主疏泄，气机畅通，冲脉血海满之则溢，否则会瘀滞。对肝气郁结型不孕症，治宜疏肝解郁，调冲种子，方用开郁种子汤（由当归、白芍、郁金、青皮、香附、柴胡、丹参等组成）。

二、周期疗法

女性具有独特的生殖系统，胞宫为奇恒之腑，藏泻有度，经期气血倾泻，经后气血逐渐恢复，渐至壅盛而经血下泻，则下一个周期来临，顺应月经周期变化的调治，是中医学的特色疗法。月经周期是女性生殖系统生理过程中阴阳消长、气血藏泻、新陈代谢等节律的表现。李丽芸教授师承罗元恺教授，在罗元恺提出的"肾-天癸-冲任-胞宫"生殖轴的基础上，根据肾中阴阳气血的消长变化规律，提出以周期序贯法调经助孕。李丽芸教授认为，对于内异症患者，应注重消散癥瘕、活血化瘀。在月经期以活血化瘀为主，卵泡期以补精血、益肾阴为主，黄体期以补肾养肝健脾为主。

（一）卵泡期

卵泡期阴血不足，胞脉空虚，肾中阴阳始长，冲任气血始复，应在补肾阴、益肾精的基础上，少佐以补肾阳之品，最常用的验方是滋肾养元汤（墨旱莲、女贞子、山茱萸、当归、白芍、熟地黄等）。

（二）排卵期

排卵期阴精充盛至极，重阴必阳，肾阳推动阴阳转化，为氤氲之候，应以补肾阳为要，以达到促排卵的目的，最常用的验方是益肾填精汤（淫羊藿、紫河车、黄芪、巴戟天等）。

（三）黄体期

黄体期阴阳皆盛，气血满盈，应平补阴阳，在补肾的同时，佐以疏肝、健脾之品，促进黄体功能的发挥，最常用的验方是孕育宝方（桑寄生、续断、墨旱莲、菟丝子、太子参等）。

中医学的月经周期疗法与西医学的人工周期疗法不谋而合，为临床治疗提供了新方向。

三、中西医结合

现代中医妇科对不孕症的诊断，一般从临床实际出发，采用中西医双重诊断标准，既辨病（包括中医和西医辨病）又辨证。诊断上，中医学从整体观念出发，四诊合参，运用西医辅助检查手段进行病因检查，宏观与微观结合，明确不孕症病位、证型；治疗上，中医辨证施治，中西医结合，双管齐下，以患者利益最优化为原则制订整体治疗方案。

李丽芸教授强调以肾为本，调经种子，认为肾为经脉之源，主生殖，代表了肾、天癸、冲任、胞宫之间的功能控制和调节，与西医学的中枢神经系统通过下丘脑-垂体-卵巢轴间的生理功能调节有相似之处。月经周期疗法对不孕症患者在调整月经周期方面取得了较好效果，除依据基础体温进行分期之外，应配合动态监测激素水平、宫颈黏液及妇科彩超监测卵泡变化，以更准确地判断不同的月经生理时期。若在经间期促排卵的效果不能令人满意，有时可借助西药促排卵。中西医结合治疗，各取所长，不仅能较好地恢复排卵功能，建立正常的月经周期，而且将大大提高受孕率。

　　针对内异症患者，李丽芸教授认为，内异症疾病对女性的正常生理功能本身就有一定的伤害性，例如卵巢巧克力囊肿，囊肿越大，对卵巢功能的伤害就越大。首先需评估其年龄、症状、既往相关病史、囊肿大小、盆腔情况、卵巢的储备功能、是否复发等因素，根据具体情况确定是先行手术治疗，再以中医药预防复发或助孕治疗，还是可暂缓手术，先以中医药助孕治疗为主。此外，对于合并免疫因素等不孕症患者，辅以滋阴抑抗法祛除一些免疫不孕因素，有助于提高人工授精、试管婴儿的成功率。李丽芸教授的中药周期序贯法能调节不孕症妇女基础性激素水平，提高排卵期 E_2 及 LH 峰值，以促进卵泡发育及排出，并且在改善子宫内膜容受性上优于服用克罗米芬联合肌注人绒毛膜促性腺激素等常规西药促排卵方案，更有利于受精卵着床。

四、外治法

　　李丽芸教授认为，通过多途径综合疗法调节冲、任、督、带，既可调动肾气、天癸的功能，又可调节胞宫的气血运行，对卵泡和胎孕有促进作用。然而，当代中药学及方剂学理论对作用于奇经上的中药功效研究尚不深入，对冲、任、督、带病位的治疗，多从肝、脾、肾三脏着手。梅花针是皮肤针的一种，由古代"半刺""浮刺""毛刺"等针法发展而来，始载于《黄帝内经》，它的针头呈小锤形，针柄一般长 15～19cm，一端附有莲蓬状的针盘，下面散嵌着 5 支不锈钢短针。李丽芸教授认为，运用皮肤针叩刺人体一定部位或穴位，"刺皮而不伤肉"，可以激发经络功能，调整脏腑气血，达到防病治病的目的，故提出治疗卵泡发育不良，可运用梅花针循经叩刺任脉（中极至上脘段）、督脉（长强至大椎段），以及带脉，使经气疏通，配合对脾俞、胃俞、肾俞和卵巢穴、子宫穴的刺激，调节冲、任、督、带脉功能，使"肾气-天癸-冲任-胞宫"轴发挥正常作用，能使任通冲盛，阴阳平衡，气血调和，氤氲应时而至。

　　提高梅花针调治卵泡发育不良的效果，需要在具体操作时注意不同月经时期的特点。在卵泡生长期，轻叩任、督、带脉，以及膀胱经的脾俞、胃俞，促进气血生化，卵泡生长，叩刺以出现皮肤潮红、充血为度；至卵泡发育成熟时，则加强力度，着重叩刺任、督、带脉及肾俞，促使成熟卵泡排卵。配合对卵巢穴、子宫穴的刺激，促进子宫卵巢的血液循环，有助于卵泡和子宫内膜的生长发育，可提高卵泡发育不良患者的妊娠率。

临床上，李丽芸教授多用中药灌肠、中药包外敷进行辅助治疗内异症。内异症患者的病灶多数位于盆腔，中药保留灌肠法是将药液经肛门直接注入直肠，通过肠壁黏膜吸收，药物经过渗透可直达病所，有效地改善盆腔内的气血运行，有利于减轻症状和消除病灶，并可减轻药物对胃肠道的刺激，疗效较好且无明显不良反应，是治疗内异症的理想方法之一。

五、常用药物及药对

李丽芸教授辨治子宫内膜异位症性不孕最常用的 10 味药物是当归、熟地黄、白芍、枸杞子、丹参、菟丝子、鸡血藤、鹿角霜、巴戟天、墨旱莲。在辨治子宫内膜异位症性不孕的过程中，李丽芸教授在遣方中最常用补血药、补阳药和活血化瘀药，因肾藏精，为生殖之本，女子以血为用，并具有多虚、多实的病理生理特点。药对：①燥湿化痰常用药对：苍术-制南星。②活血化瘀常用对药：三棱-莪术、浙贝母-桃仁。③补阴常用对药：生地黄-麦冬。④补阳常用药对：肉苁蓉-淫羊藿。⑤行气利湿通络常用药对：薏苡仁-青皮、布渣叶-薏苡仁。⑥健脾益气常用药对：太子参-春砂仁。

六、病案举例

(一)病案举例 1

张某，女，35 岁，2018 年 10 月 26 日因"婚后 6 年未避孕而未孕，痛经渐进性加重 10 年"就诊。2009 年外院行腹腔镜下左侧卵巢巧克力囊肿剥离术，术后服用孕三烯酮 3 个月后停药，术后半年出现痛经，以胀痛为主，服用止痛药不能缓解。平素月经尚规律，量中，经行第 2～3 天有大块内膜样组织排出，伴腹痛剧烈，腰酸形寒，经行便溏。末次月经：2018 年 10 月

20 日，经行腹痛，每日需服两粒芬必得方能略微缓解疼痛。刻下正值月经初净，后背部怕冷，大便溏薄，腹胀矢气。舌质暗红，苔薄白，脉象细弦。曾查妇科 B 超未见明显异常。西医诊断：①原发性不孕。②子宫内膜异位症。中医诊断：①不孕症。②痛经。证型：肝郁脾虚，肾阳偏虚（上热下寒），瘀血阻滞。首诊处方：桑寄生 15g，菟丝子 20g，续断 10g，党参 15g，白术 15g，茯苓 15g，山药 15g，郁金 15g，枳实 10g，三棱 10g，莪术 10g，当归 10g，丹参 15g，红花 5g，桃仁 5g，浙贝母 15g。共 7 剂，以疏肝理气健脾，温补肾阳，祛寒止泻，活血化瘀止痛。

二诊：2018 年 12 月 4 日。患者月经 12 月 2 日来潮，量少，色暗红，夹血块，经行腹痛减轻，本周期未服止痛药，从行经期论治，予以温经散寒，化瘀通经，方取验方香芍饮合益气活血止痛方加减。拟方：当归 10g，白芍 10g，炙甘草 5g，木香 5g，香附 10g，延胡索 10g，茯苓 15g，郁金 15g。共 5 剂，以温经活血，益气行气，化瘀止痛。

三诊：2018 年 12 月 10 日。上诊连服 5 剂后月经干净，舌暗红，苔薄白，脉弦细。按经后期论治，采取滋肾调肝，从阴血论治，佐以益气健脾为主，兼以行气活血法，方拟滋养肾阴方加减。方药如下：墨旱莲 15g，女贞子 15g，山茱萸 10g，当归 10g，白芍 10g，熟地黄 20g，麦冬 10g，春砂仁 5g（后下），生地黄 20g，枸杞子 15g，郁金 10g，丹参 20g，山药 15g。至排卵期加淫羊藿 15g，巴戟天 10g，柴胡 10g，莪术 10g，温阳活血，鼓动卵子排出。

四诊：2018 年 12 月 26 日。服上方至经前期，再改以疏肝扶脾方加减。处方：桑寄生 15g，续断 15g，墨旱莲 15g，菟丝子 15g，白芍 10g，太子参 15g，熟地黄 20g，郁金 10g，山药 20g，茯苓 15g，春砂仁 5g（后下）。以滋养黄体，促进黄体功能。

整个治疗周期中，每月月经干净后，配合局部莪棱灌肠液保留灌肠 7～10 天。依上法调治 10 月余后，2019 年 8 月患者尿妊娠试验（＋），于 2020 年 5 月足月顺娩一健康女婴。

按语：本例系血瘀性不孕——子宫内膜异位症性不孕患者，患者主症为多年不孕，经行腹痛明显，既往有卵巢巧克力囊肿剔除手术史。结合月经周期疗法，经前期疏肝健脾，平补肾之阴阳，促进黄体功能；经期活血化瘀，行滞止痛；经后期滋补肝肾，养血填精，促进卵泡发育；经间期补肾助阳通络，推动卵子排出；以上均体现了典型的内异症血瘀不孕周期疗法的特点。同时配合保留灌肠等外治法，经过长达10个月经周期的调治，终使患者得以成功妊娠，喜得爱女。

（二）病案举例 2

黄某，女，33 岁。2019 年 2 月 1 日因"经行腹痛 5 年，渐进性加剧 2 年，未避孕未孕 2 年"来诊。患者近 5 年来每次行经出现下腹冷痛，喜温喜按。末次月经：2019 年 1 月 21 日，经行 6 天，量中，经色暗、无血块，无经行腹泻，痛经明显，时有经前乳房胀痛。刻下时有下腹部隐痛不适，喜热敷，无腹胀，胃纳尚可，眠一般，二便调。舌淡红，苔白滑，脉沉紧。患者已顺产一女，有二胎生育要求，妇科检查：外阴已产式，阴道正常，宫颈光滑，子宫后位，大小正常，活动欠佳，子宫后壁触及 3 粒结节，触痛明显，双附件正常。曾行 B 超检查提示：子宫大小形态正常，双附件未探及包块。西医诊断：子宫内膜异位症。中医诊断：痛经。证型：寒凝血瘀证。首诊处方：肉桂 1.5g（焗服），吴茱萸 6g，当归 9g，川芎 6g，赤芍 15g，小茴香 3g，干姜 6g，法半夏 9g，党参 15g，炙甘草 6g。共 7 剂，以温经散寒，养血祛瘀止痛。

二诊：2019 年 3 月 1 日。上方连服 6 天，于 2 月 23 日月经来潮，持续 4 天，腹痛较前大减，考虑经后胞脉血虚，在温经散寒基础上去川芎、炙甘草，加用益气养血药：熟地黄 15g，白芍 15g，白术 12g，每天 1 剂，水煎服。持续治疗两个月，痛经消失，停药半年，未见痛经，期间行促排卵治疗，排卵期指导受孕，后复查 B 超见宫内活胎。

按语：本病例患者乃子宫内膜异位症性不孕，经行下腹冷痛，喜温喜按，属寒凝血瘀型的范畴，治宜温经散寒，养血祛瘀止痛。产后经期，感受寒邪，或过食寒凉生冷，寒客冲任，与血相搏，以致子宫、冲任气血失畅。经前、经期气血下注冲任，子宫气血更加壅滞，"不通则痛"。若经前、经期冒雨、涉水、游泳，或久居阴湿之地，则发为寒湿凝滞证痛经或不孕。李丽芸教授认为，肉桂、干姜、吴茱萸、小茴香等性温药物有利于气血运行，增强当归、川芎、赤芍、蒲黄、五灵脂等活血化瘀作用，止痛效果好。现代药理研究表明：肉桂含肉桂醇，有扩张血管作用；当归水提醇沉液能使血量明显增加；赤芍能降低全血黏度，从而改善血液循环；吴茱萸对中枢神经系统主要为镇静作用；干姜的水提取物有明显镇痛作用；且当归、赤芍两药对子宫收缩有抑制作用，使子宫收缩节律减少。现代研究结果亦提示：温经散寒、养血祛瘀止痛法治疗寒凝血瘀型内异症、痛经、不孕症，有良好的临床疗效。

（三）病案举例3

曾某，女，28岁。2015年7月4日因"发现盆腔包块3年，未避孕未孕2年"来诊。患者平素月经规律，28天一潮，量中，7天干净，经行下腹隐痛。末次月经：6月21日，量少，色黑，经行腹痛，腰酸腰痛，喜温喜卧。末次月经：5月26日，量中，血块（＋），下腹隐痛。现症见：易疲倦，面部色斑，腰酸，舌质暗红，苔薄白，脉弦细涩。BBT单相。2015年6月24日月经期查性激素六项：促卵泡生成素（FSH）9.35IU/L，促黄体生成素（LH）5.45IU/L，雌激素（E_2）160.15pmol/L，催乳素（PRL）338.27mIU/mL，睾酮（T）1.11nmol/L，孕酮（P）1.29nmol/L。CA-125：40.97U/mL。丈夫精液常规正常。2015年6月30日子宫输卵管造影提示：双侧输卵管通畅。2015年7月4日B超（月经第14天）：左侧卵巢巧克力囊肿38mm×30mm，右侧卵巢巧克力囊肿21mm×18mm，右侧卵巢见成熟卵泡20mm×18mm，内膜厚8mm。尿LH阳性。西医诊断：①女性不孕症。②卵巢子宫内膜异位囊肿（双侧）。中医诊断：①不孕症。②癥瘕。证型：肾虚血瘀。患者现处于排卵前期。首诊处方：菟丝子15g，女贞子15g，白芍15g，茯神15g，补骨脂12g，党参15g，沙苑子12g，桑寄生15g，生地黄15g，枳壳10g，山茱萸15g，皂角刺15g。共2剂，以补肾行气活血之法促进成熟卵泡排出。

二诊：2015年7月6日。服药2剂后基础体温呈双相，患者无特殊不适，B超提示右侧卵巢已排卵，排卵后以补肾健脾法健黄体，调整肾阴肾阳平衡。予中药处方：菟丝子15g，女贞子15g，白芍15g，茯神15g，党参15g，桑寄生15g，生地黄15g，山茱萸15g，山药15g，茯苓15g，续断15g，墨旱莲15g。共10剂。

三诊：2015年7月19日。月经来潮，正值经期，经期下腹胀痛，伴血块，腰酸。处方：白芍15g，枳壳12g，延胡索15g，法半夏12g，续断15g，香附15g，吴茱萸3g，墨旱莲15g，青皮5g，乌药15g，甘草10g。共4剂，以补肾益气，理气活血止痛。

四诊：2015年7月26日。上诊服药后痛经症状明显减轻，今日月经干净，舌质暗红，苔薄白，脉弦细。经后期以补肾养阴、促进卵泡发育为主，结合内异症血瘀的病理实质，酌加活血化瘀之品，以改善血瘀状况，有利于卵泡的发育。拟方：菟丝子20g，生地黄15g，白芍15g，山茱萸15g，女贞子15g，茯神15g，百合15g，石斛15g，陈皮5g，鸡血藤15g，郁金15g。共5剂。

五诊：2015年7月31日。服药5剂后至经后末期，加入适量温补助阳中药，如补骨脂、沙苑子等品，促进卵泡成熟排出。处方：菟丝子15g，女贞子15g，白芍15g，茯神15g，百合15g，补骨脂12g，丹参10g，沙苑子12g，桑寄生15g，生地黄15g，青皮5g，山茱萸15g。共3剂。

依上法调治8月余后，尿妊娠试验阳性，患者于2017年1月足月顺娩一健康女婴。

按语：中医学认为肾主生殖，不孕症的主要病因病机为肾气不足，冲任气血失调，导致冲任胞宫阻滞，两精不能相合。《圣济总录·妇人无子》云："妇人所以无子者，冲任不足，肾气虚寒故也。"本患者为子宫内膜异位症性不孕，李丽芸教授认为"肾虚血瘀"是此病发生发展的病理基础，治疗上将补肾活血大法贯穿其中。补肾法中，以调补肾中阴阳平衡为主，并强调循月经周期调治。中医调周是根据"肾藏精""肾主生殖""冲为血海""任主胞胎"等中医学理论，结合西医学月经周期卵巢功能变化的规律，模仿妇女月经周期，采用补肾法和活血调经法结合及交替治疗，来调整肾-冲任-胞宫之间功能的平衡，从而达到调经助孕的目的。经后期至排卵期主要以补肾养阴、促进卵泡发育为主，结合内异症血瘀的病理实质，酌加活血化瘀之品以改善血瘀状况，有利于卵泡的发育，一旦卵泡发育成熟，则加入破血利气通络之品，以帮助卵泡排出；排卵后采用补肾健脾法以健黄体，调整肾阴阳平衡。李丽芸教授在补肾滋阴时，注重酌加温阳之品，如补骨脂、沙苑子以阳中求阴，正所谓"善补阳者，必于阴中求阳，则阳得阴助而生化无穷；善补阴者，必于阳中求阴，则阴得阳升而泉源不竭"。

（四）病案举例 4

黄某，女，36 岁。2020 年 8 月 6 日因"未避孕未孕 4 年"来诊。患者结婚 4 年，未避孕未孕。因工作原因，2017 年开始夫妻两地分居。患者 13 岁初潮，平素月经尚规律，30 天一潮，5 天干净，经行第 1~2 天痛经明显，量中等，夹血块。带下色白，量中等，偶见外阴瘙痒，无异味。曾行输卵管造影检查提示：左侧输卵管通畅，右侧输卵管通而不畅，伞端粘连，盆腔粘连。2018 年曾在外院行 2 次人工授精未孕。2019 年在外院行 IVF 取卵 4 个，形成可利用胚胎 4 个，2 个 D3 胚胎，2 个囊胚（3BC），移植两次均未成功。现症见：精神可，经前容易心烦易怒，乳房胀痛，少许口干，无口苦，胃纳可，二便调，舌暗，苔薄白，脉细涩。末次月经：7 月 11 日，量中等，色暗红，有血块，经行小腹胀痛。妇科检查：外阴正常，阴道通畅，宫颈光滑，宫体后位，大小正常，质中，活动差，骶韧带增粗并触及数个结节，触痛明显，双附件略增粗，轻压痛。我院经阴道彩色 B 超提示：内膜厚约 7.5mm，子宫大小未见异常，双侧输卵管积水与包裹性积液鉴别。右侧卵巢有巧克力囊肿可能，双侧卵巢窦卵泡数 11+13 个。抗缪勒管激素（AMH）2.33ng/mL；性激素六项：促卵泡生成素（FSH）7IU/L，促黄体生成素（LH）5.6IU/L，雌激素（E_2）206pmol/L，催乳素（PRL）360mIU/L，孕酮（P）0.45nmol/L，睾酮（T）0.68nmol/L。CA125：45U/mL。西医诊断：①原发性不孕。②子宫内膜异位症。③卵巢子宫内膜异位囊肿。④女性盆腔粘连。中医诊断：①不孕症。②癥瘕。证型：气滞血瘀。首诊处方：桂枝 10g，茯苓 15g，白芍 15g，桃仁 15g，牡丹皮 15g，黄芪 15g，三棱 10g，莪术 10g，毛冬青 30g，皂角刺 15g，党参 20g，炙甘草 15g。共 7 剂，以益气活血，软坚散结。配合丹棱散结膏外敷、莪棱灌肠液保留灌肠，以化瘀散结，改善盆腔局部血液循环，促进内异症病灶渗出吸收，促进输卵管蠕动及炎症吸收。

二诊：2020 年 8 月 18 日。末次月经：8 月 9 日至 16 日，经前乳房胀痛，行经第 1～2 天下腹胀痛明显，经色暗，夹血块，舌暗，苔薄白，脉细涩。患者本次月经周期痛经未见明显改善，现为经后期，在活血祛瘀中药的基础上，加入温阳之品，促进卵泡发育。继续配合中医药外治法，改善盆腔血液循环。处方：化结通瘀片（通瘀 1 号）与丹红通瘀片（通瘀 2 号）口服，每次 4 片，每日 3 次。中药处方：三棱 10g，莪术 10g，牡蛎 20g（先煎），珍珠母 20g（先煎），郁金 15g，全蝎 5g，田七末 3g（冲服），墨旱莲 15g，丹参 15g，枳实 10g，桂枝 15g，淫羊藿 15g。共 7 剂，以疏肝理气，活血化瘀，软坚散结，温肾益精。继续配合莪棱灌肠液保留灌肠。

三诊：2020 年 9 月 3 日。末次月经：8 月 9 日至 16 日，患者诉近日多食雪糕、西瓜等寒凉之品，排便时腹痛明显，少许腹冷，乳房胀，外阴无明显瘙痒，舌暗，苔薄白，脉细涩。目前使用毛冬青液灌肠。考虑寒邪内侵，少腹冷痛，恰逢经前期，治以温里散寒，活血化瘀。继续予化结通瘀片与丹红通瘀片口服，中药拟方：当归 12g，川芎 10g，赤芍 15g，五灵脂 10g，蒲黄炭 10g，小茴香 5g，干姜 5g，延胡索 12g，没药 5g，桂枝 15g。共 7 剂，以温经活血，理气化瘀止痛。配合子午流注调理全身气血运行，行气散寒止痛。

四诊：2020 年 10 月 13 日。末次月经：10 月 7 日，经前乳胀、痛经较前改善，难以入睡，舌淡暗，苔薄白，脉细。考虑患者入睡困难，前方基础上加予首乌藤养心安神，共 7 剂。配合维生素 E 软胶囊口服，每次 1 片，每日两次；予复合维生素 B 片口服，每次 1 片，每日 3 次。

维持复方毛冬青液保留灌肠，以改善盆腔环境。

五诊：2020 年 10 月 29 日。末次月经：10 月 7 日，痛经较前明显改善，胃纳一般，睡眠明显好转。舌淡暗，苔薄白，脉细。经过 3 个月活血化瘀中药汤剂、中成药及中医药外治法联合治疗后，患者症状较前明显改善，嘱患者记录基础体温，监测排卵情况，排卵期同房。

六诊：2020 年 11 月 14 日。末次月经：11 月 2 日，轻度痛经，经后带下稍多，大便质稀。舌淡暗边有齿印，苔白微腻，脉细滑。本周期予基础体温及 B 超监测排卵。现为经间期，在活血化瘀的基础上，加入温阳补肾、健脾利湿之品，鼓动阳气助卵泡顺利排出。化结通瘀片（通瘀 1 号）口服，服用方法同前。予中药处方：浙贝母 10g，丹参 20g，赤芍 15g，茯苓 20g，薏苡仁 15g，毛冬青 15g，牡丹皮 15g，鳖甲 15g（先煎），续断 15g，桑寄生 15g，山药 20g，白花蛇舌草 20g，布渣叶 10g，佩兰 10g，地龙 15g，黄芪 30g。共 7 剂，以益气健脾，清热化湿，活血化瘀，软坚散结。配合丹棱散结膏外敷以化瘀散结，中药沐足以温经通络。

患者于 2020 年 12 月与丈夫前往美国，坚持服用化结通瘀片（通瘀 1 号）、丹红通瘀片（通瘀 2 号），同时配合复方毛冬青液保留灌肠及针灸治疗。2021 年 2 月下旬自然妊娠，2021 年 4 月 20 日 B 超提示宫内孕，单活胎，孕 7+周。现患者无腹痛及阴道出血等不适。

按语：《女科证治准绳》中记载："为血瘕之聚，令人腰痛不可俯仰，横骨下有积气，牢如石，小腹里急苦痛，背膂疼，深达腰腹……月水不时，乍来乍不来，此病令人无子。"本例系血瘀癥瘕不孕——子宫内膜异位症性不孕患者，曾行 2 次 IUI，1 次 IVF，均未成功，其主症为经行腹痛明显，妇科检查及影像学均提示盆腔粘连，考虑为瘀血阻滞冲任及胞宫，冲任不能相资，两精不能相合，故不孕。盖以益气活血化瘀、软坚散结为主要治疗法则，改善冲任、胞宫气血运行，同时结合月经周期疗法，经前期疏肝健脾，平补肾之阴阳；经后期补肾活血生精；经间期补肾助阳调气血，推动卵子排出。同时，李丽芸教授注重多途径综合疗法，在内服中药的基础上，配合中药保留灌肠、中药沐足、中药膏外敷等中医特色外治法，全身用药与局部用药结合，治标与治本结合，能有效地改善机体的免疫功能，改善盆腔内环境，加强血液循环。经过半年的治疗，患者痛经症状较前明显缓解，胞宫气血运行通畅，任通冲盛，故得子。

第十一章 复发性流产

第一节 复发性流产的病理病机

自然流产（spontaneous abortion，SA）通常是指孕周<28周，胎儿体重<1000g者妊娠失败、胚胎或胎儿死亡和胚胎及附属物排出。发生2次或2次以上自然流产称为复发性流产（recurrent miscarriage，RM）或反复自然流产（recurrent spontaneous abortion，RSA）。复发性流产的发生率达1%~5%，复发性流产的复发风险随着流产次数的增加而上升。曾有3次以上连续自然流产史的患者，再次妊娠后胚胎丢失率接近40%~80%。复发性流产是妇产科临床上的难治之症，是妇产科最常见的妊娠并发症之一。不仅严重影响女性生殖健康，还给其家庭带来沉重负担及痛苦。

导致复发性流产的病因很多，病因复杂且异质性强，在已知的病因当中，母体免疫学因素（包括自身免疫和同种免疫）、易栓因素（包括遗传性和获得性易栓症）、女性生殖道解剖结构异常，以及内分泌异常，成为最重要的四种病因，而亲代的染色体异常在自然流产的病因中比例仅占少部分。感染因素可能与偶发自然流产有关，而和复发性流产并无关联。胚胎染色体异常仍然是导致自然流产的常见原因，研究显示流产物染色体异常发生率超过50%。

一、自身免疫因素

常见的与自然流产等不良妊娠有关的自身免疫疾病主要包括抗磷脂综合征（anti phospholipid syndrome，APS）、系统性红斑狼疮（systemic lupuseryth ematosus，SLE)、未分化结缔组织病（undifferentiated connective tissue disease，UCTD)、干燥综合征（sjogren's syndrome，SS)、类风湿关节炎（Rheumatoid arthritis，RA）和系统性硬化症（systemic sclerosis，SSc）等。常用的免疫指标包括：aPLs 包括狼疮抗凝物（lupusantico agulant，LA)、抗心磷脂抗体（anti cardio lipinantibody，aCL）和抗 β_2 糖蛋白 I（anti - β_2 glycoprotein I antibody，anti - β_2 GPIAb）抗体。抗核抗体包括可提取性核抗原抗体（ENA)，如 SSA、SSB、URNP、抗核小体抗体等、抗双链 DNA 抗体、类风湿因子、抗环瓜氨酸肽抗体、抗中性粒细胞抗体、TPOAb、TGAb、ESR、补体 C_3、C_4、CH50、免疫球蛋白 IgG、IgM、IgA 等。

二、同种免疫因素

同种免疫因素，指原因不明的复发性流产（unexplained RSA，URSA)，也可以称为同种免疫型复发性流产。诊断仍采用排除法，即排除了自身免疫情况、解剖、内分泌和染色体异常，以及凝血功能异常和生殖道感染等情况，被认为与母胎免疫耐受失衡有关。

三、易栓症（血栓前状态）

易栓症（prethrombotic state，PTS）根据发病原因可分为遗传性和获得性两种。遗传性 PTS 是指各种抗凝血因子或纤溶活性基因缺陷而导致易于血栓形成的一类遗传性疾病。遗传性 PTS 包括抗凝蛋白（蛋白 C、蛋白 S、抗 AT）缺陷症、凝血因子 V Leiden 突变、遗传性高同型半胱氨酸血症（Hhcy)、凝血酶原基因突变等。获得性 PTS 主要包括 APS、获得性 Hhcy，以及各种易于导致形成血栓的结缔组织病，如 SLE、病程较长且病情控制不良的高血压、糖尿病、慢性肾病、长期卧床、激素替代等。PTS 在妊娠期可导致患者子宫螺旋动脉或绒毛血管微血栓形成，甚至形成多发性胎盘梗死灶，导致子宫-胎盘循环血液灌注不良，增加 RSA 和胎死宫内的危险。

常用 PTS 筛查指标包括：凝血酶时间（TT)、活化部分凝血活酶时间（APTT)、凝血酶原时间（PT)、纤维蛋白原、D-二聚体、血小板聚集率、血清 hcy、aPLs 等。此外，有条件者可开展 TEG（血栓弹力图）、TAT（凝血酶抗凝血酶复合物）、TM（血栓调节蛋白）、蛋白 C、蛋白 S、抗凝血酶（AT）、凝血因子Ⅴ、凝血酶原等因子的功能检测，必要时可进行遗传性 PTS 基因筛查。

四、染色体异常

染色体异常包括夫妇染色体异常和胚胎染色体异常。在 3%～8% 的 RSA 夫妇中，至少有一方存在染色体异常，其中 92.9% 为结构异常，少部分为数目异常，染色体结构异常以平衡易位和罗氏易位最为常见。常见的染色体数目异常有特纳综合征（turner syndrome，45，XO）、克氏综合征（klinefelter syndrome，47，XXY）、超雌综合征（tripleX syndrome，47，XXX）、超雄综合征（doubleY syndrome，47，XYY）。

胚胎染色体异常是造成自然流产的常见原因，流产发生得越早，胚胎染色体异常的发生率便越高。早期流产的胚胎染色体异常以非整倍体为主，其中以 16 三体（12%～19%）、X 单体（6%～10%）、22 三体（4%～10%）最常见。

五、解剖因素

子宫解剖异常有先天性和后天性解剖异常。先天性子宫异常包括纵隔子宫、双角子宫、弓形子宫、单角子宫、双子宫、子宫发育不良和先天性子宫颈功能不全等，其中以纵隔子宫最为常见。后天性子宫异常主要有 Asherman 综合征、子宫颈功能不全、子宫肌瘤、子宫内膜息肉等。

常用的检查包括生殖道超声、子宫输卵管造影、盆腔 MRI、宫腔镜、腹腔镜检查，以进一步明确诊断。

六、内分泌因素

内分泌异常主要包括黄体功能不全、多囊卵巢综合征、高泌乳素血症、甲状腺功能异常、糖代谢异常等。

常用的检查包括生殖激素（包括月经周期第 2～3 天的 FSH、LH、E_2、P、T、PRL 和黄体高峰期的 P 水平）、甲状腺功能（包括 T_3、T_4、FT_3、FT_4、TSH、TGAb、TPOAb），以及空腹血糖筛查，OGTT 和胰岛素释放试验。

七、感染因素

感染可能与晚期流产、胎膜早破及早产关系密切，但在早期 RSA 病因筛查中，目前对其价值争议较多。因此，多数指南和共识并不推荐感染相关指标筛查。不建议对 RSA 患者孕前常规进行白带常规、支原体、衣原体、TORCH 等筛查。对妊娠期 RSA 患者，除非有生殖道感染的临床表现，否则也不推荐进行有关感染项目的筛查。

由于复发性流产再发风险高，病因复杂且特异质强，对于 RSA 患者，应针对病因给予相应处理。根据目前的国内外指南和共识，结合我国的实际情况，自然流产诊治中国专家共识编写组于 2020 年制订了《自然流产诊治中国专家共识（2020 年版）》。共识指出，对于 RSA 患者如合并自身免疫疾病，应联合风湿免疫科医生共同管理，免疫抑制剂的给药原则和方案遵循《复发性流产合并风湿免疫病免疫抑制剂应用中国专家共识》，低分子肝素（LMWH）的给药原则方案遵循《低分子肝素防治自然流产的中国专家共识》。对于 PTS 的治疗，是单独使用 LMWH 或联合使用 LDA。由于 40%～50% 以上的患者流产原因不明，对于不明原因（同种免疫型）的 RSA 患者，仍缺乏针对性强、疗效明确的治疗方法。西医临床主要包括免疫治疗、免疫抑制治疗、抗凝治疗、静脉注射免疫球蛋白、孕激素治疗等。

第二节　复发性流产的中医病因病机

《灵枢·决气》云："两神相搏，合而成形。"胎孕之成依赖男之阳、女之阴，《妇科玉尺》云："男子以精为主，女子以血为主，阳精溢泻而不竭，阴血时下而不愆，阴阳交畅，精血合凝，胚胎结而生育滋矣。"精卵相遇，凝结成胎元（种子），胎元种子要在女子的子宫"这块土地"生根、发芽、成长，瓜熟蒂落。《医学摘粹·妇人科》云："胎本阴阳交媾成，全凭气血化神精，煦濡培养资中土，体备形完十月生。"

《女科经纶》载："种子之道有四，一曰择地，地者，母血是也；二曰养种，种者，父精是也；三曰乘时，时者，精血交感之会是也；四曰投虚，虚者，去旧生新之初是也……受妊之后，宜令镇静，则血气安和。须内远七情，外薄五味。大冷大热之物，皆在所禁。使雾露风邪，不得投间而入。亦不得交合阴阳，触动欲火。谨节饮食，若食兔缺唇，食犬无声，食杂鱼而致疮癣。心气大惊而癫疾，肾气不足而解颅，脾气不和而赢瘦，心气虚乏而神不足。儿从母气，不可不慎也。苟无胎动、胎痛、泻痢，及风寒外邪，不可轻易服药。"种子讲究择母血之地，养父精之种，乘时机交合，虚时投补生新，胎产之前尤需注意调养，须得情志条达，饮食起居有节，勿触冒外邪，不纵欲交合，平调脏腑，谨慎用药。简单来说，欲得胎安，要求脏腑气血冲任和调，同时注意女方因素、男方因素、情志因素、生活环境因素等。胎不得安，可发为堕胎、小产，甚至滑胎。《医宗金鉴·女科心法要诀》云："若怀胎三五七月，无故而胎自堕者，至下次受孕亦复如是，数数堕胎，则谓之滑胎。"

张景岳《景岳全书·妇人规》概言："凡妊娠之数见堕胎者，必以气脉亏损而然，而亏损之由，有禀质之素弱者，有年力之衰残者，有忧怒劳苦而困其精力者，有色欲不慎而盗损其生气者，此外如跌仆、饮食之类，皆能伤其气脉。气脉有伤而胎可无恙者，非先天之最完固者不能，而常人则未之有也。"李丽芸教授对滑胎（复发性流产）的认识如下。

一、肾以系胎载胎

生殖之主在于肾，其主封藏，为精之所处。《傅青主女科·妊娠》云："夫妇人受妊，本于肾气之旺也，肾旺是以摄精，然肾一受精而成娠，则肾水生胎。"《女科折衷纂要·胎前调理法》云："母子之肾脏系于胎，是母之真气，子之所赖也。"肾藏之精可化气、可生血，寓元阴元阳，成胎之根本，《女科经纶·嗣育门》云："男女有子，本于天癸至，而肾气盛实之候也。"《医学衷中参西录》云:"男女生育,皆赖肾脏作强……肾旺自能荫胎也。"是故肾以系胎载胎。

既然胎之所成有赖于肾,肾气不固,阴阳虚损,皆伤于胎,临床多表现为阴道流血、腹痛下坠、腰酸等流产征兆,甚则屡孕屡堕。《女科经纶》云:"若肾气亏损,便不能固摄胎元。"《傅青主女科》云:"摄胎受孕,在于肾脏先天之真气,而胎孕之养成,则在于肾之阴。""逐月养胎,古人每分经络,其实均不离肾水之养,故肾水足而胎安,肾水亏而胎动。"

此外,脏腑之间关系密切,互相影响,他脏和调可为肾之承载保驾护航。"夫脾胃之气虚,则胞胎无力,必有崩坠之虞。""脾统血,肺主气,胎非血不荫,非气不生,脾健则血旺而荫胎,肺清则气旺而生子。"

二、气血养胎

《傅青主女科》云:"夫胎之成,成于肾脏之精;而胎之养,养于五脏六腑之血。"《女科证治》云:"妇人有孕,全赖血以养之,气以护之。"血为本,气为用,胎孕既成,气血下聚养之,直至顺利生产,《景岳全书》云:"夫胎以阳生阴长,气行血随,营卫调和,则及期而产。若或滋养之机少有间断,则源流不继而胎不固矣。"《妇人大全良方》云:"气血,人之神也。"当作为物质基础、功能活动基础的气血受损,《景岳全书》云:"气虚则提摄不固,血虚则灌溉不周。"胎元失养,固摄不能则坠堕。《诸病源候论》云:"若血气虚损者,子脏为风冷所居,则血气不足,故不能养胎,所以致胎数堕。"抑或气血失其运而阻滞,胎孕不安则坠堕。《医林改错》云:"子宫内先有瘀血占其地……血既不入胞胎,胎无血养,故小产。"

三、冲任为系

冲任二脉基其循行及作用特点,对脏腑与生殖功能的沟通联系可起到关键的纽带作用,当各种因素导致冲任之脉虚损或阻塞,固摄失职,母胎之系亦断而坠堕。《女科经纶·嗣育门》云:"女子二七天癸至,任脉通,太冲脉盛,阴阳和,故能有子。若冲任不足,肾气虚寒,不能系胞,故令无子。"《医宗金鉴·胎不安小产堕胎总括》云："孕妇气血充足，形体壮实，则胎气安固。若冲、任二经虚损，则胎不成实。"

四、情志为要

李丽芸教授在诊治复发性流产时，尤为注重患者的情志因素。其在临床接诊时发现，RSA 患者常易怒，思虑多或易受惊恐。《妇人大全良方》言："有喜怒不常，气宇不舒，伤于心肝，触动血脉，冲任经虚，乃至胞门不固。"《傅青主女科》亦有"妊娠多怒堕胎""妇人有怀抱素恶，不能生子者，人以为无心厌也，谁知是肝气郁结乎"的记载。流产常常给患者带来沉重的精神负担，情志不畅，则使冲任不能相资，气血不能相和，胎失所系，二者互为因果，形成恶性循环，发为滑胎。大怒伤肝，思虑气结伤脾，惊恐伤肾，使肝之藏泻失司，脾之升降运化失常，肾虚无力固摄，冲任不能相资，气血不能相和，胞胎失于固摄则滑落。

第三节　复发性流产诊治经验

一、未孕先调

《景岳全书·妇人规》有云："故凡畏堕胎者，必当察此所伤之由，而切为戒慎，凡治堕胎者，必当察此养胎之源，而预培其损，保胎之法，无出于此。"胎儿殒堕，每每打击母体，余悸缠绕，为避免重蹈覆辙，孕前当窥探其因，避其所害。借现代医学辅助诊察，了解自身免疫情况、解剖、内分泌、染色体异常、凝血功能异常及生殖道感染等相关因素，四诊合参，详辨其体，未孕先调。李丽芸教授在诊治复发性流产时，以"嗣育-种子八要诀"为基本原则，即种子先调经、助孕必治带、怡情才易孕、配偶要精壮、氤氲时交合、要重视炼形、饮食需宜忌、育儿求端庄，治疗时补肾固本，调理肝脾，调和冲任，调畅气血，综合调节脏腑经络气血、情志、生活、配偶等因素。

"经水出诸肾"，月经期胞宫由满而溢泻，经后至经前又由空虚逐渐积攒至盈满，肾之阴阳消长发生周期性转换，即月经期重阳转阴，经后期重阴，经间期重阴转阳，经前期重阳，调经之法宜顺应其转化。肾虚者宜补，常用方药有毓麟珠、补肾固冲丸以补肾健脾，益气固冲，肾气丸、右归丸、温胞饮以补肾暖宫，育阴汤、左归丸以滋肾填精固冲。

脾土爱稼穑，《景岳全书·妇人规》云："调经之要，贵在补脾胃以资血之源，养肾气以安血之室。"肾旺脾健，先后天充足，胎元方得安固。脾肾虚弱者宜健脾补肾，常用方药有安奠二天汤，《傅青主女科》云："补先后二天之脾与肾，正所以固胞胎之气与血，脾肾可不均补乎？"

《读医随笔》中说："故凡脏腑十二经之气化，皆必藉肝胆之气化以鼓舞之，始能调畅而不病。凡病之气结、血凝、痰饮、浮肿、鼓胀、痉厥、癫狂、积聚、痞满、眩晕、呕吐、哕呃、咳嗽、哮喘、血痹、虚损，皆肝气之不能舒畅所致也。"肝气条达，脏腑气机调畅，则百病不生。从肝论治，兼顾多脏同调，情志得舒，精神得养，则易摄精成孕，胎元健固。肝实者宜疏，常用方药有开郁种玉汤、逍遥散，除疏肝外，还有健脾胃的功效。《金匮要略》云："见肝之病，知肝传脾，当先实脾。"由于肝木旺则乘脾土，常导致肝气犯胃或肝脾不和，李丽芸教授在疏肝时常兼顾和胃健脾，为抑木扶土之法。肝虚者宜养，常用方药有养精种玉汤、调肝汤以养肝血，一贯煎以养肝阴。《傅青主女科》指出："夫经水出诸肾，而肝为肾之子，肝郁则肾亦郁矣。肾郁而气必不宣，前后之或断或续，正肾之或通或闭耳。或曰肝气郁而肾气不应，未必至于如此。殊不知子母关切，子病而母必有顾复之情，肝郁而肾不无缱绻之谊。"由于"乙癸同源"，李丽芸教授在养肝阴时，也常运用二至丸补肾水而柔肝木，为滋水涵木之法。

气血虚弱，则无养分浇灌胎元，虚者宜补，"气血充实胎自安"（《医宗金鉴·胎不安小产堕胎总括》），常用方药有泰山磐石散、人参养荣汤；气血壅滞，无虚位承载胎元，"有所堕坠，恶血留内"（《灵枢·邪气脏腑病形》），实者宜泻，常用方药有桃红四物汤、少腹逐瘀汤，使邪去正安。

《临证实验录》云："冲任不能载胎，故屡孕屡堕……设脾胃气足，冲任充盛，则血有所载，胎有所系，自无堕滑之虑。"调畅冲任之脉，李丽芸教授灵活应用传统针灸、梅花针、子午流注针、电针等，以任脉、冲脉、督脉、膀胱经为主取穴，常选用关元、气海、归来、子宫、卵巢、三阴交、足三里、血海、肾俞、腰阳关、大横等穴。

二、既孕防流

《医宗金鉴·妇科心法要诀》曰："若怀胎三五七月，无故而胎自堕者，至下次受孕亦复如是，数数堕胎，则谓之滑胎。"可见 RSA 往往发生在相近孕期，具有"应期而堕""屡孕屡堕"的特点。因此，临床治疗多延续至流产后两周。李丽芸教授强调，妊娠后应立即进行安胎治疗，跟踪胎元位置及生长发育情况。

治疗时，李丽芸教授根据妊娠期的病机特点，创制"孕育宝"一方，由桑寄生、续断、墨旱莲、菟丝子、白芍、春砂仁、太子参、熟地黄、山药组成，意在调补肾肝脾，固冲安胎。此外，李丽芸教授认为欲治其人，当先治其心。RSA 的女性面对多次妊娠失败的打击，年龄的增长，病情的延长，治疗费用的增多，家人、朋友、同事舆论的压力，容易出现诸多不良情绪，甚至可能出现心理问题。每当接诊 RSA 的患者时，李丽芸教授必更加和颜悦色，轻声细语，不厌其详地询问病史，对患者及时进行心理疏导，协助患者要正确认识该疾病的特点，鼓励多与成功妊娠的病友交流，建立治愈疾病的信心。李丽芸教授常建议 RSA 患者妊娠后，要主动通过多种方式控制情绪，如多听舒缓的音乐，多阅读积极健康的书籍，与家人一起散步，说话要轻声细语，工作和生活要不急不躁，不与他人争吵或生闷气等。如《叶氏女科证治》言："胎前静养，乃第一妙法。不较是非，则气不伤矣。不争得失，则神不劳矣。心不嫉妒，则血自充矣。情无淫荡，则精自足矣。"

三、病案举例

（一）病案举例1

王某，女，33岁，2015年2月13日因"胚胎停育4次，未避孕未孕近

10 年"来诊。家庭主妇，患者结婚近 10 年无子，妊娠 4 次，每受孕 60 天左右出现胚胎停育，末次胎停时间为 2014 年 12 月。辗转多家医院屡治不效，男女双方各项相关检查均未见明显异常。婚前月经正常，婚后月经先后不定，后期多见，短则 20 余天一潮，长则两到三个月一潮。经前乳胀，多次清宫术后觉月经量明显减少，经色暗，末次月经：2015 年 2 月 7 日。常感胸胁痞闷不舒，腰酸、纳差，易腹胀，眠浅易醒，二便尚可。面色晦暗，目眶黑，双颊面斑重，舌质淡红，苔薄白，脉弦细尺脉弱。追问其病由，自诉婚后与家婆同住，关系不和，常生闷气，叙述病情时几度落泪。西医诊断：①复发性流产。②继发性不孕。中医诊断：滑胎。证型：肝郁肾虚证。首诊处方为定经汤加减，具体如下：菟丝子 20g，熟地黄 20g，白芍 15g，柴胡 15g，当归 10g，茯苓 10g，山药 10g，荆芥炭 10g，首乌藤 10g，嘱连续服用 7 天，以疏肝健脾补肾，调经定经。避孕 3 个月，调整心态，改变生活方式。

二诊、三诊：患者每次月经干净后如期就诊，守服原方，诉月经如期而至，均 32 天一潮，经量增多、经色转红，经前乳胀、纳眠明显好转。患者遵医嘱坚持参加慢跑、瑜伽运动，诉调治后心态平和许多。守前方续服。

四诊：2015 年 5 月 15 日。末次月经：5 月 7 日，诉与家婆生闷气后近期食少，大便时干时溏。舌淡红，苔稍腻，边有齿印，脉弦细。辨为肝郁脾虚证。处方以逍遥散加减，具体如下：柴胡 20g，白芍 20g，当归 15g，白术 15g，茯苓 15g，薄荷 10g，生姜 10g，山药 10g，甘草 5g。嘱连续服用 7 天。以改善肝郁气结、脾虚血虚等。

五诊：2015 年 6 月 14 日。末次月经：6 月 5 日，纳可，大便调，面色红润，未诉其他不适。舌淡苔微腻，脉弦细。守前方。

六诊：2015 年 7 月 15 日。患者来诉，现停经 41 天，阴道少许出血，伴腰酸，自测尿妊娠试验阳性。辅助检查：人绒毛膜促性腺激素（HCG）456.36U/L，孕酮（P）60.41nmol/L，经阴道超声：宫内早早孕（可见孕囊回声 1.6cm×0.5cm×0.2cm，可见卵黄囊）。给予寿胎丸加减以补肾安胎：菟丝子 30g，桑寄生 15g，川断 15g，阿胶 15g（烊化），柴胡 10g，黄芩 10g，杜仲 10g，苎麻根 15g，炙甘草 10g。嘱患者畅情志，忌房事。

七诊：2015 年 7 月 27 日。患者孕 53 天，诉因担心胚胎发育情况而心烦难安，失眠多梦，腰酸，舌尖红，苔薄白，脉弦细尺脉弱。辨为肝肾阴虚证，方药以自拟滋肾安胎饮，治以滋补肝肾，调冲安胎。调整处方：桑寄生 15g，菟丝子 15g，阿胶 15g（烊化），女贞子 20g，墨旱莲 20g，生地黄 20g，白芍 10g，麦冬 10g，黄芩 10g。嘱连续服用 7 天，期间静养身心。

后续：孕 62 天复查经阴道超声：宫内活胎，如孕 8+周（妊娠囊 3.2cm×2.8cm×4.2cm）。随后复诊守前方，随症加减保胎治疗至孕 3 月余，2016 年 3 月 5 日足月顺产一女，体健。

按语：该患者秉性敏感，思虑多则伤脾；婆媳不和，郁闷多则伤肝；加之屡孕屡堕，四处求医未果，恐惧多则伤肾。李丽芸教授结合"女子以肝为先天"的生理特点，肝主调畅气机、主司调节情志活动的中医基础理论，从情志不节的病因着手，认为该患者数情交织、病情缠绵，故逐本溯源，从肝论治，贯穿始终；且根据中医学标本兼治的思想，强调治肝为主，兼调脾肾。由于不同病程阶段的证候特点会有变化，故在整个诊治过程中，灵活辨证，据证处方。逍遥散出自《太平惠民和剂局方》，以调理肝脾为法，解肝郁，健脾土，养血虚，具有疏中寓养、气血兼顾的配伍特点。定经汤出自《傅青主女科》，在逍遥散基础上加菟丝子、熟地黄，山药易白术，荆芥炭易煨姜、薄荷，除疏肝健脾养血外，还注重滋肾补肾。傅氏言："此方疏肝肾之气，非通经之药也；补肝肾之精，非利水之品也。肝肾之气舒而精通，肝肾之精旺而水利，不治之治，正妙于治也。"复发性流产是不孕症中的疑难病，病程冗长，李丽芸教授常告诫患者要做好"打持久战"的思想准备：未孕要耐心调治，忌急于求成；既孕要以静养胎，忌七情太过。情志得舒，肝气条达，脏腑功能正常，气血调和，冲任相资而使胎有所系。李丽芸教授从情志不节角度诊治复发性流产的观点，为临床工作提供了新的思路。

（二）病案举例 2

余某，女，34 岁，2019 年 10 月 15 日因"稽留流产 2 次"来诊。患者

2016年3月因孕8周稽留流产行清宫术,2017年8月因孕8+周稽留流产行清宫术。平素月经规律,28~30天一行,3~5天干净,量偏少,色暗,经行腰酸,末次月经:10月4日。面色暗,胃纳一般,眠尚可,二便调。舌淡,苔薄白,脉沉尺弱。西医诊断:复发性流产。中医诊断:滑胎。证型:肾气不足证。治以补肾健脾,固冲调经。首诊处方以毓麟珠加减,具体如下:党参15g,白术15g,茯苓15g,炙甘草5g,山药15g,芡实15g,厚朴10g,熟地黄20g,当归10g,白芍15g,丹参20g,菟丝子20g,枸杞子20g,杜仲10g,炒稻芽5g,嘱连续服用7天,以益气、补血、养肾。并加用仙子益真胶囊,每次4粒,每日3次。并完善感染5项IgG、感染5项IgM、抗心磷脂抗体3项、自免10项、甲功三项、外周血染色体核型分析、抗缪勒管激素、基础性激素六项检验。另嘱男方查精液常规及外周血染色体核型分析。

二诊:2019年12月10日。末次月经:12月1日,症状、舌脉较前相仿。月经第5天性激素:促卵泡生成素(FSH)8.78IU/L,促黄体生成素(LH)3.06IU/L,雌二醇(E_2)146pmol/L,催乳素(PRL)401mIU/L,孕酮(PRG)1.18nmol/L,睾酮(T)0.79nmol/L;抗缪勒管激素(AMH)1.63ng/mL;自免10项:抗核抗体(ANA)(+),均质型,效价1:100;感染5项IgG、感染5项IgM、抗心磷脂抗体3项、甲功三项正常;女方染色体核型46,XX;男方染色体核型46,XY;男方精液常规正常。诊断同前。处方:中药守方续服。并加用五子衍宗软胶囊,每日3粒,每日3次;硫酸羟氯喹片0.2g,每日1次;叶酸片0.4mg,每日1次。另加针灸治疗,非经期每周1次,以调节机体免疫功能。

三诊:2019年12月31日。末次月经:12月30日,正值经期,患者来诉小腹隐痛,腰酸,舌暗红,苔薄白,脉细滑。治以补肾调冲,因势利导,引血下行,化瘀止痛。处方:牛膝15g,制首乌20g,鸡血藤20g,莪术10g,当归10g,杜仲20g,延胡索15g,厚朴花10g,枳实10g,刘寄奴20g,乌药10g,益母草15g,嘱连续服用7天,余西药处方同前。

四诊:2020年1月8日。末次月经:12月30日,5天干净,患者诉服中药后腰酸及腹痛缓解，舌淡暗，苔薄白，脉沉细。以补肾调冲为法。处方：首乌藤 20g，淫羊藿 10g，炙甘草 15g，白芍 20g，仙茅 10g，当归 15g，知母 10g，麦冬 10g，黑枣 15g，菟丝子 30g，枸杞子 20g，炒稻芽 10g，肉苁蓉 10g，丹参 20g，嘱连续服用 14 天，以二仙汤为基础方加减，平补肾之阴阳，滋肾补肾，促进卵泡生长发育。

五诊：2020 年 6 月 25 日。患者来诉停经 37 天，末次月经：2020 年 5 月 20 日，月经过期未潮，偶觉下腹隐痛，自测尿妊娠试验（＋）。人绒毛膜促性腺激素（HCG）4564U/L，孕酮（PRG）108.7nmol/L。确认妊娠（异位妊娠待排），治以补肾填精，固冲安胎。处方：孕宝口服液 1 支，每日 3 次；黄体酮注射液 20mg，肌内注射，每日 1 次；依诺肝素钠注射液 0.6mL，皮下注射，每日 1 次；均共 7 日。注射用绒促性素 2000u、0.9% 氯化钠注射液 2mL，肌内注射，隔日 1 次，共两次。另加静注人免疫球蛋白 10mg，静脉注射，每日 1 次，共 1 天。

中西医结合积极保胎治疗，2020 年 7 月 2 日 B 超提示：宫内妊娠，未见胎心搏动。人绒毛膜促性腺激素（HCG）37723U/L，孕酮（PRG）117.8nmol/L。2020 年 7 月 9 日 B 超提示：宫内活胎，如孕 7⁻周。人绒毛膜促性腺激素（HCG）106272U/L，孕酮（PRG）127.5nmol/L。

再诊：2020 年 7 月 16 日 B 超提示：宫内活胎，如孕 8 周。但患者出现少许阴道出血，下腹隐痛。中药调整处方：桑寄生 15g，菟丝子 15g，阿胶 15g（烊化），女贞子 20g，墨旱莲 20g，生地黄 20g，白芍 10g，麦冬 10g，黄芩 10g，苎麻根 15g。7 剂，以滋补肝肾，健脾养血安胎。

继续随访至 2021 年 3 月，患者已成功诞下一子。

按语：滑胎者屡孕屡堕，为防止悲剧再次发生，诊治时应先评估可能导致流产的诸多因素，包括内分泌、遗传、免疫、凝血、感染、环境、解剖，以及男方等诸多方面，对因治疗。本案患者多次流产，考虑与免疫因素相关，查抗核抗体提示阳性，其水平异常可激活母体产生炎症反应，致使母体子宫内膜对胚胎容受性降低，最终导致流产。肾气不足时，精血化生受损，冲任虚弱，胎元不固；脾气不足时，气血化生不足，胎失滋养；

同时，气血虚弱会导致血运不良，胞宫胞脉血行不畅，故滑胎的病机关键为脾肾亏虚，气血虚滞，导致冲任虚损，不能养胎固胎。而免疫型复发性流产与脾肾关系最为密切，患者首诊时一派脾肾两虚之象，予毓麟珠调补脾肾。三诊时为月经期，少许小腹痛，予中药活血通经，其中延胡索、厚朴花、枳实加强行气止痛之功。患者两次流产均为孕8周左右，李丽芸教授指出临床治疗复发性流产多延续至流产后两周，强调妊娠后应立即进行安胎治疗，跟踪观察胎元位置及生长发育情况，对症对因及时用药。

（三）病案举例3

孔某，女，35岁，2011年10月19日因"稽留流产无痛清宫术后1月"来诊。2011年9月因孕60+天胚胎停育行清宫术，绒毛染色体检测提示：16号染色体三体。2011年10月始服补佳乐、达芙通10天，停药后月经来潮，末次月经：10月14日，现第6天，未净，月经量较前减少，色淡红，无痛经等不适。偶觉疲倦，时有头晕，纳可，眠差，二便调。患者形体适中，面部痤疮明显。舌淡红，苔薄白，脉细。患者16岁月经初潮，平素月经错后，35～50天一潮，6～7天干净，量中，色红，夹血块，偶有痛经。G3P0A3（2004年孕2+月因胚胎停育完全流产1次，2006年7月孕50+天胚胎停育清宫1次，2011年9月因胚胎停育行清宫术），妇科检查：外阴正常，阴道通畅，分泌物量中，色白，宫颈轻炎，宫体前位，大小适中，质中，活动好，无压痛，双附件无增厚压痛，未扪及肿块。2011年10月17日查性激素（卵泡期）：促卵泡生成素（FSH）2.86IU/L，促黄体生成素（LH）6.98IU/L，雌二醇（E_2）199.92pmol/L，催乳素（PRL）144.60mIU/L，孕酮（PRG）0.65nmol/L。封闭抗体（-）。感染五项：全阴。地贫正常，6-磷酸葡萄糖脱氢酶（G-6PD）正常。曾查妇科B超提示：双卵巢注意多囊性改变，左侧卵巢混合结构。西医诊断：①复发性流产。②多囊卵巢综合征。中医诊断：滑胎。证型：气血两虚血瘀。清宫术后，胞宫受手术所伤，胞脉空虚，气血不足，因此月经量较前减少。治疗上，应补益气血，使经脉得养，恢复正常月经周期。中药予自拟方19号方益气养血饮：熟地黄20g，山药15g，白芍10g，黄精20g，春砂仁5g（后下），太子参 15g，首乌藤 20g，桑寄生 15g，枸杞子 15g，益母草 20g，墨旱莲 15g。共 7 剂，以补肾健脾，益气养血，调理冲任。

二诊：2011 年 11 月 1 日。末次月经：10 月 14 日，7 天干净。偶觉疲倦。舌暗红，苔黄腻，脉细。二便调，纳可，眠差。BBT 呈单相。予贞芪扶正颗粒冲服，每天两次，每次 1 袋，养阴益气扶正。据患者症状及舌苔脉象，均为肝肾阴血不足、虚火上炎之象，治宜滋阴清热。中药拟方：墨旱莲 15g，生地黄 20g，山茱萸 10g，枸杞子 15g，当归 10g，女贞子 15g，白芍 15g，麦冬 15g，春砂仁 5g（后下），熟地黄 20g，巴戟天 10g，黄柏 5g，布渣叶 10g，佩兰 10g。共 7 剂。

三诊：2011 年 11 月 16 日。月经未潮，纳一般，眠可，偶有夜尿，口干欲饮，二便调。舌边尖红，苔淡黄微腻，脉弦细。BBT 呈单相。予灵术颗粒口服，每天 3 次，每次 4 粒，健脾益气，化湿导痰。BBT 呈单相，表明肾精亏虚，卵泡发育欠佳，治应补益肾精，稍佐活血药以促卵泡排出。处方（3 号方益肾填精汤）：淫羊藿 10g，紫河车 5g，黄芪 15g，巴戟天 10g，当归 10g，熟地黄 20g，鹿角霜 15g，牛膝 15g，枸杞子 15g，菟丝子 20g，川芎 5g，丹参 15g，布渣叶 10g，佩兰 10g。共 7 剂，以补肾温阳，益精养泡。

四诊：2012 年 1 月 9 日。末次月经：2011 年 12 月 26 日。现面部痤疮较前减轻，胃痛，嗳气，舌暗红，苔黄厚，脉弦。BBT 呈单相。中药予 27 号方（健脾益气方）加减：山药 20g，白术 15g，茯苓 15g，布渣叶 15g，佛手 10g，泽泻 10g，当归 10g，炒薏苡仁 20g，法半夏 10g，丹参 20g，青皮 10g，枳实 15g。共 7 剂，以健脾益气，化痰祛湿，理气降逆。

五诊：2012 年 2 月 29 日。末次月经：2 月 27 日，经量较少，色暗，下腹部隐痛不适，口干，无口苦，纳眠可，易腰酸，夜尿 1 次。舌淡红，苔白，舌根偏厚黄，脉细。患者下腹隐痛不适，予四黄散加蜂蜜调匀，温热外敷下腹部，以活血化瘀，通络止痛。患者此时正值月经期，此时应因势利导，使顺利排出。予 18 号方活血散结汤：当归 10g，三棱 10g，莪术 10g，红花 10g，郁金 15g，枳实 10g，丹参 15g，桃仁 5g，浙贝母 15g，淫羊藿 15g，香附 15g。共 7 剂，以活血消癥，化痰祛瘀。

2012 年 4 月至 5 月，又值月经期，治宜活血通经，以防瘀血阻滞胞宫，予 10 号方活血通经方，当归 10g，赤芍 10g，桃仁 5g，红花 10g，牡丹皮 10g，丹参 15g，香附 10g，郁金 10g，鸡血藤 20g。共 5 剂。月经期后，结合患者体质，舌暗，苔白微腻，脉细，宜补益肾阳，温阳化湿，促进卵泡发育，建立正常的月经周期，予 1 号方益真固元汤：淫羊藿 10g，仙茅 10g，熟地黄 20g，鸡血藤 30g，菟丝子 20g，当归 10g，鹿角霜 15g，枸杞子 15g，白芍 10g。本周期患者未孕，月经如期而至。

六诊：2012 年 6 月 20 日。末次月经：5 月 13 日。现觉下腹微胀。纳眠一般，二便畅。舌暗苔薄，脉弦。妇检：黏液评分 8 分。BBT 呈单相。当日查妇科 B 超提示：右侧卵巢内见卵泡 21mm×17mm，内膜厚 8mm，A 型。排卵期治疗上宜温阳促排。继续予 1 号方补益肾阳通络，促进卵泡进一步成熟并排出。配合梅花针叩刺冲、任、督、带脉及双肾俞穴，以利于卵泡排出。

七诊：2012 年 7 月 3 日。BBT 上升 14 天，测尿 HCG 弱阳性，孕酮（PRG）112.4nmol/L，人绒毛膜促性腺激素（HCG）114.1mIU/mL。舌尖红，苔薄，脉细滑。中药给予黄体期方：桑寄生 15g，菟丝子 15g，阿胶 15g（烊化）、女贞子 20g，墨旱莲 20g，生地黄 20g，白芍 10g，麦冬 10g，黄芩 10g。7 剂，以滋补肝肾，健脾养血安胎。连服 14 剂，妇科 B 超提示：宫内活胎，如孕 7-周。继以此方为基本方加减，服至孕 12 周，NT 检查正常，停药食养，随访至 2013 年 3 月中旬，剖宫产一男婴，母子安康。

按语：经水，阴水也，属冲任二脉，出自肾中，为至阴之精，而有至阳之气。"经本于肾"，月经的物质基础是精血，然月经正常来潮与肾气有关。通过此病案，可看出李丽芸教授辨证细微、随证应方、灵活多变的治疗思路，同时继续发挥多途径治疗疾病的学术特色。此患者临床症状及舌脉不断变化，李丽芸教授根据患者的症状不断改方，不墨守成规，思路开阔。在本病案中，李丽芸教授无论是在月经期、卵泡期还是排卵期，均有使用 1 号方温补肾阳，益真固元，最终使患者成功受孕。方中重用熟地黄大补肾精；助以菟丝子、枸杞子温润填精，三药配伍相得益彰，其滋养之力更强。又用鹿角霜、淫羊藿温补肾阳，鹿角下连督脉，故能补人身之督脉，补督脉即补一身之阳气；淫羊藿补肾阳，温而不燥，不似附子燥烈、肉桂温热，此合扶阳育阴于一法，目的在于协调阴阳，使阴生阳长，温阳补火，助其生化。朱丹溪曰："天非此火不能生木，人非此火不能有生。"故万物之生，皆由阳气，补肾填精，滋其化源，此治其本。抓住肾即是抓住了本源，正如前人所说，"通经之法在于开源"，但毕竟是经迟，又兼下腹隐痛，可见气血不活，又应以通为治，然通经之法绝非破气、破血所能囊括，通经之要，妙在变通，要想通之，必先充之，精充血足，经血通畅自行，所选当归、鸡血藤，皆养血活血通经之品，通不破散，养在其中。当归一药，为养血之首选药，以行为养，以通为用。本方通不破散，补不滋腻，变通灵活，恰如其分，故取速效而疗效持久。

第十二章　中医调治提高体外受精-胚胎移植成功率经验

体外受精-胚胎移植（IVF-ET）生殖技术给许多不孕症患者带来了希望，由于其种植成功率只有 50% 左右，难以达到人们的期望，可通过中医药多途径综合疗法提高 IVF-ET 成功率。

不孕症的发病率逐年上升，影响全世界 8%～12% 的育龄夫妇。辅助生殖技术在不孕症中的广泛应用，给人类带来了福音。体外受精-胚胎移植（in vitro fertilization and embryo transfer，IVF-ET）作为一种辅助生殖技术，是治疗不孕症的重要手段，然而 IVF-ET 的成功率低，约为 50%，辅助生殖的自然流产率高于自然妊娠者，为 18%～30%，且价格昂贵，部分患者即使经过多个周期也无法成功，难以达到人们的期望，给家人带来了沉重的经济负担和心理压力，因此，如何运用中医药辅助治疗，以提高 IVF-ET 成功率，显得尤为重要。

随着医学科技的发展，IVF-ET 技术逐渐进步和成熟，然而，胚胎的种植率低、流产率高。研究表明，在 IVF-ET 失败的病例中，种植失败的比例高达 50% 以上。西医学认为 IVF-ET 失败的主要因素包括：①卵子质量和精子的质量，卵子精子质量下降，精子和卵子虽然能结合，但往往导致优胚率低，生化妊娠，早早孕流产。②盆腔疾病因素：宫腔粘连，子宫内膜缺损、菲薄，子宫内膜异位症，肿瘤，感染，输卵管积液等，影响子宫内膜容受性，从而影响胚胎着床。③免疫因素：胚胎是半异体抗原，植入后受母体排斥，免疫应答亢进或自身免疫损伤，胚胎会被排斥。④情志因素：IVF-ET患者精神和经济压力大，存在担忧、焦虑、抑郁等不良精神心理状态，影响胚胎的着床发育。

　　李丽芸教授本着"西医辨病，中医辨证，中西医结合治疗"理论，对应用中医调治提高IVF-ET成功率有着深入研究和丰富临床经验，李丽芸教授把IVF-ET分为取卵前、胚胎移植前、胚胎移植后三期，根据各期的临床特点索源求因，进行分期中医调治，取卵前期立益肾填精法，以获取优质胚胎，胚胎移植前期用祛邪扶正法，改善子宫内膜容受性以助着床，移植后采用益肾健脾法以育胎保胎，并联合针刺、敷贴、沐足等中医药特色疗法和药膳同施，以提高IVF-ET的成功率。

第一节　肾精亏虚为本，取卵前期治以益肾填精法孕育胎元

　　中医学在对人类生命起源的认识上，接受了易学"天地人三才说"。在《灵枢·决气》指出："两神相搏，合而成形，常先身生，是谓精。"意即男女之精媾合而产生新的生命体。原发性不孕，中医古称"全不产"；继发性不孕，古称"断绪"。中医学认为，男女媾精，两精相容，再种植于胞宫内，才能种子育胎。不孕症的病因为脏腑、经络、气血、阴阳失调导致，病位在奇恒之腑、胞宫、胞膜，与肾、脾、肝、心、肺有关，与肾最为密切。肾主生殖，主宰着人的生殖功能。"肾者，主蛰，为封藏之本，精之处也"。肾藏精气，藏先天禀赋之精、后天水谷之精和五脏之精，肾中之精气，寓元阴元阳，即肾阴肾阳，是维持人体阴阳的根本。肾为冲任之本，肾主胞脉，胞脉系于肾，胞脉的藏泻由肾气肾精主宰，肾中之精生化气血，精血同源，濡养冲任胞脉，肾气盛，天癸至，任脉通，太冲脉盛，督带健固，任通冲盛，气血充沛，方能孕育胎元。脏腑、经络、气血的正常活动，是经、孕的生理基础，肾与五脏相关联，《医贯》云："五脏之真，唯肾为根。"胞脉络于心，《素问·评热病论》云："胞脉者，属心而络于胞中。"肾精充沛，肾气旺盛，则可护胞、煦脾、济心、养肝、纳肺，五脏方能发

挥正常生理功能，若肾本虚，可影响各脏腑生理功能失调，经、孕的生理活动，是在脏腑经络功能正常、气血调和、阴平阳秘的状态下，以肾为主导，受天癸调节，冲任二脉相资，协同作用于胞宫胞膜而完成的。李丽芸教授认为，IVF－ET失败，其中胚胎（胎元）因素的中医主要病机是肾精亏虚，冲任胞脉失养，卵子质量和数量下降，不能获取优质胚胎（胎元），故立益肾填精为治疗大法，指出在IVF－ET取卵前期益肾填精法是关键，是重点，是要领，是获得优质胚胎的重要途径。

李丽芸教授善察阴阳之所在，遣方用药重视阴阳相配，阴阳同调，注重"善补阳者，必于阴中求阳，则阳得阴助而生化无穷；善补阴者，必于阳中求阴，则阴得阳升而泉源不竭"。补肾填精方面，肾阳虚者以肾气丸、右归丸温肾助阳治疗；肾阴虚者使用左归丸、六味地黄丸、归肾丸滋阴补肾；肾阴阳两虚者以经验方益肾填精方补肾填精，阴阳双补，调整脏腑气血阴阳平衡。常用药物为淫羊藿、紫河车、山茱萸、肉苁蓉、巴戟天、熟地黄、鹿角霜、鹿角胶、怀牛膝、黄精、仙茅、枸杞子、菟丝子、覆盆子、女贞子、续断、胡芦巴、熟附子等补肾阳滋肾阴，使肾阴得养，肾阳得化，补肾固精，调理冲任，根据肾与五脏相关联理论，在运用补肾填精之法的同时，应注重肝脾心共调，气血同治，如张景岳所言："善治精者，能使精中生气；善治气者，能使气中生精。"调理气血方面，气血亏虚者使用八珍汤、圣愈汤、毓麟珠、人参滋血汤，以健脾益气养血；脾虚夹痰湿型，治以健脾和胃、祛湿豁痰为法，方拟苍附导痰丸加味；心血虚者，使用炙甘草汤、生脉散益气滋阴养血；偏肝血虚者，使用养精种玉汤养血柔肝；肺气虚弱者，使用沙参麦冬汤补益肺气。

第二节　审因察病，移植前调养胞膜以纳胚育胎

子宫内膜处于一种允许胚胎定位、黏附、侵入，并使内膜间质发生蜕膜化，从而致胚胎着床的状态，子宫内膜接受胚泡的能力即是子宫内膜容受性。每个月经周期，子宫内膜仅在一个短暂的特定时期具有接受胚胎着

床的能力，称之为"着床窗口期"。内膜只允许胚胎在此期间种植，早于或晚于"种植窗"期胚胎都不能被接受。血流阻力指数增高，子宫动脉血流减少，子宫血流灌注差，存在供血障碍、薄型子宫内膜导致子宫内膜容受性低下的因素，所导致的着床失败已成为影响辅助生殖技术成功率的瓶颈因素。李丽芸教授审因察病，针对胚胎植入前改善子宫内膜容受性方面的中医临证调治，将其分为两个时段，第一时段为以祛除病邪为主，围绕冲任胞宫胞脉寒凝、热毒、湿蕴、瘀结、痰浊、瘀滞等病邪，根据胞脉的寒热虚实进行辨证施治。胞寒者使用温胞饮加味或艾附暖宫丸，以温养冲任，暖宫助孕。胞热者当清冲任，助孕育；偏实热者用黄连解毒汤、五味消毒饮、大黄牡丹汤清热凉血泻火；偏肝郁化火者用丹栀逍遥散；偏肝经湿热者用龙胆泻肝汤清泻肝火；偏虚热者用知柏地黄丸、二至丸滋阴清虚火；偏湿热用粉萆薢渗湿汤、止带汤清热祛湿；偏瘀热者用解毒活血汤、血府逐瘀汤活血化瘀清热。胞虚者当养经血，养胞胎，方用滋血汤；偏肾阳虚用右归丸温肾助阳，偏肾阴虚用左归丸滋阴补肾。胞实者，证为血瘀者当化结散瘀，逐瘀荡胞；气滞血瘀用膈下逐瘀汤行气活血化瘀，热结血瘀用血府逐瘀汤活血化瘀清热，寒凝血瘀用少腹逐瘀汤散寒化瘀；痰浊者当祛痰化浊，行气助孕，方用苍附导痰丸、启宫丸，常用白术、法半夏、胆南星、茯苓、泽泻、陈皮、苍术、荷叶、石菖蒲、决明子、山楂等药物组成的经验方，以健脾化脂。

第二时段为病邪被祛除后，以益肾填精、温养胞宫胞膜为治法，调养胞膜以纳胚育胎，提高胚胎种植成功率，治以益肾填精，益气养血，温养胞宫胞膜，使胎有所系，方用养精种玉汤、温胞饮、归肾丸、人参滋血汤加减。脾肾两虚者，加山药、茯苓、芡实、肉苁蓉补肾健脾益气；血虚者加当归、鸡血藤、何首乌、白芍养血；脾虚肝旺者加山茱萸、玉竹、茯苓、山药、合欢花抑木扶土，调理肝脾，兼肺气虚弱者加五指毛桃、百合、莲子、太子参健脾养肺；心气虚失眠者加莲子肉、大枣、炙甘草、柏子仁养心安神。

第三节　胚胎植入后，治以益肾健脾法以养胎安胎

正常的妊娠涉及胎儿滋养层细胞与母体蜕膜免疫细胞之间的复杂相互作用，免疫功能正常，胚胎才能在子宫内正常发育，并且保持母体的免疫系统不受影响。但胚胎是半异体抗原，植入后易受母体排斥。一旦免疫应答失去平衡，则会导致胚胎着床障碍，或导致流产的发生。对于免疫因素导致的种植失败，李丽芸教授从中医学观点出发，认为免疫功能低下以脾虚为主，脾虚则失去统摄功能，脾为后天之本，气血生化之源；脾主统摄，统摄气血，统摄有权，才能接纳胚胎，胎元得固；脾主运化水谷精微，脾气健旺，化源充足，方能种子育胎。只有脾肾、气血健旺，才能养胎安胎，因此，在胚胎植后，李丽芸教授在补肾的基础上，联合健脾益气养血法，常用治法有补气健脾、补益脾肾和补益气血法，常用处方为寿胎丸合四君子汤，加怀山药、大枣等。兼血虚者予大安胎饮、泰山盘石散、胎元饮，以及经验方孕育宝加减，以补肾健脾，益气养血，固冲安胎。常用药物太子参、白术、炙甘草、当归、阿胶、白芍、生地黄、砂仁、黄芩、杜仲、续断、桑寄生等。

第四节　中医特色疗法综合治疗以增强疗效

除口服中药外，李丽芸教授还结合子午流注、针刺（电针）、梅花针、药灸、艾灸、脐疗、药罐、药物保留灌肠等多途径治疗。内外兼顾，整体调治，以增强疗效。

一、针刺调奇经八脉以育胎

李丽芸教授善用针灸、梅花针、子午流注调奇经八脉之冲、任、督、带脉，以提高 IVF-ET 患者的成功率。《女科经纶》云："然冲为血海，任主胞胎，二者相资，故令有子。"冲为血海，妇人以血为本，脏腑经络之气

血皆下注冲脉，蓄溢阴血，孕育胎儿，任脉起于胞中有妊养之义，为人体妊养之本，督为阳脉之海，带主约束，督脉与任脉、冲脉同起于胞中，沟通阴阳，调摄气血，以维持胞宫正常的经、孕、产生理活动。卵泡的发育过程有赖于冲任的通盛、相资，督带的调约，冲、任、督、带失司，可直接影响胞宫胞络的生理功能，冲任流通，督脉健固，带脉约束，各司其职，气血畅达，这是卵子发育成熟的关键。李丽芸教授根据多年的临床经验，认为妇人之病，冲任是其根本，辨明冲任，调理冲任，是辨证施治妇科疾病的本源。奇经八脉，特别是冲、任、督、带脉，与月经和妊娠的关系密切，提出"冲、任、督、带失司，可影响卵泡生长发育及正常排卵"的病机观点和治疗方法。妇科病不仅要调理冲任，亦要调节督脉，以达到阴阳平衡，调节带脉以约束得宜。李丽芸教授在临床上常根据患者临床表现和伴随症状，施以针刺治疗调理冲任督带，临床可取得较好疗效，常取冲任督带脉，以及肝俞、脾俞、肾俞等穴位。盆腔炎患者可针刺天枢、气穴、关元、子宫、水道、归来、上髎、中髎、大肠俞、三焦俞、曲池、支沟、合谷、地机、足三里、三阴交；输卵管积液患者，针刺四满、阴陵泉、肝俞、脾俞、肾俞；卵巢低反应的患者，针刺天枢、关元、肾俞、气穴、太溪、照海、三阴交、足三里、中枢、地机、命门、志室；子宫内膜容受性低的患者，针刺天枢、关元、气穴、大赫、命门、肾俞、上髎、次髎、脾俞、肝俞；须安胎的患者，浅刺百会、神庭、神门、血海、内关、足三里。

二、艾灸敷贴治疗以暖宫

胞宫虚寒者，艾灸、雷火灸以暖宫，或小腹、少腹部外敷中药包，或中药散水蜜调敷，或药液通过电离子导入，使药物直达病所。可行滞化湿，消痰通络，温通散寒，起到直接调理冲任、健固督带的作用。体质偏寒的患者，可在放胚前后施以敷贴暖宫治疗，放胚前可使用以下药物，制作成贴膏，敷于神阙、命门、肾俞：吴茱萸 5g，艾叶 15g，丹参 15g，桂枝 10g，当归 10g，路路通 15g，白芥子 10g，紫苏子 10g。放胚后可将桑寄生 10g，菟丝子 15g，丹参 15g，熟地黄 15g，制作成贴膏，敷于神阙、命门、肾俞，每次贴敷 12 小时。根据李丽芸教授经验方研制的复方毛冬青灌肠液保留灌肠，能够增加盆腔局部的血药浓度，加速局部炎症分泌物的吸收、粘连的松解，溶解疤痕组织，促进硬结节的软化，促进功能的恢复。临床常用于盆腔炎、盆腔包块、子宫腺肌症、子宫肌瘤、盆腔宫腔粘连等。

三、沐足以调整气血阴阳平衡

李丽芸教授常根据患者症状辨证论治，选择相应的沐足方，以调整气血阴阳平衡。健脾养血方由桑寄生、白术、茯苓、鸡血藤、五指毛桃、首乌藤等药物组成，适用于容易困倦乏力、眩晕、脸色萎黄等气血虚弱之证；疏肝养肝方由青皮、白芍、茯苓、郁金、首乌藤、合欢皮等药物组成，适用于情绪不舒、失眠、焦虑不安等肝郁气滞之证；养心安神方由首乌藤、茯苓、柏子仁、炙甘草等组成，适用于心悸失眠、心神不安等心脾两虚证；通络化脂方由草决明、石菖蒲、丹参、布渣叶、荷叶、首乌藤等组成，适用于肥胖痰多、月经后期，甚至闭经等痰瘀阻滞之证；温经暖宫散由艾叶、桂枝、当归、五指毛桃、续断、首乌藤等组成，适用于腹冷、手足不温等胞宫虚寒之证；消结化瘀方由当归、赤芍、肿节风、首乌藤等组成，适用于子宫肌瘤、子宫腺肌症、卵巢囊肿等瘀血内结之证。

四、药膳同施以助孕

药膳治疗方法简单，患者实施方便。对于卵泡数目少，子宫内膜偏薄，属气血亏虚，肾精不足者，可食用养卵养泡汤 1 号方和养卵养泡汤 2 号方，以益肾填精，促进卵泡发育，养护子宫内膜。养卵养泡汤 1 号方组成为：鲜鲍鱼或干鲍鱼 1 只，乌鸡 150g（连骨），当归 10g，熟地黄 15g，枸杞子 10g，清水适量；养卵养泡汤 2 号方组成为：鲜蚝或干蚝 2 只，瘦肉 50g，枸杞子 10g，生姜 2 片，清水适量。以上两个药膳炖 20～30 分钟，于月经周期第 3 天开始，每 2～3 天服用 1 次，连续食用 1～3 个月经周期。卵泡发育或排出障碍者，可服用促排卵饮以益肾填精，补气活血，促使卵泡发育和排出。促排卵饮组成为：黄芪 15g，巴戟天 12g，五指毛桃 15g，丹参

10g，当归 12g，排骨 100g，清水适量，煎水 20 分钟，于月经周期第 8 天开始服用，每 2 天服用 1 次，直至卵泡排出或取卵结束。黄体功能不全，证属肝郁血虚者，可食用顺气养血饮以疏肝养血，健全黄体，该药膳组成为：鹌鹑 1 只，桑寄生 15g，陈皮 5g，黄精 15g，萱花菜 10g，清水适量，煎水 15～20 分钟，于排卵或取卵后开始服用，直至确认妊娠。黄体功能不全，先兆流产者，食用护胚饮以健脾补肾，养血安胎，组成为：乌鸡 150g，桑寄生 10g，怀山药 10g，菟丝子 10g，熟地黄 15g，春砂仁 5g（后下），清水适量，煎水 20～30 分钟，每两天服用 1 次，直至胎心出现。免疫功能低下及免疫性不孕，有自然流产史，证属脾气虚弱者，食用灵芝黄芪汤以健脾益气，滋阴填精，组成为：灵芝 12g，黄芪 12g，黄精 15g，瘦肉 50g 或排骨 100g，清水适量，煲 30 分钟，每 2～3 天服用 1 次，可连续服用 1～3 个月经周期。

三、病案举例

（一）病案举例 1

张某，女，31 岁，2017 年 12 月 6 日因"未避孕未孕 2 年余，月经量减少 5 年余"来诊。2012 年顺产后经量明显减少，平时月经 30 天一潮，两天干净，无痛经。孕 2 产 1 流产 1（产前人工流产 1 次）。2015 年再婚，婚后 1 年未避孕未孕，男方精液检查正常，于 2016 年 10 月外院输卵管造影提示：双侧输卵管伞端上举，未排除伞端周围粘连的可能，双侧输卵管尚通畅，于 2017 年 4 月宫腹腔镜示：双侧输卵管增粗，子宫内膜薄。术中诊断：盆腔炎性疾病后遗症。经西医促排卵治疗仍未孕，于 2017 年 8 月在外院行 IVF-ET 长方案取卵 8 个，可利用胚胎 6 个，优胚 3 个，子宫内膜最厚时 6mm，移植 3 次均未成功。伴腰酸，下腹冷，面色萎黄，白带水样清稀，舌淡，苔薄白，脉沉细。妇科检查：子宫活动欠佳，无触痛。西医诊断：①继发性不孕。②薄型子宫内膜。③盆腔炎性疾病后遗症。中医诊断：①不孕症。②月经过少。证型：肾精亏虚型。

因该病例系外地患者，来诊不方便，患者于 2017 年 12 月第 1 次就诊，李丽芸教授给予 25 号方养精益血汤加减，嘱咐其月经干净后开始服用，早晚各 1 次，连服 14 天，下次月经干净后再服。处方如下：当归 12g，女贞子 20g，鸡血藤 30g，丹参 20g，郁金 15g，熟地黄 20g，白芍 15g，菟丝子 20g，黄芪 15g，党参 15g，以益肾填精，养血活血。给予健脾养血沐足包（桑寄生、白术、茯苓、鸡血藤、五指毛桃、首乌藤等组成），隔日 1 次，每次沐足至身体微微出汗为宜。同时给予四黄散（黄连、黄芩、黄柏、大黄等）自调药膏外敷，隔日 1 次，经期停用。

经过 4 个月的中药内服、外敷、沐足调治，患者月经量增多，每日可用 3 片卫生巾，3 天干净，2018 年 5 月在广东省中医院生殖中心行 IVF-ET，取卵 9 个，可利用胚胎 7 个，优胚 3 个，子宫内膜在黄体酮转化日达 8mm，一次移植 2 个 D3 新鲜胚胎，成功双胎妊娠，已经生育 2 个健康孩子。

按语：本例患者病情复杂，且治疗不便，李丽芸教授抓住其核心病机——肾精亏虚血瘀，果断给出中药内服养精益血汤方、健脾养血沐足方，以及清热祛湿化瘀散结的四黄散腹部外敷方，从内而外解决患者子宫内膜薄、月经量少、盆腔炎性疾病后遗症等关键问题，整个调治注重益精养血，固护正气，同时关注养血活血化瘀，有补有通，补泻适宜。经调治后，患者肾精充足，任冲通盛，肾中之阳温煦脾土，使脾土生化气血更旺，血海得以充盈，气血同聚于胞宫胞脉以养胎育胎。故见在我院生殖中心取卵 9 个，可利用胚胎 7 个，优胚 3 个，子宫内膜厚度在黄体酮转化日达 8mm，不仅收获了优秀的种子，而且获得了肥沃的土壤，移植后成功着床受孕，顺利分娩。正如《傅青主女科》云："精满则子宫易于摄精，血足则子宫易于容物，皆有子之道也。"

（二）病案举例 2

郭某，女，33 岁，2018 年 5 月 6 日因"未避孕未孕 5 年"就诊。平素月经推后 10～20 天，月经量少，色暗红，每日 1 片卫生巾即可。患者曾有一次无痛清宫病史，术后出现月经量明显减少。2017 年曾因宫腔粘连行宫腔镜下粘连分离+上环，3 个月后宫腔镜下取环。取环后子宫输卵管碘油造影提示：一侧输卵管阻塞。患者已婚未孕，有迫切的生育要求。末次月经：

5月1日，月经量少，色暗红，无痛经，现月经第6天。舌暗，苔白，脉弦细。西医诊断：①继发性不孕。②宫腔粘连。③输卵管阻塞（一侧）。中医诊断：①不孕症。②月经过少。证属肾虚血瘀，首诊以3号方加减拟方：淫羊藿10g，紫河车5g，黄芪15g，巴戟天10g，当归10g，鹿角霜15g，牛膝15g，熟地黄20g，枸杞子15g，菟丝子20g，川芎5g，丹参15g，郁金10g，白芍15g，鸡血藤15g。共7剂，以补肾填精，温阳化瘀。

患者求子心切，于2018年9月接受试管婴儿治疗，行超促排卵治疗后，于2018年9月21日行取卵术，取卵9枚，可利用胚胎7枚，优胚2枚。

二诊：2018年10月19日。末次月经：10月4日，量较前增多，夹少许血块，轻度痛经。舌暗红，苔薄白，脉弦。查妇科彩超：子宫内膜厚2mm，子宫大小形态正常。诉精神紧张，眠欠佳，带下稍多。继给予上方加布渣叶10g，佩兰10g，辅以清热祛湿，共7剂。配合化结通瘀片口服化瘀散结及丹棱散结敷膏外敷化瘀软坚，促进内膜瘢痕吸收。后间断门诊就诊，以"补肾健脾，活血祛瘀"为法，辨证给药。定期B超监测卵泡及内膜生长。

三诊：2018年12月21日。末次月经：12月13日。复查彩超：子宫内膜厚4mm，双侧卵巢未见卵泡。2018年11月18日第3次宫腔镜检查提示：宫腔形态欠规则，宫腔狭小呈管状，两侧壁内聚，左侧壁明显，子宫内膜薄，双侧宫角及输卵管开口可见。中度宫腔粘连（建议宫腔镜手术治疗）。患者恐惧再次宫腔镜检查及治疗，要求中药保守治疗。就诊时月经刚干净，处经后期，舌脉基本同前。处方：当归10g，枸杞子15g，菟丝子30g，川芎10g，牛膝15g，淫羊藿10g，熟地黄20g，黄芪15g，紫河车10g，丹参20g，巴戟天10g，益母草20g。共14剂，以补肾健脾养血活血，滋养内膜。同时给予中药温经暖宫散沐足包（艾叶、桂枝、当归、五指毛桃、续断、首乌藤等）隔日沐足以温通经脉，促进内膜血液循环，配合丹棱散结膏隔日温热外敷下腹部，促进盆腔局部微循环，软化内膜瘢痕。

经过近5个月的综合调治，患者于2019年5月8日行胚胎移植术，黄体酮转化日内膜厚6.5mm，内膜下可见到血流信号。果断移植，移植后第

15 天，查人绒毛膜促性腺激素（HCG）247.5IU/L，孕酮（PRG）99.5nomL/L。予黄体酮一次 20mg，每日肌注，雪诺酮凝胶每日塞阴道 1 支，地屈孕酮片每次 1 粒，每天两次，补佳乐每日 6 粒，中药 8 号方孕育宝加减，中西结合，强力黄体支持保胎治疗。

电话随访诉已顺产一女。

按语：本案患者辨为"肾虚血瘀证"，患者无痛清宫操作不当，瘀血阻于冲任胞宫，瘀血不去，新血不生，经水化生受阻，胞宫内膜不长，则致月经过少。子宫腔内粘连，B 超提示子宫内膜菲薄，多年不孕，李丽芸教授在治疗薄型子宫内膜、宫腔粘连不孕时，注重制订个体化方案，按月经周期分期调膜助孕。首诊时患者正处月经第 6 天，以滋补肾精、固本培元为主，患者心情焦虑紧张，配以郁金、白芍、鸡血藤等疏肝养肝、行气活血之品肝肾同治；经后期，血海空虚，阳消阴长，正是补虚的最好时机，当顺势而为，李丽芸教授喜用菟丝子、枸杞子、女贞子等药物滋肝肾、益精血。古谓紫河车出诸于母体，与人同气相求，受母之荫，父精母血相合而成，佐以血肉有情之品能大补元气，益精安神，养阴益冲，以助阴长。本案患者按照月经周期补肾填精，温阳化瘀，调膜助孕，配合中药沐足包温经通络，促进内膜血液循环，中药膏外敷下腹部促进盆腔局部微循环，软化内膜瘀痕，内膜转化日虽厚度仅 6.5mm，但超声显示内膜下血供充足，借助辅助生殖技术移植两枚优胚后得以成功妊娠，并顺利产下一女，值得借鉴。

（三）病案举例 3

陈某，女，41 岁。2013 年 12 月 12 日因"同居未避孕未孕 1 年，要求 IVF-ET 前调理"就诊。患者 13 岁初潮，经期 7 天，周期 28～30 天，量中，色暗红，伴腰酸、渐进性痛经（+++），平素有慢性盆腔痛，带下量不多。患者结婚 10 余年，G1P0A1（2003 年人工流产一次），曾在当地医院行 B 超提示子宫增大，双侧卵巢巧克力囊肿。2012 年 12 月外院行宫腹腔镜下双侧卵巢囊肿剔除术+子宫内膜活检术，术中提示双侧输卵管尚通畅，术后病理明确诊断为子宫内膜异位症、双侧卵巢巧克力囊肿。术后查性激素水平：促卵泡生成素（FSH）15.78IU/L，促黄体生成素（LH）8.06IU/L，雌二醇（E_2）146pmol/L，催乳素（PRL）401mIU/L，孕酮（P）1.18nmol/L，睾酮（T）0.79nmol/L；抗缪勒管激素（AMH）0.554ng/mL；妇科阴道超声：子宫增大，双侧窦卵泡（AFC）2+3个，左侧卵巢见混合性包块大小约6mm×7mm，右侧卵巢未见明显异常。余IVF-ET前各项检查结果未见常。于2013年8月在外院行IVF-ET长方案取卵5个，可利用胚胎3个，优胚1个，子宫内膜基本达标，先后移植2次均未受孕。刻下症见：患者精神可，面色稍晦暗，两颊雀斑，多梦，二便调。舌质暗红，舌苔薄白，脉细。末次月经：12月1日，7天干净，色暗红，夹血块，量多，用2～3包卫生巾，痛经（＋＋＋）。妇检：外阴阴道正常，宫颈光滑，子宫后位，增大如孕60天，质硬，活动欠，无压痛。右骶韧带可及痛性结节。双附件增厚压痛。西医诊断：①继发性不孕症。②卵巢卵巢功能减退症。③子宫内膜异位症术后。④盆腔炎性疾病后遗症。中医诊断：①不孕症。②癥瘕。证型：瘀血阻络。

考虑患者曾行宫腔手术，宫内留瘀，瘀阻胞宫胞脉，瘀血阻内，阻滞气机，瘀久化热，热扰心神，则多梦。舌质暗红，舌苔薄白，脉细及面色晦暗，两颊雀斑，亦为瘀血阻络之征。首诊予方：三棱15g，莪术15g，田七末3g（冲），珍珠壳20g（先煎），墨旱莲15g，当归10g，丹参15g，牡丹皮15g，郁金15g，鸡内金10g。共7剂，以活血祛瘀，通络消癥。配合化结通瘀片（通瘀1号）、丹红通瘀片（通瘀2号）交替服用，每日4粒，每天3次，以行气活血，软坚散结。同时使用四黄散外敷，以清热利湿，活血化瘀。

二诊：2014年2月10日。末次月经：2014年1月25日，7天干净。本周期月经量中，有血块及痛经，痛经较前缓解。面色雀斑较前变淡，仍多梦，二便调。舌暗红，苔薄白，脉细。拟方：三棱15g，莪术15g，田七末1.5g（冲），生牡蛎20g（先煎），珍珠壳20g（先煎），墨旱莲15g，阿胶15g（烊化），艾叶10g，白术12g，续断12g，桑寄生15g。共7剂，考虑正值黄体期，在活血祛瘀的前提下，加以滋肾阴养精血。同时使用四黄散外敷以清热利湿，活血化瘀。

三诊、四诊患者诉经行腹痛较前明显缓解，且血块量也明显减少，睡眠改善，二便调。复查妇科阴道彩超，提示双侧卵巢未见明显异常，故继续服用上方，以补肾活血祛瘀，通络消癥。

五诊：2014年5月14日。末次月经：2014年4月17日，量中，色鲜红，夹血块，无痛经。现症见：面色斑点较前明显变浅，舌淡暗，苔薄白，脉细。并于2014年4月在在广东省中医院生殖中心行IVF-ET微刺激方案取卵9个，可利用胚胎7个，优胚3个，子宫内膜基本达标，一次移植2个D3新鲜胚胎，移植后14天查人绒毛膜促性腺激素（HCG）：654IU/L，孕酮（P）：117.8nmol/L。诊断为早孕，中药予8号方孕育宝，处方：桑寄生15g，续断15g，墨旱莲15g，菟丝子15g，白芍10g，春砂仁5g（后下），太子参15g，熟地黄20g，山药15g。共5剂，以补肾填精，固冲安胎。同时配合予黄体酮一次20mg，每日肌注，雪诺酮凝胶每日塞阴道1支，地屈孕酮片每次1粒，每天两次。中西医结合，强力黄体支持保胎治疗。嘱患者静养安胎。

随诊，患者于2015年顺利剖宫产一子，母子体健。

按语：本案为IVF-ET中医辅治，目前主要影响IVF-ET成功的因素包括年龄，卵巢储备功能，子宫因素如宫腔粘连、子宫内膜炎、黏膜下子宫肌瘤及反复宫腔操作致内膜菲薄等。对本例患者而言，影响IVF-ET成功的因素主要是高龄和卵巢子宫内膜异位症所致的卵巢储备功能减退。在李丽芸教授的指导下，活血消癥需贯穿疾病治疗全过程。善用药物三棱、莪术、枳实、鳖甲、龟甲、珍珠壳、鸡内金、当归、丹参、三七等，以活血化瘀，消癥散结，改善卵巢性内异症的病理状态，以及盆腔血流微环境，同时给予桑寄生、续断、墨旱莲、阿胶以滋补肾阴，进而促进卵泡生长发育，提高卵子数量与改善卵子质量。患者经过李丽芸教授的调理助孕，在第二次的IVF-ET中增加获卵数目，改善卵子质量，获得了更多可利用胚胎及优胚，最终喜获爱子。

（四）病案举例4

患者，女，39岁，因"引产后2年未避孕未孕"于2018年3月14日在我院生殖科门诊就诊。患者 15 岁初潮，既往月经周期不规律，月经 6 天干净，3~6 个月一潮。月经量正常，无痛经。20 岁结婚，G1P0A1，2016 年孕 4 个月因羊水穿刺，发现胎儿患唐氏综合征，遂行引产术，近 2 年未避孕未孕。妇科检查：外阴正常，阴道通畅，子宫颈光滑。子宫前位，大小正常、质地中，活动，无压痛。双附件未及明显异常。2008 年行子宫输卵管造影术显示"双侧输卵管通而不畅"。既往查雄激素（T）2.01nmol/mL，曾服炔雌醇环丙孕酮片治疗 6 个周期，2017 年 3 月月经第 3 天查内分泌示：雌二醇（E$_2$）128pmol/mL，卵泡刺激素（FSH）5.33IU/L，促黄体生成素（LH）8.07IU/L，催乳素（PRL）190.9mIU/mL，睾酮（T）1.98nmol/mL，抗缪勒管激素（AMH）8.5ng/mL。阴道 B 超示"双侧卵巢多囊样改变"。监测排卵多次示"黄素化未破裂综合征（LUFS）"。男方精液正常，要求 IVF-ET 助孕，IVF-ET 前各项检查结果未见常。

　　根据患者情况，给予短针长方案超促排卵 IVF 助孕治疗，末次月经：2018 年 4 月 1 日，月经第 22 天开始注射达必佳 0.1mg/d，连续 14 天，第 15 天开始加用果纳芬 150IU/d，果纳芬促排第 11 天 B 超监测卵泡数：直径 1.4~1.6cm 者 7 个，1.6~1.8cm 者 6 个，直径>1.8cm 者 5 个。监测排卵当日查雌二醇（E$_2$）33532.67pmol/L，促黄体生成素（LH）2.66IU/l，孕酮（P）1.27nmol/mL。于 5 月 17 日 21 点 30 分注射艾泽 250μg。注射艾泽 36 小时后行经阴道 B 超引导下穿刺取卵术，获 24 枚卵，取卵后出现腹胀，予输注人血白蛋白及口服阿司匹林。

　　患者于术后第 2 天来诊，诉腹胀，尿量较原来减少，无恶心、呕吐，微恶风寒，舌淡，苔白，脉细弦滑。腹部 B 超示右侧卵巢 7.5cm×5.6cm，左侧卵巢 8.8cm×7.7cm，子宫前方液性暗区 58mm，子宫后方液性暗区 62mm。西医诊断：中度卵巢过度刺激综合征（OHSS），故取消胚胎移植，胚胎全部冻存。中医诊断：鼓胀，证型：脾虚水湿内停。中药予参苓白术散加减：莲子肉 30g，薏苡仁 30g，砂仁 15g，桔梗 15g，白扁豆 15g，茯苓 20g，党参 10g，炙甘草 10g，白术 15g，山药 30g，大腹皮 15g，桑白皮 15g。共 2 剂，以健脾益气，和胃渗湿。

术后第 4 天患者仍觉腹胀，略感恶心，无呕吐，偶有心悸，怕冷，大便溏薄，尿少，舌淡，苔白，脉濡细。B 超监测腹水水量同前，双侧卵巢增大，白细胞计数明显升高，达 26.37×10^9/L，红细胞比容（HCT）0.44，尿白细胞（LEU）为（+++），血清碱性磷酸酶（ALP）31.60U/L，肌酸激酶（CK）11.00U/L，均提示降低；尿素氮（BUN）9.82mmol/L，尿素（UA）364.10μmol/L，均提示升高。四诊合参，辨证为阳虚水泛之真武汤证，中药予真武汤加减，方药：附子 10g（先煎），白芍 15g，白术 15g，生姜 10g，茯苓 20g，以利小便，祛水气，利膀胱。

患者服药 3 剂后来诊，诉腹胀明显减轻，小便量可，大便每日 1 次，质软。当日复查腹部 B 超示双侧卵巢较前略有缩小，右侧卵巢 4.5cm×5.3cm，左侧卵巢 4.6cm×3.7cm，子宫前方液性暗区 38mm，子宫后方液性暗区 32mm。复查白细胞 9.50×10^9/L，红细胞比容 0.39。患者病情基本稳定，继服真武汤原方 5 剂，2018 年 5 月 30 日患者月经来潮，经后复查 B 超双侧卵巢大小正常，未见腹水，无诉不适。

按语：卵巢过度刺激综合征（OHSS）是一种发生在超促排卵后严重的医源性并发症。临床表现为腹胀、腹痛、恶心、呕吐等。主要根据卵巢大小，腹水多少及相关生化指标改变，可分为轻、中、重三度，本案患者属中度 OHSS，及时给予扩容，防止血液浓缩和低血容量的发生，予输注白蛋白改善血液浓度，使微血管渗透压正常化，同时使用抗凝药物治疗。密切监测腹围、心率、呼吸、肝肾功能等。

中医并无卵巢过度刺激综合征的病名，根据患者的临床表现，可归属于中医学"子满""水肿"范畴。土为万物之母，卵巢过度刺激综合征患者多由于脾土亏虚，水液运行受阻，水湿泛滥，故发为水肿、鼓胀，治疗上应予健脾利湿，培土制水。首诊予参苓白术散加减，李东垣云："脾胃虚则百病生，调理中州，其首务也。脾悦甘，故用党参、甘草、薏苡仁；土喜燥，故用白术、茯苓；脾喜香，故用砂仁；心生脾，故用莲子肉益心；土恶水，故用山药治肾；桔梗入肺，能升能降。所以通天气于地道，而无否塞之忧也。"以上诸药合用，共奏健脾益气、和胃渗湿之功。患者服用参苓白术散后，腹胀减轻不明显，出现一系列阳虚症状，考虑上方渗湿之力太过，温阳之功不足，结合舌脉症状，符合真武汤证，予真武汤原方温阳利水，利小便以实大便。方中附子温补肾阳，白术健脾燥湿，茯苓利水渗湿，生姜温散水气，白芍利小便，缓急止痛，五味相配，既能温补脾肾阳虚，又可利水祛湿。治疗后患者水气退散，转危为安。

主要参考文献

[1] 黎小斌. 李丽芸教授治疗药物流产后阴道流血不绝经验 [J]. 福建中医药, 1999 (5): 14.

[2] 潘志坚. 李丽芸教授治疗输卵管阻塞性不孕的经验 [J]. 中华现代中西医杂志, 2003, 1 (9): 827 - 828.

[3] 顾春晓, 李丽芸. 李丽芸教授补肾调周法治疗排卵障碍性不孕经验 [J]. 河南中医, 2004, 24 (1): 20 - 21.

[4] 黄健玲, 黎小斌, 曹立幸. 李丽芸治疗不孕症的主要学术思想 [C]. 名师高徒. 2005: 563 - 568.

[5] 黄健玲, 黎小斌, 曹立幸, 等. 李丽芸教授治疗不孕症经验介绍 [J]. 新中医, 2006, 38 (2): 14 - 16.

[6] 黄健玲, 黎小斌, 曹立幸, 等. 李丽芸治疗不孕症的主要思路 [C]. 中医杂志. 2006: 161 - 163.

[7] 陈玲, 顾春晓. 李丽芸教授从肝论治不孕症经验介绍 [J]. 新中医, 2008, 40 (6): 7.

[8] 朱艳平, 徐珉, 庞秋华. 李丽芸教授中西医结合治疗高危型人乳头瘤病毒感染验案 2 则 [J]. 新中医, 2008, 40 (8): 111 - 112.

[9] 庞秋华, 徐珉, 朱艳平. 李丽芸教授治疗多囊卵巢综合征不孕经验介绍 [J]. 新中医, 2009, 41 (4): 15 - 17.

[10] 翟家乐. 李丽芸教授经验方对 PCOS 患者内分泌及脂代谢影响的临床研究 [D]. 广东: 广州中医药大学, 2009.

[11] 曹立幸, 李丽芸, 张明芹. 李丽芸教授健脾益肾法治疗卵巢早衰验

案 [C]. 中华中医药学会第九次全国中医妇科学术大会论文集，2009：317-320.

[12] 陈晓航. 岭南名医李丽芸教授中医妇科临床经验的总结与研究 [D]. 广东：广州中医药大学，2009.

[13] 胡向丹，黄健玲，黎小斌. 李丽芸教授治疗崩漏的经验 [J]. 中国中医急症，2010，19（7）：1167.

[14] 胡向丹. 李丽芸教授治疗卵巢早衰的经验撷要 [J]. 新中医，2010，42（7）：127-128.

[15] 曹立幸，黄健玲，张明芹. 李丽芸教授治疗不孕症临床经验介绍 [J]. 新中医，2010，42（12）：143-145.

[16] 钟秀驰，邓伟明. 李丽芸治疗多囊卵巢综合征经验 [J]. 湖南中医杂志，2011，27（6）：35-36.

[17] 刘铭山，黎小斌. 李丽芸教授从湿论治湿浊证不孕经验介绍 [J]. 广州中医药大学学报，2011，28（4）：439-441.

[18] 宋燕，黄健玲，李丽芸. 李丽芸治疗不孕症经验 [J]. 中医杂志，2011，52（12）：1006-1007.

[19] 徐珉. 李丽芸教授治疗肥胖型多囊卵巢综合征的经验 [C]. 中华中医药学会名医学术思想研究分会 2012 年会论文集，2012：44-46.

[20] 李小丹. 岭南名中医李丽芸教授治疗不孕症的临证经验整理研究 [D]. 广东：广州中医药大学，2012.

[21] 钟秀驰. 李丽芸教授活血消癥法治疗异常子宫出血的经验 [J]. 按摩与康复医学（中旬刊），2012，3（6）：189-189.

[22] 阮洁. 李丽芸教授治疗输卵管阻塞性不育症经验介绍 [J]. 中外健康文摘，2012，9（23）：391-392.

[23] 张娟. 李丽芸教授治疗带下病的经验撷要 [J]. 中外健康文摘，2012，9（25）：435-436.

[24] 钟秀驰，邓伟明. 李丽芸教授治疗不孕症的临床经验撷要 [J]. 按摩与康复医学（中旬刊），2012，3（2）：4.

[25] 陈玲. 李丽芸教授治疗带下病经验 [J]. 广州中医药大学学报，2012，29 (6)：713-715.

[26] 庞秋华，徐珉. 李丽芸教授治疗输卵管炎性不孕症的经验 [J]. 广西中医药，2012，35 (5)：51-52.

[27] 蔡蘅. 李丽芸教授中药人工周期疗法治疗排卵障碍性不孕的研究 [D]. 广东：广州中医药大学，2013.

[28] 徐珉，温丹婷，黄健玲. 李丽芸教授论痰浊与不孕 [J]. 时珍国医国药，2013，24 (12)：3037-3039.

[29] 徐珉，温丹婷. 李丽芸教授治疗卵巢储备功能降低不孕中医临证思考 [C]. 第八次著名中医药学家学术传承研讨会论文集.2013：408-411.

[30] 温丹婷，曹立幸，徐珉. 李丽芸教授嗣育——种子八要诀 [C]. 2014：104-107.

[31] 徐珉，温丹婷，张茜，等. 李丽芸教授治疗卵巢储备功能降低不孕中医临证思考 [C]. 全国中西医结合卵巢功能调控专题学术会议论文及摘要集.2014.

[32] 学者风采——李丽芸 [J]. 广州中医药大学学报，2014，31 (2)：F0002.

[33] 徐珉，温丹婷，张茜，等. 李丽芸教授治疗卵巢储备功能降低不孕中医临证思考 [C]. 第十四次全国中医药妇科学术大会暨中医妇科治疗疑难病证经验研讨会论文集，2014：135-138.

[34] 梁韵茹. 当代岭南中医妇科名家李丽芸教授学术传承脉络研究 [D]. 广东：广州中医药大学，2014.

[35] 徐珉，温丹婷，张茜，等. 李丽芸教授治疗卵巢储备功能降低不孕中医临证思考 [C]. 2014 全国中西医结合卵巢功能调控专题学术会议论文集，2014：276-282.

[36] 温丹婷. 基于关联规则对李丽芸教授辨治不孕症的用药规律研究 [D]. 广东：广州中医药大学，2015.

[37] 尹小兰. 岭南名医李丽芸治疗崩漏的经验撷要 [C]. 中华中医药学会

第 15 次全国中医妇科学术年会论文集，2015：301 - 303.

[38] 郑晨思，温丹婷，梁国荣，等. 李丽芸教授治疗不孕不育的经验 [J]. 时珍国医国药，2015，26（5）：1228 - 1229.

[39] 温丹婷，李秀铭，张茜，等. 李丽芸教授治疗卵巢储备功能降低不孕中医临证思考 [J]. 时珍国医国药，2015，26（1）：211 - 213.

[40] 刘铭山，李丽芸. 李丽芸教授治疗人流术后月经过少的经验介绍 [J]. 内蒙古中医药，2015，34（10）：46 - 47.

[41] 陈小姗，黎霄羽，李丽芸. 李丽芸教授治疗流产疾病经验 [J]. 光明中医，2015，30（8）：1634 - 1635.

[42] 尹小兰，李丽芸. 李丽芸治疗崩漏的经验 [J]. 中国中医基础医学杂志，2016，22（11）：1559 - 1560.

[43] 张文艳. 李丽芸教授治疗闭经的经验 [J]. 湖南中医药大学学报，2016，36（0）：291.

[44] 尹小兰，李丽芸. 李丽芸教授治疗崩漏的经验撷要 [C]. 第七届国际中医妇科学术大会论文集，2016：148 - 150.

[45] 徐珉，王爱爱，刘娟，等. 李丽芸教授关于子宫性不孕的经验总结思考 [C]. 第六次全国中医生殖医学学术研究会、全国第二届不孕不育复发性流产中西医诊治高峰论坛、广东省中医药学会生殖医学专业委员会第二次学术年会论文集，2016：293 - 295.

[46] 温丹婷，张茜，张戈，等. 基于数据挖掘方法对李丽芸辨治不孕症的临床用药规律研究 [J]. 中国中医基础医学杂志，2017，23（9）：1263 - 1266.

[47] 李茵，王秀芳，刘群，等. 李丽芸从"情志不节"角度诊治复发性流产经验 [J]. 中国医药导报，2017，14（17）：178 - 180.

[48] 郑淑珍，温明华，张广清. 李丽芸运用扶正祛邪法治疗癥瘕发热验案 1 则 [J]. 中国民间疗法，2017，25（8）：16，42.

[49] 胡晓霞. 李丽芸论治妇科恶性肿瘤根治术后淋巴囊肿经验拾萃 [J]. 中医药导报，2017，23（8）：35 - 37.

[50] 李茵. 岭南妇科名家李丽芸教授嗣育之道文献溯源及临床研究 [D]. 广东：广州中医药大学，2018.

[51] 刘群，李茵，王秀芳，等. 李丽芸辨治子宫性不孕经验撷要 [J]. 中国中医药信息杂志，2018，25（3）：123 - 124.

[52] 王彦彦，王小云，徐珉，等. 岭南名中医李丽芸调周辨治经期延长经验 [J]. 中国中医基础医学杂志，2019，25（8）：1147 - 1149.

[53] 郑晨思，温丹婷，徐珉. 李丽芸教授补肾活血法治疗薄型子宫内膜致不孕经验采撷 [J]. 环球中医药，2019，12（5）：792 - 794.

[54] 顾春晓，徐珉，陈颐，等. 李丽芸教授"因时制宜"辨治崩漏经验 [J]. 中国中医急症，2019，28（4）：712 - 713，722.

[55] 顾春晓，徐珉. 李丽芸辨治崩漏经验介绍 [J]. 新中医，2019，51（4）：310 - 312.

[56] 宋炳军. 李丽芸：百姓心中的"送子观音" [J]. 人之初，2020（6）：27 - 31.